La pratique infirmière de l'examen clinique

Chez le même éditeur

Beare P.G. et Stanley M., *Soins infirmiers en gériatrie. Vieillissement normal et pathologique*.

Brunner L.S. et Suddarth S., *Soins infirmiers en médecine et chirurgie* (6 volumes).

Cox H.C., Hinz M.D., Lubno M.A., Mccarthy Slater M., Newfield S.A., Scott-Tilley D. et Sridaromont K.L., *Applications cliniques des diagnostics infirmiers. L'adulte, l'enfant, la femme en périnatalité, la personne âgée, soins à domicile et en psychiatrie.*

De Bouvet A. et Sauvaige M., *Penser autrement la pratique infirmière. Pour une créativité éthique.*

Delchambre N., Lefevre M.R., Ligot A., Mainjot N., Marlière B., Mathieu M., *Guide d'observation des 14 besoins de l'être humain*, 3e éd.

Doenges M.E., Geissler-Murr A.C. et Moorhouse M.Fr., *Diagnostics infirmiers. Interventions et bases rationnelles*, 2e éd.

Le Gal M., *Comprendre une situation clinique par l'anatomie-physiologie. Pour faire le lien entre processus physico-pathologique et prise en charge du patient.*

Lewis S.W., Heitkemper M.M. et Dirkens S.R., *Soins infirmiers médecine-chirurgie*. 4 tomes + cahier d'apprentissage.

St-Germain D. *Notes au dossier. Guide de rédaction pour l'infirmière.*

Wright L.M. et Leahey M., *L'infirmière et la famille. Guide d'évaluation et d'intervention.*

Zerwekh J. *Être infirmier en soins palliatifs. Accompagner le patient et sa famille*.

La pratique infirmière de l'examen clinique

Lyne Cloutier, Philippe Delmas, Josette Dall'ava-Santucci

de boeck

- **Corinne Nackab**, infirmière, cadre de santé au SAU, hôpital Cochin (AP-HP), France
- **Émilie Samson**, infirmière, hôpital Sainte-Anne, France
- **Fabienne Sanson**, infirmière, cadre de santé, hôpital Cochin (AP-HP), France
- **Tali-Anne Szwebel**, médecin, praticien hospitalier, service de Médecine interne, Hôtel-Dieu (AP-HP), France
- **Guillaume Turc**, médecin neurologue, chef de clinique, hôpital Sainte-Anne, France
- **Rina Uzan**, infirmière, service de Médecine interne, Hôtel-Dieu (AP-HP), France
- **Philippe Voyer**, infirmier Ph.D., professeur titulaire, Faculté des sciences infirmières, Université de Laval, Québec, Canada

Préface

C'est avec grand plaisir que j'écris la préface de cet ouvrage à la demande de Lyne cloutier, qui après avoir publié un livre sur l'examen clinique, poursuit et de façon brillante un ouvrage sur les pratiques cliniques avec Philippe Delmas et Josette Dall'Ava-Santucci.

Quel beau sujet ! Michel Foucault[1] définit la clinique ainsi : « La théorie se tait ou s'évanouit presque toujours au lit des malades pour céder la place à l'observation et à l'expérience. »

Les infirmières cliniciennes favorisent la voix des malades, avec leurs difficultés, elles recherchent les indices comme marqueurs d'une situation, pour élaborer les diagnostics infirmiers, elles accompagnent les malades. La clinique passe par la relation soigné-soignant, l'intervention n'est pas que thérapeutique, elle est aussi verbale. Un lien entre l'entretien, l'examen physique et l'intervention est nécessaire afin d'ajuster et d'adapter les réponses, d'identifier les ressources et les potentialités du malade ; il est regrettable de dissocier ce lien car il déshumanise le soin. Ce que nous avons tendance à amplifier du fait des interruptions si nombreuses dans le travail.

La logique d'action de l'infirmière clinicienne est étayée par la démarche clinique ou de soins ; l'entretien clinique donne la parole aux malades qui se trouvent en situation vulnérable ; l'infirmière est attentive, écoute la voix qui peut présenter une perte de soi et une diminution de la capacité d'agir. L'infirmière aide au retour de la voix du patient par l'expression de ses difficultés, de ses réactions face à la pathologie, de ses doutes, de ses questions. Cette relation à deux voix aide la personne devenue fragile par l'épreuve et la douleur, à mettre en place des projets de reconstruction. Pour Guillaume Le Blanc[2], « la clinique est de restaurer la voix du précaire qui est cette personne dont les capacités d'action et de parole de vie ordinaire sont disqualifiées et ainsi permettre de retrouver un accès crédible à la parole. Contribuer au retour de la voix c'est susciter la possibilité d'un récit de vie, d'une narration qui permet de desserrer l'étau de la précarité ».

L'analyse de situation constituée des éléments du processus de raisonnement scientifique permet une expression de la souffrance initiale et développe ainsi une relation clinique. Échanger avec l'autre, c'est s'autoriser à préciser les données, à effectuer le recueil avec des données objectives et subjectives, à définir des hypothèses, à préciser un contenu clinique. Les échanges entre le soigné et le soignant permettent d'ajuster, de modifier ce recueil de données et de définir des actions adaptées à la situation du malade correspondant à ses besoins en tenant compte des complexités des situations. L'analyse de situation devient alors promesse d'un agir futur et un espoir pour la personne.

Les connaissances, les données, les procédures, et la pratique avec la maîtrise des habilités techniques mises en relation favorisent l'élaboration de stratégies orientées par des objectifs et une éthique. L'infirmière avec l'expérience passe

1 Michel Foucault. *Naissance de la clinique*. Paris : PUF, 1978.
2 Guillaume Le Blanc. *Vies Ordinaires, vies précaires*. Paris : Le Seuil, 2007.

donc de la connaissance empirique : percevoir-voir-toucher, à la connaissance responsable : choisir-délibérer-décider-agir, en passant par la compréhension et le jugement clinique. L'infirmière prend en considération la connaissance intellectuelle, elle établit en intelligence le bien-fondé des actes, argumente la démarche avec les autres partenaires de l'équipe. La construction de la démarche passe par des stratégies orientées par la politique de soins et les valeurs définies en équipe, puis les objectifs sont posés, adaptés aux différentes situations de soins des malades, améliorant ainsi la pertinence et la précision de la surveillance clinique.

Cette démarche incite les infirmières à développer leurs connaissances d'une façon continue afin de devenir des infirmières expertes (Benner). Elles pourront ainsi trouver la meilleure réponse pour les malades, les mettant en sécurité.

Voici une nouvelle opportunité pour les infirmières françaises d'élargir leur champ de compétences, construisant ainsi les sciences infirmières. Être responsable de ses actes c'est aussi être responsable des conditions environnementales, de l'institution, de l'équipe, etc.

Aujourd'hui, les conditions pour effectuer cette démarche clinique risque de se heurter à l'urgence qui précipite les actions. Comme tout devient urgent cela devient difficile pour les infirmières et ceci se double d'une médicalisation qui assigne les malades à des pathologies et des traitements : « Si l'urgence tend à s'imposer comme la marque d'une société précaire, la lutte pour l'établissement d'une société décente passe assurément par l'avancée de la clinique au détriment de l'urgence[3]. »

Ce livre est un outil indispensable tant pour les étudiantes infirmières que pour les infirmières qui se sont déjà engagées dans leur pratique professionnelle afin de la développer en donnant un sens à leur action, et en confrontant leurs valeurs à la réalité des situations de soins. La démarche clinique est un cheminement qui s'invente en construisant une solution adaptée après avoir évalué la situation des personnes soignées.

Fabienne Verdier dit : « Apprendre et désapprendre sans cesse : une fonction vitale, j'accueille une donnée, elle me traverse, elle est vécue par le corps et l'esprit. Au bout d'un certain temps elle se stratifie en moi et se trouve intégrée à ce que je suis[4]. »

Merci aux auteurs de ce livre qui va ouvrir un champ immense de perspectives nouvelles aux étudiantes, aux infirmières avec une plus-value et leur permettre ainsi de trouver ou de retrouver du sens et du plaisir au travail.

Catherine Duboys Fresney
Coordinatrice générale des soins de 1988 à 2008
Présidente de L'ANFIIDE (Association nationale française des infirmières, infirmiers diplômés et des étudiants) de 1980 à 1984 et de 1996 à 2004

3 Guillaume Le Blanc. *Ibid*.

4 Fabienne Verdier. Entretiens. Paris : Albin Michel, 2007.

Avant-propos

L'examen clinique, à travers la collecte des données, a toujours été au cœur de la pratique infirmière. Toutefois, au cours des deux dernières décennies et plus récemment avec le nouveau décret sur la formation infirmière, l'importance de sa réalisation de façon systématique en clinique le rend incontournable. Ce livre répond pleinement au besoin d'**acquisition des compétences indispensables à cette pratique**, tout au long des trois ans d'études du nouveau programme mais aussi tout au long de la vie professionnelle de l'infirmière. Cet ouvrage est conçu dans un esprit universitaire privilégiant la compréhension et la réflexion sur la manière de recueillir et d'interpréter les signes et les symptômes. Il est le compagnon idéal pour les étudiants et les infirmières et aura toute sa place dans les bibliothèques dédiées aux professions de santé.

On trouvera, après une introduction rappelant l'historique et la pertinence de l'examen clinique au regard de la profession infirmière, des chapitres généraux détaillant les piliers de l'examen clinique à savoir l'histoire de santé, l'examen physique ainsi que la métrologie. Par la suite, toute une série de chapitres abordent plus spécifiquement le recueil des données pour chacun des systèmes. La troisième section de l'ouvrage contient des chapitres traitant plus spécifiquement de l'examen clinique pour des groupes d'âges (nourrisson, enfant, personne âgée) ou encore des contextes particuliers (situations d'urgence, évaluation de la famille). Des cas cliniques sont présentés dans chaque chapitre permettant à l'infirmière de mettre en perspective les signes et les symptômes au fur et à mesure qu'elle apprend à les recueillir.

Le caractère unique de cet ouvrage est d'être **conçu et rédigé en étroite collaboration entre médecins et infirmières** et c'est une équipe de 18 auteurs français et québécois qui ont participé à la rédaction. La cohérence générale du livre a été assurée par trois coordonnateurs ayant des compétences autant en pédagogie qu'en clinique : leur souci permanent était d'assurer une structure homogène tout au long de l'ouvrage afin de favoriser le développement du jugement clinique et de l'esprit de synthèse. De plus, une attention particulière a été apportée au vocabulaire qui permet à l'infirmière de se familiariser avec les échanges qu'il aura avec les patients et avec les autres professionnels.

Nous sommes sincèrement convaincus qu'un recueil systématique et pertinent des données, objectives et subjectives, est la base d'une surveillance clinique infirmière utile, prudente et efficace. C'est donc avec enthousiasme que les coordonnateurs vous souhaitent une bonne lecture !

Lyne
Philippe
Josette

3 • L'examen physique

4 • Métrologie – paramètres fondamentaux

5 • Système respiratoire

6 • Système cardio-vasculaire

7 • Système nerveux et état mental

9 • Le système locomoteur

10 • Examen du nouveau-né et du nourrisson

11 • Enfant et adolescent

12 • La personne âgée

Chapitre 1

L'examen clinique dans la pratique infirmière

Philippe Delmas, infirmier Ph. D., cadre expert mission recherche et développement, Hôtel-Dieu (AP-HP), France
Lyne Cloutier, infirmière Ph. D., professeure, Université du Québec à Trois-Rivières, Québec, Canada
Josette Dall'Ava-Santucci, médecin Ph. D., professeure, Université Paris 5 et consultante Hôpital Cochin (AP-HP), France

Objectifs d'apprentissage

Après lecture de ce chapitre, vous serez en mesure de :

- ✔ décrire l'évolution de l'examen clinique dans la pratique infirmière en France ;
- ✔ utiliser la terminologie reliée à l'examen clinique ;
- ✔ situer l'examen clinique dans la pratique infirmière ;
- ✔ identifier les apports significatifs de l'examen clinique pour la pratique infirmière.

5 L'examen clinique dans la formation infirmière en France

À cc jour, différents pays francophones ont intégré l'examen clinique dans la pratique professionnelle des infirmières. Dans le même temps, ces pays ont développé des programmes de formation pour les professionnelles et pour les étudiants. Ces formations connaissent un grand succès car elles permettent d'outiller les infirmières sur des situations de soin quotidien. Elles répondent ainsi à un besoin manifeste de la profession qui doit prendre en charge des patients ayant des problématiques de soin de plus en plus complexes. En France, plusieurs éléments indiquent clairement que cette pratique s'inscrit dans les nouvelles compétences à acquérir par les infirmières.

En effet, la nouvelle formation des infirmières (arrêté du 31 juillet 2009 relatif au diplôme d'État d'infirmier) s'inscrit dans un référentiel comprenant dix compétences ; cinq en lien avec le cœur de métier et cinq transversales et communes à certaines professions de santé. Parmi ces dix compétences, la première est en interface directe avec les différentes dimensions de l'examen clinique (voir tableau 3). De plus, la loi HPST (2007) instaure la mise en place de pratiques avancées à travers un processus de coopération entre professionnels, exigeant de chacun une maîtrise de la pratique de l'examen clinique. Par conséquent, des formations sur l'examen clinique trouveront leur place au sein de tous les programmes de formation initiale et continue.

Tableau 3. Apports de l'examen clinique en lien avec la compétence 1 déclinée en huit critères par l'arrêté du 31 juillet 2009.

Critères déclinant la compétence 1 dans l'arrêté du 31 juillet 2009	Apport de l'examen clinique pour chaque critère
1) Évaluer les besoins de santé et les attentes d'une personne ou d'un groupe de personnes en utilisant un raisonnement clinique.	1) Le but de l'examen clinique est d'évaluer l'état de santé de la personne en interaction avec son environnement en recueillant des données subjectives par l'entretien clinique et objectives par l'examen physique.

Critères déclinant la compétence 1 dans l'arrêté du 31 juillet 2009	Apport de l'examen clinique pour chaque critère
2) Rechercher et sélectionner les informations utiles à la prise en charge de la personne dans le respect des droits du patient (dossier, outils de soins...).	2) L'examen clinique permet de cibler les informations qui sont nécessaires pour la collecte de données. Ainsi, l'infirmière suivant les situations rencontrées et le but poursuivi pourra proposer un examen clinique complet, partiel, centré sur un symptôme ou en situation d'urgence.
3) Identifier les signes et symptômes liés à la pathologie, à l'état de santé de la personne et à leur évolution.	3) L'examen clinique comprend l'histoire de santé qui tient compte des symptômes décrits par la personne et l'examen physique qui permet de recueillir des signes objectifs à l'aide des techniques d'inspection, palpation, auscultation et percussion (voir chapitres 5 à 13). Il permet d'établir les critères de suivi des patients par l'infirmière.
4) Conduire un entretien de recueil de données.	4) Afin de recueillir les données permettant de cerner les problèmes de santé du patient, l'infirmière doit développer des compétences relationnelles, des stratégies de communication et du savoir faire face à certaines situations complexes comme un patient logorrhéique (voir chapitre 2).
5) Repérer les ressources et les potentialités d'une personne ou d'un groupe, notamment dans la prise en charge de sa santé.	5) L'entretien clinique doit permettre d'explorer les aspects psychosociaux de la personne et de son entourage. C'est ainsi que l'analyse systémique familiale permet d'explorer avec la famille ; l'histoire de la maladie, la présence et la qualité du réseau de soutien et les liens d'attachement entre les membres de la famille. Ainsi, l'utilisation d'outils cliniques tels le génogramme et le diagramme des relations famille-milieu permettra de mettre en lumière les forces ou ressources familiales (voir chapitre 14).

Critères déclinant la compétence 1 dans l'arrêté du 31 juillet 2009	Apport de l'examen clinique pour chaque critère
6) Analyser une situation de santé et de soins et poser des hypothèses interprétatives.	6) et 7) Un des buts de l'examen clinique est de poser un jugement clinique sur l'état de santé d'une personne. Il permet de réunir les informations résultantes de l'observation, de les examiner, d'établir des liens et de les interpréter. Les chapitres 5 à 13 proposent des analyses de situations de ce type.
7) Élaborer un diagnostic de situation clinique et/ou un diagnostic infirmier à partir des réactions aux problèmes de santé d'une personne, d'un groupe ou d'une collectivité et identifier les interventions infirmières nécessaires.	
8) Évaluer les risques dans une situation d'urgence, de violence, de maltraitance ou d'aggravation et déterminer les mesures prioritaires.	8) Afin d'éclairer ces situations particulières, un chapitre est consacré aux cas cliniques en situation d'urgence.

Important

Pour assurer la qualité du recueil des paramètres fondamentaux nécessaires à la pratique de l'examen clinique, l'infirmière doit être vigilante au sujet des mesures qu'elle réalise avec des appareils courants. Cette vision critique indispensable est développée dans le chapitre 4 dédié à la métrologie.

6 L'examen clinique comme processus d'amélioration continue des transmissions

En France, depuis quelques années, l'utilisation des transmissions ciblées comme moyen de transmissions infirmières est largement diffusée au sein des structures de soin. Cette organisation de l'information se subdivise en trois colonnes (DAR : données, actions, résultats) permettant une lecture rapide des problématiques de patients, des actions entreprises et des résultats obtenus.

Par conséquent, les infirmières doivent posséder des savoirs et des savoir-faire pour étayer leurs observations cliniques mais aussi guider leur pratique dans la pertinence du choix d'éléments à observer. Il s'avère qu'en ce domaine, la pratique de l'examen clinique est indispensable. L'objectif de cet ouvrage n'est pas de préciser comment rédiger les transmissions ciblées mais les infirmières y trouveront certainement tous les éléments nécessaires à la collecte des données qui précède l'organisation de l'information.

La pratique de l'examen clinique, qui est un processus continu, nécessite aussi une communication et une collaboration étroite entre les infirmières mais aussi avec les autres professionnels de santé dont les médecins. Cette proximité de travail sur un objet commun, l'examen clinique, favorise les échanges interprofessionnels, les discussions cliniques et la confrontation des points de vue pour une prise en charge optimale du patient. Ainsi, toute nouvelle évolution de l'état de santé d'un patient pourra être détectée, signalée et déclencher des interventions de soin précoces et correctives. Ces dernières pourront diminuer voire effacer les effets néfastes d'une détérioration de l'état de santé du patient qui n'aurait pas été repérée précocement. Citons par exemple la détection précoce de l'aggravation de l'état de conscience d'un patient atteint d'un AVC en surveillance au SAU grâce à l'examen clinique ciblé mis en place par l'infirmière et à l'appel du médecin pour une intervention rapide. Par conséquent, l'examen clinique apparaît comme une pratique de qualité mais aussi sécuritaire pour les patients.

L'examen clinique infirmier comme gage de la sécurité des soins 7

L'examen clinique oblige les professionnels à revisiter les évidences sur le recueil des données physiques. Cette réactualisation continue de nos savoirs et savoir-faire apparaissent essentiels pour la sécurité des patients. En effet, pour la prise de la pression artérielle, par exemple, Lyne Cloutier (2007) montre qu'il existe des lacunes importantes au niveau des connaissances et des pratiques des infirmières à l'égard de cette mesure. Ces écarts peuvent en effet avoir une incidence sur le diagnostic, le traitement et le suivi des personnes atteintes d'hypertension artérielle, ce qui n'est pas anodin. De plus, l'examen clinique permet également de détecter les situations à risque pour le patient (par exemple, les risques de chute, d'escarre, de dénutrition, de désorientation), ce qui va contribuer à la mise en œuvre d'actions correctives précoces tout en prévenant les complications éventuelles.

Enfin, l'examen clinique infirmier n'est pas qu'un simple processus systématique, c'est aussi le développement d'une relation à l'autre où ce que dit le patient et ce qui est examiné par l'infirmière sont importants (voir chapitre 2). La parole du patient prend ici tout son sens et le renforcement de la qualité d'écoute doit être aussi un axe majeur à suivre.

Ce qu'il faut retenir

- ✔ L'examen clinique est exercé de fait par les infirmières françaises depuis de nombreuses années sans être identifié de façon formelle.
- ✔ L'examen clinique possède une terminologie, des connaissances, un processus et des techniques propres à acquérir.
- ✔ La pratique de l'examen clinique infirmier est devenue incontournable dans la pratique de l'infirmière française en lien avec l'évolution actuelle de la profession.
- ✔ La pratique de l'examen clinique permet de renforcer la sécurité des soins car elle demande une actualisation des connaissances et des pratiques, en lien avec les résultats des recherches.

Chapitre 2
L'entretien clinique

Annie Farrayre, infirmière cadre expert en soins infirmiers, groupe hospitalier Hôtel Dieu-Cochin, Broca (AP-HP), France
Éric Ahern, infirmier Ph.D., professeur, Université du Québec à Trois-Rivières, Québec, Canada
Lyne Cloutier, infirmière Ph.D., professeure, Université du Québec à Trois-Rivières, Québec, Canada

Objectifs d'apprentissage

Après lecture de ce chapitre, vous serez en mesure de :

- ✔ identifier les différents types d'entretien et leurs fonctions ;
- ✔ énoncer les principes d'une communication efficace ;
- ✔ identifier les techniques et habiletés indispensables à la conduite d'un entretien ;
- ✔ évaluer le problème de santé du patient en prenant en compte le contexte clinique et son histoire de santé ;
- ✔ énoncer les différents éléments qui composent l'histoire de santé ;
- ✔ utiliser la méthode PQRST pour caractériser un symptôme ;
- ✔ réaliser une revue des symptômes.

1 Introduction

L'entretien clinique représente une activité majeure de la pratique infirmière et constitue avec l'examen physique (chapitre 3) l'ensemble de l'examen clinique. Afin de procéder à ce type d'entretien, l'infirmière doit posséder un bagage diversifié de connaissances. En effet, elle doit maîtriser un savoir qu'elle tire de sa propre discipline mais également de d'autres champs académiques. On peut penser à la biologie, la psychologie, la communication, la sociologie et la médecine. Au-delà des connaissances théoriques, l'infirmière doit développer des compétences propres à la réalisation d'un entretien clinique. Le présent chapitre a donc pour objectif global de préparer l'infirmière à cet exercice. Il traite des conditions nécessaires à un bon déroulement de l'entretien clinique et présente les principes essentiels d'une communication efficace ainsi que les éléments de l'entretien clinique permettant d'explorer, en amont de l'examen physique, le problème de santé d'un patient.

En effet, avant d'effectuer l'examen physique du patient, il est important de recueillir les données concernant son histoire de santé en tenant compte du contexte clinique des soins. Il est aussi essentiel de pouvoir caractériser les symptômes décrits par le patient et de procéder à la revue des symptômes afin de s'assurer que toutes les données pertinentes ont été prises en compte.

Ce chapitre propose une approche structurée et rigoureuse de l'entretien clinique.

2 L'entretien clinique : quelques définitions

Il est important de distinguer les différentes notions que sont la communication, la relation d'aide et l'entretien. Les trois termes sont liés l'un à l'autre et se chevauchent sur le plan conceptuel ; pour cette raison, ils seront définis sommairement.

La communication

Il existe bien des façons de définir la communication humaine. Au sens large, la communication réfère à un ensemble de comportements visant à informer et surtout influencer autrui. Dans son aspect le plus concret, on retrouve le dialogue entre deux personnes. Mais ce comportement peut emprunter des formes variées et parfois subtiles. Par exemple, l'observation d'une œuvre d'art influence notre état d'esprit et notre humeur. De la même manière, le récit de vie d'un patient, dans la mesure où on prend la peine de s'y intéresser, peut changer diamétralement notre compréhension et notre perception de sa situation. Différentes sources d'informations s'offrent à l'infirmière afin de saisir le problème d'un patient et le sens que ce dernier accorde à sa situation. Généralement, on s'intéresse à la communication interpersonnelle dans le cadre d'une rencontre planifiée ou non.

Le **discours verbal** du patient véhicule un ensemble de données qui sont analysées en premier lieu.

La **communication non verbale** est également significative. Le non verbal s'exprime de différentes manières, par les gestes, les expressions du visage et la manière d'occuper l'espace. Par exemple, le patient qui croise les bras et fronce les sourcils vous manifeste peut-être à la fois méfiance et colère sans même en être totalement conscient.

L'aptitude à communiquer représente donc une condition essentielle à la conduite d'un entretien.

La relation d'aide

Dans le cadre de la profession infirmière, la relation d'aide représente une manière d'être en contact avec un patient et sa famille (voir le chapitre 14 « Évaluation de la famille »). Cette manière d'être en relation sous-tend l'acquisition de connaissances (savoir), de compétences (savoir-faire) et d'attitudes essentielles (savoir être). La relation d'aide est avant tout un processus qui véhicule un ensemble de valeurs propres à la profession infirmière : l'humanisme, le service altruiste, la compréhension d'autrui, la compassion, etc. Le caractère intime de l'échange confère à cette activité de soins une dimension thérapeutique, particulièrement lorsque le patient se sent subjectivement mieux, qu'il a acquis de nouvelles ressources pour faire face à sa réalité ou que s'est opérée en lui une transformation, aussi minime soit-elle. Le but de la relation d'aide varie selon les écoles de pensée, de la résolution de problème au changement de comportement, en passant par l'acquisition de manières plus saines de vivre.

L'entretien

Dans le langage commun, l'entretien désigne la rencontre d'individus motivés par le désir d'un échange verbal ayant généralement un objectif précis. Dans le domaine de la santé, le terme « entretien » est généralement associé à un recueil méthodique de l'information, à l'analyse continue et progressive de celle-ci. De plus, l'enseignement au patient et l'établissement d'un lien de confiance, qui revêtent une importance cruciale, correspondent également à des fonctions de l'entretien. L'entretien clinique se distingue de la relation d'aide même si les deux démarches présentent de nombreux points communs. En fait, la relation d'aide est généralement assimilée à la démarche d'entretien pour la simple raison qu'elle permet au patient d'exprimer à la fois ses émotions et ses craintes, tout en lui procurant soutien et réassurance. La relation d'aide consolide donc la démarche de l'entretien et demeure constamment en filigrane. À tout moment, l'infirmière peut s'éloigner momentanément de la démarche structurée et parfois technique de l'entretien pour se concentrer sur les préoccupations du patient. Ainsi, l'infirmière doit faire preuve de souplesse mais sans déroger à son objectif premier.

Important

L'entretien a pour fonction première de recueillir de l'information, d'analyser celle-ci afin d'obtenir un portrait global de l'état de santé du patient et plus spécifiquement d'identifier les problèmes pouvant compromettre cet état.

Les types d'entretien

Autant dans le domaine de la recherche scientifique que dans le cadre de la pratique clinique, il existe différents types d'entretien. Le type d'entretien sera fonction des objectifs de l'infirmière, de la demande du patient, des contraintes de temps et de l'environnement physique. On retrouve en premier lieu l'**entretien structuré** qui s'apparente à un interrogatoire. Les questions sont préétablies et l'infirmière sait exactement l'information qu'elle cherche à obtenir. Souvent, l'infirmière utilise un questionnaire validé scientifiquement qui facilite l'identification du problème de santé, surtout en ce qui concerne la symptomatologie du patient. La difficulté majeure de ce type d'entretien réside dans le fait que certains patients ont l'impression de subir un interrogatoire policier. Cela est d'autant plus vrai lorsque les questions sont liées à certains comportements de santé jugés problématiques et qui sont dans une certaine mesure socialement proscrits (tabagisme, sédentarité, comportements sexuels à risque). Également, l'utilisation stricte et rigide de certains questionnaires, surtout de la part d'infirmières débutantes, ne favorise pas une relation professionnelle humanisante. Un questionnaire n'est qu'un outil, il ne doit pas remplacer le jugement ni les habiletés en matière de communication.

L'**entretien non directif** laisse libre cours à la pensée du patient et démontre l'ouverture d'esprit de l'aidant. Anciennement associé à l'approche humaniste, ce type d'échange, courant dans le domaine de la psychologie clinique, est rare dans le domaine médical.

Finalement, l'**entretien semi-structuré** constitue souvent le meilleur choix, permettant à l'infirmière d'obtenir les informations qu'elle juge essentielles sans perdre de vue la réalité et les préoccupations du patient. C'est de loin la manière dont les infirmières préfèrent aborder un patient ; d'une part, elles font preuve de compétences professionnelles en évaluant et en traitant l'état de santé du patient ; d'autre part, elles parviennent à préserver le caractère humain de la relation, principe éthique cher à la profession.

Les principes et techniques essentiels 3

Pour mener un entretien, l'infirmière doit maîtriser certaines techniques et garder à l'esprit quelques principes afin de favoriser une communication efficace.

Savoir écouter les bonnes choses

L'écoute est une compétence fondamentale qui se caractérise par un intérêt manifeste de la part de l'infirmière vis-à-vis du patient. L'écoute se définit comme un processus d'attention aux différents contenus tant verbaux que non verbaux. Par son écoute, l'infirmière assimile quatre types de contenu liés au discours du patient :

- contenu de situation ;
- contenu de comportement ;
- contenu d'émotion ;
- contenu itératif.

Le **contenu de situation** évoque les événements qui se déroulent dans la vie d'un patient.

- « Le médecin vient de m'apprendre que j'ai une tumeur cancéreuse. »
- « J'ai perdu mon emploi. »
- « Ma famille m'a promis un coup de main. »

Le contenu de situation est celui que les patients abordent généralement en premier lieu. En effet, il est souvent plus facile pour un patient de se limiter à raconter ce qui survient dans son existence que de décrire les comportements et les émotions que cela suscite.

Le **contenu de comportement** implique, comme son nom l'indique, la description, par le patient, de ses actions personnelles, actions dont il est par conséquent responsable. C'est un contenu plus intime pour le patient puisqu'il traduit sa propre manière de réagir face à différentes situations dans sa vie.

« J'ai pris quelques bières pour me calmer mais depuis trois jours les brûlures d'estomac sont revenues. Même si c'est écrit trois comprimés trois fois par jour, eh bien moi, il m'en faut cinq ! »

Ce que pense un patient peut aussi être classé dans la catégorie des contenus de comportement. Il s'agit d'une action au niveau de la pensée.

« Je me suis dit : je ne m'en sortirai jamais ! »

Le **contenu des émotions** implique des sentiments associés ou non à des comportements.

« J'étais tellement triste (émotion), que j'ai pleuré toute la journée (comportement) ! »

Il faut être conscient qu'il est difficile d'aborder le monde des émotions. Il ne faut donc pas forcer l'expression de sentiments mais laisser au patient le temps qu'il faut pour se sentir en sécurité et se dévoiler.

Le **contenu itératif** exprime un ensemble de comportements et/ou d'émotions qui se répètent de manière prévisible dans des circonstances particulières. Souvent associé aux notions de pattern, de schéma ou de compulsion de répétition, ce type de contenu évoque des conduites parfois rigides et stéréotypées qu'empruntent les individus afin de s'adapter à des situations difficiles : « Chaque fois que je pense à mon divorce, je deviens triste et les étourdissements reprennent. »

Important

Dans le cadre d'un examen clinique, le symptôme représente en soi un contenu auquel il faut être attentif.

Prenons comme exemple le dialogue suivant :

Patient : J'ai dû m'absenter du travail à quatre reprises dans les trois derniers mois à cause de migraines insupportables.
Inf. : Les migraines vous ont fait manquer quatre journées ? *(Reformulation)*
Patient : Oui.
Inf. : Est-ce que des situations particulières sont survenues avant qu'apparaissent vos migraines ? *(Élucidation)*
Patient : Ces journées-là, j'étais jumelé à un collègue de travail qui ne me plaît pas.
Inf. : Toujours le même ? *(Clarification)*
Patient : Exactement !
Inf. : Vos migraines sont donc associées à vos mauvaises relations au travail ? *(Déduction)*
Patient : Ne me prenez pas pour un cinglé ! Ce n'est pas si simple, je ne suis pas allergique à ce type au point d'en faire des migraines. Ça m'arrive dans toutes sortes de circonstances, sans prévenir.
Inf. : Si je comprends bien, vos migraines sont bien réelles mais plus intenses dans certaines situations, et tout cela vous inquiète ? *(Reflet-Validation)*
Patient : Oui.

Que faire de ces différents contenus ? Ne les gardez surtout pas pour vous mais redonnez-les au patient sous une des formes proposées dans l'exemple précédent et expliquées ci-après.
Une **reformulation** consiste à répéter avec les mots du patient ce qu'il vient de vous transmettre afin qu'il en prenne conscience.
Un **reflet** permet d'aller plus en profondeur et dénote la capacité de l'aidant à aller au-delà des mots du patient. Il s'agit en quelque sorte de lire entre les lignes et de faire preuve de perspicacité dans la compréhension du problème du patient.
La **validation** est l'expression d'un reflet sous la forme interrogative. La validation permet à l'infirmière de vérifier sa compréhension du discours du patient.
La **déduction** permet de mettre en lien deux situations.
La **clarification** permet de préciser une information. Dans l'exemple précédent, l'infirmière reflète et valide son impression d'une façon efficace. D'une part, elle perçoit les indices verbaux et non verbaux qui témoignent des préoccupations du patient en rapport avec ses migraines, d'autre part, elle observe et relève les circonstances dans lesquelles les symptômes sont accentués.

Établir le cadre et les limites

Il est important d'établir clairement le cadre de travail et les limites professionnelles de l'infirmière dès le début d'un entretien. Ainsi, l'infirmière explique au patient les objectifs de l'entretien, le temps alloué pour celui-ci, le type de service qu'elle peut dispenser dans le cadre de la rencontre (enseignement, référence à un autre professionnel, etc.). Le secret professionnel est également abordé afin de mettre en confiance le patient. Lorsque la situation l'exige, l'infirmière informera le patient qu'elle devra intervenir auprès des autorités compétentes si elle suspecte qu'il met sa vie ou celle d'un autre en danger. En dernier lieu, les limites en matière de comportement intolérable seront clairement décrites si la situation l'impose. En effet, l'infirmière témoigne d'un respect constant envers ses patients, elle aussi y a donc droit.

Prévenir les réactions défensives

L'infirmière dont la communication est efficace démontre une attitude d'accueil face à l'autre. Cependant, même chez les infirmières expérimentées, il n'est pas rare d'observer une façon de communiquer qui provoque une réaction défensive de la part du patient. L'infirmière attentive aux réactions défensives du patient doit se questionner sur la teneur et le caractère agressif de son propre discours. Voici, listées sous forme de tableau, quelques types de discours qui suscitent une réaction défensive chez le patient.

Tableau 1. Attitudes verbales qui induisent une réaction défensive

Attitudes verbales menaçantes	Attitudes à privilégier et ses conséquences
Discours d'évaluation Porter un jugement, porter des accusations. On envoie au patient un message dévalorisant.	**Discours impartial** Communication descriptive avec absence de jugement. Promotion d'un environnement favorable Alliance thérapeutique.
Discours contrôlant Montrer une certaine fermeture face au point de vue du patient en lui assignant une action à entreprendre. *Voici ce que vous devez faire...* *Enlevez-vous ces idées de la tête...*	**Discours constructif** Processus de résolution de problèmes : compréhension du problème et recherche de solutions. Permet au patient de définir ses propres objectifs et buts.

Tableau 1. suite

Attitudes verbales menaçantes	Attitudes à privilégier et ses conséquences
Discours stratégique Sous-tend une ambiguïté relationnelle où l'infirmière démontre des motivations multiples autres que le but négocié. Le patient perçoit facilement lorsqu'on tente de lui jouer un jeu, de dissimuler nos véritables intentions.	**Discours centré sur la personne** Comportement authentique et spontané de la part de l'infirmière. La motivation de l'infirmière est perçue simplement, sans but caché. Ce comportement favorise l'alliance thérapeutique.
Discours neutre Échanges sans chaleur et cordialité, l'expression des affects est proscrite.	**Communication empathique** Se laisser toucher par la détresse et les difficultés du patient sans tomber dans la sympathie.
Discours de supériorité Établissement d'une relation hiérarchique (*Je sais ce qui est bon pour vous…*).	**Communication égalitaire** D'égal à égal, l'alliance s'établit plus facilement.
Discours de certitude Le discours est centré sur la conviction de l'infirmière qui impose, d'une certaine façon, son point de vue et qui le défend farouchement.	**Discours nuancé et modéré** Rechercher des informations supplémentaires plutôt que débattre de la question. L'infirmière part en exploration et ne va pas indûment aux conclusions.

Concrétiser le contenu verbal

La communication est un processus complexe et des malentendus peuvent survenir lors d'un entretien. Cette situation s'explique, entre autres, par ce qu'il est convenu d'appeler le « phénomène de déperdition » qui, dans un message, accuse les détours parcourus par l'information depuis sa conception par l'émetteur jusqu'à sa compréhension profonde par le récepteur. L'information se perd et se modifie tout au long de son cheminement. Avant qu'un message ne parvienne à exprimer exactement ce qu'il était censé véhiculer, il peut s'écouler beaucoup de temps et nécessiter bon nombre d'échanges entre l'infirmière et le patient.

Inf. : Comment pourriez-vous décrire votre douleur ?
Patient : Ça me tiraille par l'intérieur.
Inf. : Comme une brûlure ?
Patient : Non, un tiraillement, un élancement.
Inf. : Ce n'est ni froid, ni un picotement ?

> **Patient** : Ça tire de tous côtés, comme un élastique qui va rompre.
> **Inf**. : D'accord, je crois comprendre. Vous sentez cette douleur comme s'il s'agissait de la corde tendue d'un arc, n'est-ce pas ?
> **Patient** : Exactement !
> **Inf.** : Est-ce que la douleur est profonde ou superficielle ?
> **Patient** : La douleur est profonde parce que ça fait très mal.
> **Inf**. : Je crois que je me suis mal exprimée. Est-ce que la douleur semble provenir de l'intérieur de l'abdomen ou de l'extérieur, plus proche de la peau ?

Ainsi, l'information est parfois incomplète, inexacte ou trop complexe et dense.

Un autre phénomène courant est la tendance chez certains individus à se représenter (soi-même et ses propres difficultés) de manière floue, imprécise et confuse. En effet, certains patients tiennent un discours vague et nébuleux qui les maintient dans l'imprécision et qui suscite chez l'infirmière l'impression de tourner en rond. C'est une façon de ne pas faire face à ses propres difficultés que de les occulter en les rendant à ce point abstraites qu'il devient même impossible de les identifier.

La clarification, la différenciation et la focalisation représentent alors des techniques essentielles à la bonne conduite de l'entretien et à l'évitement des pièges relationnels qui y prennent vie.

La **clarification** consiste à revenir sur toute partie du discours pouvant porter à confusion. Il s'agit essentiellement de s'entendre sur le sens des mots, c'est-à-dire la dénotation et la connotation. La dénotation réfère au sens descriptif d'un mot reconnu par la communauté alors que la connotation réfère à un sens plus subjectif rattaché à l'expérience de l'individu. Par exemple, le mot médicament comporte une signification générale et populaire (dénotation), à savoir une substance qui réduit les symptômes de maux particuliers. Pourtant, chez une personne très souffrante, le mot « médicament » peut prendre une autre connotation et signifier soulagement et dignité. Chez le patient qui subit un traitement chimiothérapique, « médicament » peut être synonyme de malaise, de nausée, d'étourdissements malgré son pouvoir curatif et l'opinion des intervenants à cet effet.

La **différenciation** consiste à favoriser chez le patient la concrétisation de ses pensées et sentiments. Il s'agit de lui demander de parler de LUI, de se centrer sur ce qu'il ressent en faisant abstraction du reste (les autres, les conventions sociales).

La **focalisation** est utile lorsque le patient manifeste un nombre considérable de problèmes. L'infirmière n'est alors pas en mesure de tous les aborder et doit faire un choix judicieux. Il est bénéfique d'aborder un problème dont la résolution entraînera une amélioration notable et rapide de la qualité de vie du patient. Un exemple classique est l'arrêt de consommation chez la personne toxicomane. La santé physique et la vie sociale de la personne s'améliorent souvent en seulement quelques semaines. La motivation du patient est un autre point important dans le choix des problèmes à prioriser.

5 Contexte de l'entretien clinique

Dès le premier contact avec le patient, il est important de saisir le cadre, c'est-à-dire l'ensemble des conditions dans lesquelles le patient vient demander de l'aide. Il ne faut pas oublier de retranscrire le contexte clinique par écrit car, si ces informations peuvent sembler évidentes au moment où est effectué l'accueil du patient, les caractéristiques de la situation de soins doivent être connues de tous les intervenants pour assurer la continuité des soins. Un autre partenaire de soins doit pouvoir connaître l'ensemble du contexte initial pour poursuivre de façon adaptée la prise en charge. De plus, cela peut avoir une importance capitale lors d'une évaluation rétrospective et notamment dans le cadre de l'instruction d'une plainte ou d'une enquête judiciaire. L'infirmière est la personne la plus à même de consigner ce genre de détail en raison de sa proximité avec la manifestation aiguë et avec les témoins potentiels de cette situation de soins.

Recueil des caractéristiques du contexte clinique

S'il est vrai que cette étape conditionne assez rapidement et parfois inconsciemment l'exploration clinique du patient comme le dispositif de prise en charge, le contexte clinique peut, *a contrario*, empêcher d'approfondir le problème de santé du patient. Il est important de saisir la réalité du patient et ses motivations afin de déterminer, le plus précisément possible, la raison ou l'événement déclenchant la demande d'aide, la consultation. Cette partie du recueil inclut :

- la date et l'heure d'arrivée du patient ;
- les circonstances de l'arrivée et de la prise en charge :
  - le mode d'arrivée,
  - l'identité de la personne accompagnante,
  - l'événement déclenchant la demande d'aide ;
- le nom du professionnel qui réalise l'entretien ;
- les sources d'informations utilisées :
  - le dossier de soins,
  - le patient,
  - une lettre d'accompagnement rédigée par un autre professionnel de santé,
  - la personne de confiance ou un proche ou la famille.

Aide d'une tierce personne

Occasionnellement, le patient peut ne pas être en état de retracer son histoire à cause de la sévérité de son état, d'une perte transitoire de conscience ou du fait d'un problème de compréhension intellectuelle ou d'un déficit sensoriel temporaire. L'infirmière tentera alors de faire appel à un témoin qui peut avoir remarqué le problème, tels un membre de la famille, un proche, un travailleur social à domicile, une aide ménagère. Ces témoignages viendront aider à débuter le recueil de données. L'infirmière note alors au dossier de soins la source des informations recueillies.

Une fois que l'infirmière a effectué l'analyse du contexte clinique, elle peut approfondir l'exploration du problème de santé en étudiant les différentes composantes de l'histoire de santé du patient.

6 L'histoire de santé

L'histoire de santé constitue le « cœur » de l'entretien car c'est le moment où l'infirmière oriente son investigation vers le recueil d'informations spécifiques au contexte clinique et aux caractéristiques du patient.

L'exploration de l'histoire de santé comporte cinq composantes :

- l'étude des caractéristiques du patient ;
- la détermination du (ou des) problème(s) de santé ;
- l'identification des caractéristiques du symptôme principal (méthode PQRST) ;
- le recueil des antécédents personnels ;
- l'histoire familiale du patient (l'arbre généalogique ou génogramme).

> L'histoire de santé peut être recueillie de manière exhaustive ou ciblée. Soit, l'infirmière choisit d'examiner la totalité de la situation du patient en explorant les cinq composantes de l'histoire de santé ou bien décide de n'examiner que deux composantes tels, par exemple, le symptôme principal et les antécédents personnels liés à ce symptôme.

Ce sont le contexte clinique des soins et les caractéristiques du patient qui guident l'infirmière dans ce choix. À cette étape, les connaissances cliniques et les compétences relationnelles de l'infirmière sont également très importantes et pleinement mobilisées.

Caractéristiques du patient

Dans cette rubrique, l'infirmière note toutes les informations concernant l'identité et les caractéristiques particulières du patient.

Identification du patient

Bien entendu, l'identification du patient comporte les informations suivantes :
- le nom, le prénom, la date de naissance ;
- le sexe ;
- l'adresse, le numéro de téléphone ;
- le statut matrimonial ;
- le lieu de naissance, l'origine géographique.

L'infirmière s'enquiert, également, de l'identité de la personne à prévenir et note ses coordonnées dans le dossier de soins. C'est un minimum requis pour contacter les proches du patient, en cas d'impossibilité de communiquer du patient et en cas d'urgence.

L'âge, le sexe, l'appartenance à une population particulière, à une lignée généalogique peuvent prédisposer une personne à développer une pathologie spécifique ou bien, l'exposent à des facteurs de risques spécifiques.

La connaissance de l'existence, chez le patient, de caractéristiques épidémiologiques peut parfois expliciter la survenue de signes ou de symptômes particuliers. Il est important de commencer par la recherche de ce type de données avant d'aller plus loin dans l'analyse de la description que fait le patient de ses symptômes et des problèmes qui s'y rattachent.

En effet, certaines maladies sont plus fréquentes dans certains pays, comme par exemple : le paludisme, la bilharziose urinaire, la thalassémie, la drépanocytose.

Certaines autres affections sont contagieuses : la tuberculose, la coqueluche, la rubéole, les oreillons, les maladies sexuellement transmissibles ; c'est la raison pour laquelle l'origine géographique, le mode de vie et d'habitat du patient sont importants à connaître.

Mode de vie

De nombreuses études ont démontré qu'il existe une corrélation entre l'espérance de vie et la manière de vivre de la personne. Il est donc intéressant de connaître :
- les mesures de promotion de la santé qui sont actuellement prises ou qui ont été prises antérieurement au problème de santé ;
- le régime alimentaire et la ration alimentaire quotidienne.

Ces données peuvent avoir de l'intérêt en cas de bilan de surcharge pondérale ou bien de dénutrition. Lors de l'examen physique, l'infirmière mesurera de façon systématique le périmètre abdominal et pèsera le patient. Une ration alimentation excessive et riche en graisses favorise l'apparition de maladies cardio-vasculaires.

En fin d'entretien, lors de la revue des symptômes, l'infirmière s'assure qu'elle a bien recueilli toutes les données concourant à évaluer les mesures prises par le patient pour protéger ou améliorer sa santé.

Recueil des caractéristiques socioculturelles

Cette étude permet de prendre en compte les interactivités existant entre le problème de santé et les aspects particuliers de la vie sociale de la personne.

L'infirmière s'informe du tissu relationnel et cherche à connaître les personnes qui entourent le patient et la nature de ces liens. L'infirmière précise également : le niveau d'études, la situation sociale et professionnelle, les tâches ménagères effectuées habituellement, les centres d'intérêts personnels, les forces, les faiblesses psychologiques du patient.

L'environnement social dans lequel vit une personne influence sa santé et conditionne bien souvent les moyens financiers et relationnels dont elle dispose pour prendre en charge ses besoins de santé et les soins nécessaires. L'exhaustivité qu'apporte ce type de bilan présente un grand intérêt dans les situations où le patient a besoin de ressources intellectuelles, relationnelles, financières mais aussi d'un soutien psychologique pour gérer son problème de santé. De plus, les limitations cognitives et physiques entraînées par une maladie peuvent peser plus lourdement sur le dispositif d'aide sociale précédemment mis en place.

En complément, il convient de connaître le niveau de couverture sociale pour le remboursement des frais de santé par l'assurance-maladie et par une assurance complémentaire de santé.

Les aspects sociaux de la prise en charge du patient doivent donc être utilisés pour justifier la décision prise et qui consiste, quelquefois, à mettre en œuvre une série d'actions plus radicales que celles normalement requises. Il est donc primordial de ne pas faire l'impasse sur ces aspects et de bien appréhender, lors de l'histoire de santé, l'impact de ces différentes difficultés.

Identification du problème de santé

Pour débuter cette recherche, il est conseillé de démarrer l'exploration avec une question d'ordre général ou une question ouverte. Cela permet au patient de s'exprimer avec ses propres mots. Même si le patient est bien connu ou s'il est venu plusieurs fois, il ne faut pas supposer qu'il ait les symptômes habituels ou que la cause soit identique. De plus, même s'il est persuadé de connaître le problème ou sa source, il faut demeurer vigilant et objectif dans la recherche des indices. Ensuite, il faut résumer les problèmes énoncés par le patient et lui demander la confirmation de cette synthèse afin d'émettre une hypothèse quant à l'existence du problème prioritaire de santé.

Exemples de questions :

- Qu'est-ce qui vous amène à consulter aujourd'hui ?
- Comment vous sentez-vous aujourd'hui ?
- Qu'est-ce qui ne va pas ?

Il est nécessaire de constituer la liste des troubles ou malaises décrits par le patient afin d'essayer de les considérer un par un mais aussi de les classer en fonction de la chronologie de leur survenue et, également, en fonction de leur sévérité; par exemple : douleur dans la poitrine – essoufflement – chevilles gonflées. Il est utile de constituer ce recueil dès le début de l'entretien, au moment où l'on entend la description du patient afin de ne pas oublier, par la suite, d'explorer tous les signes ou symptômes.
Il peut être utile d'avoir à sa disposition une liste des principaux symptômes. Dans les chapitres 5 à 12 du présent ouvrage, un thésaurus des principaux symptômes et signes cliniques présentés dans des situations cliniques courantes de la pratique infirmière permet de disposer de telles listes et d'apprendre à relier les données entre elles.
Il est important de noter que les informations alors réunies sont de nature variée et ont donc une valeur clinique différente, le patient présente des signes et des symptômes dont les caractéristiques doivent donc être précisées.

Identification des caractéristiques du symptôme principal

L'infirmière doit obtenir des informations permettant de caractériser le (ou les) symptôme(s) éprouvé(s) par le patient afin d'orienter son examen physique vers la recherche de signes particuliers se manifestant dans ce cas.
Lorsque l'entretien est bien conduit, cette catégorisation permet de déceler ou de préciser l'origine du problème ainsi que les symptômes associés au symptôme principal. Si un signe ou symptôme important n'est pas présent, **son absence doit être notée et signalée** car cela peut éviter d'émettre une conclusion erronée.
Il est primordial d'utiliser une méthode de questionnement pour organiser l'exploration du symptôme principal et des symptômes secondaires et/ou des signes associés puis de les ordonner afin de faciliter le jugement clinique.

La méthode de questionnement PQRST

Le recueil des symptômes doit être empreint de neutralité et d'objectivité. À cette étape, le recueil des données doit être le plus impartial possible. C'est pour cette raison que l'infirmière doit faire préciser de façon univoque au patient toutes les caractéristiques des symptômes qui perturbent sa santé. Dans cette méthode, chacune des cinq lettres utilisées est un moyen mnémotechnique pour se rappeler les dix notions à prendre en compte dans le questionnement.

Le sigle PQRST renvoie aux notions suivantes.

Question	Ce que la question recherche
P	Ce qui provoque le symptôme et ce qui, d'autre part, y pallie
Q	La « qualité » et la « quantité » du symptôme
R	La région principale où se manifeste le symptôme et l'irradiation dans les autres régions
S	Les symptômes et signes associés
T	Le temps depuis lequel dure le symptôme et le nombre d'apparitions par unité de temps

Cette méthode de questionnement sera conduite sous la forme d'un entretien semi-structuré. Le patient peut avoir plus de difficultés à décrire certains éléments, il faut donc l'aider en reformulant les questions. Le patient ne peut pas toujours répondre sur la cause qui a provoqué l'apparition du symptôme mais il peut expliquer les circonstances de son apparition. Il peut donner sa propre interprétation qui devra être validée par le questionnement de l'infirmière. Par exemple, il peut penser que ce sont les comportements d'un de ses collègues qui ont entraîné son infarctus du myocarde et non ses multiples facteurs de risque cardio-vasculaire. De ce fait, sa manière d'interpréter la situation peut le rendre moins enclin à adopter de nouveaux comportements de santé.

L'infirmière émet une hypothèse qui découle des renseignements recueillis auprès du patient mais doit s'appuyer sur ses connaissances cliniques. Le patient peut aussi avoir des difficultés à énoncer d'emblée les symptômes associés au symptôme principal. Les aptitudes et les connaissances de l'infirmière aident alors le patient à expliquer si d'autres malaises ou sensations anormales accompagnent ce symptôme. Par exemple, l'infirmière proposera une série d'autres symptômes tels : diarrhée, constipation, fièvre, nausée, vomissements, saignements, éructations.

Avec cette méthode, il est donc plus facile de faire décrire au patient :

- ce qui a provoqué ou soulagé le symptôme ;
- qualitativement et quantitativement son symptôme ;
- la région concernée et les autres régions touchées ;
- le moment où le symptôme est apparu, sa durée ;
- le nombre de fois qu'il apparaît ou est apparu.

C'est aussi une façon de lui demander si cette manifestation s'est modifiée au fil du temps.

Le tableau PQRST page suivante consigne à la fois : les notions à explorer, l'objectif clinique à poursuivre, le questionnement général que l'infirmière peut utiliser et un exemple de questions spécifiquement réalisées dans le but de caractériser une dyspnée. Le contenu des questions est, bien entendu, fonction du symptôme exploré.

Dans la colonne « Questions générales », le terme « trouble » remplace le nom du symptôme. Les questions générales sont souvent utilisées en premier puisqu'elles suscitent les premières impressions du patient. Par ailleurs, même si on lui demande « Qu'est-ce qui a provoqué le malaise ? », il est possible qu'il ne puisse pas identifier la cause où encore qu'il ne saisisse pas le lien qu'il pourrait y avoir avec d'autres causes. Il peut par exemple associer ses maux de ventre au repas pris le soir d'avant sans tenir compte du fait qu'il revient de voyage et qu'il s'agit peut-être d'un trouble lié à la présence, dans son tube digestif, d'un parasite intestinal.

Important

Les questions doivent être formulées en tenant compte du type de symptôme, du contexte clinique de l'entretien, des caractéristiques personnelles du patient ainsi que de sa façon de communiquer. L'infirmière utilisera le plus possible les mots du patient. Si le patient explique qu'il a mal à la tête, l'infirmière ne parlera pas de céphalées.

La caractérisation d'un symptôme par la méthode PQRST
Exploration d'une dyspnée

PQRST

Notion	Objectif clinique	Questions générales	Questions spécifiques lors d'une dyspnée
Provoquer	Explorer les éléments qui ont provoqué l'apparition du trouble mais aussi ceux qui l'ont aggravé.	Comment ce trouble est il est apparu ? Qu'est-ce qui l'a provoqué ? Quelque chose l'a-t-il aggravé ?	Votre essoufflement est-il arrivé brutalement ? Dans quelles conditions cet essoufflement est-il arrivé ? Avez-vous eu un choc ? un accident ? Avez-vous fait un effort violent ? de la plongée sous-marine ? un voyage en avion récemment ? Avez-vous eu une intervention chirurgicale récente ? Laquelle ? Suivez-vous un régime sans sel ? Auriez-vous oublié de prendre vos médicaments ? Prenez-vous des anticoagulants ? Êtes-vous stressé en ce moment ? Avez-vous été exposé à des fumées nocives, des polluants ? Êtes-vous asthmatique ? Votre essoufflement est-il aggravé lorsque vous faites un effort ? Quel type d'effort ? Fumez-vous ? Combien de cigarettes par jour ?
Pallier	Identifier les éléments qui soulagent le symptôme.	Avez-vous utilisé un moyen ou un traitement quelconque pour vous soulager ? Lequel ? Avez-vous été soulagé ?	Avez-vous besoin de plusieurs oreillers pour dormir ? Êtes-vous moins essoufflé au repos ? Prenez-vous des médicaments pour le cœur, pour l'asthme ?

PQRST

Notion	Objectif clinique	Questions générales	Questions spécifiques lors d'une dyspnée
Qualité	Décrire qualitativement le symptôme.	À quoi ressemble-le trouble, la sensation que vous avez eue ?	Êtes-vous tout le temps essoufflé ? Vous sentez-vous angoissé ? Êtes-vous essoufflé lorsque vous soufflez dans quelque chose ou bien êtes-vous plutôt essoufflé lorsque vous prenez l'air pour inspirer ?
Quantité	Quantifier le symptôme.	Quelle est la sévérité de votre trouble ? Combien de fois cela vous arrive-t-il ? Pouvez-vous estimer sa force sur une échelle de 1 à 10 ?	Votre essoufflement entraîne-t-il de la douleur ? Pouvez-vous me décrire votre douleur ? Cette douleur est-elle très forte ? Comment la situez-vous sur une échelle de 1 à 10 ?
Région	Déterminer la région où se manifeste le symptôme.	Pouvez-vous montrer du doigt ou dire à quel endroit exact se situe votre trouble ?	Pouvez-vous me montrer l'endroit où vous avez mal ? Montrez-moi avec votre main.
Irradiation à d'autres régions	Indiquer si d'autres régions sont également affectées par le symptôme.	Y a-t-il une autre région dans laquelle le trouble est également présent ? Le malaise s'étend-il ailleurs ? Où ?	Avez-vous une sensation d'oppression dans la poitrine ? Avez-vous mal au bras ? Avez-vous mal à la tête ?

Notion	Objectif clinique	Questions générales	Questions spécifiques lors d'une dyspnée
Symptôme(s) associé(s)	Mentionner si d'autres symptômes accompagnent le symptôme principal.	Y a-t-il d'autres malaises ou sensations inhabituelles qui accompagnent votre trouble ?	Avez-vous un point de côté ? Faites-vous des crises d'asthme ? Êtes-vous angoissé ? Vous sentez-vous fatigué, très fatigué, épuisé ?
Signes fonctionnels associés	Indiquer si d'autres signes accompagnent le symptôme.	Y a-t-il d'autres malaises qui accompagnent votre trouble ?	Avez-vous mal au mollet, au bras, dans la mâchoire, au dos ? Avez-vous les jambes gonflées ? Avez-vous de la fièvre ? Crachez-vous du sang ? Avez-vous du mal à avaler ?
Temps	Déterminer le moment où le symptôme est apparu, sa durée et dire s'il s'est modifié depuis.	Quand est-ce que cela vous est arrivé ? Depuis quand ce trouble est-il présent ? Est-il toujours là où apparaît-il par moments de façon intermittente ? Avez-vous déjà eu un trouble semblable ?	Depuis quand êtes-vous essoufflé ? Cet essoufflement est-il continuel, le jour, la nuit ? Avez-vous eu, dans le passé, des problèmes respiratoires ou cardiaques ?
Durée	Indiquer le nombre d'apparitions du symptôme par unités de temps (heure, jour, semaine).	Combien de fois l'avez vous ressenti durant la dernière journée, ou la dernière semaine ?	Votre essoufflement est-il permanent ? Depuis combien de temps dure votre essoufflement ?

PQRST

Recueil des antécédents personnels

Cette rubrique doit être renseignée à la suite de la détermination du problème de santé et de l'identification des caractéristiques du symptôme principal. Cette étape permet de relier la symptomatologie présentée par le patient avec une affection antérieure, un traitement utilisé ou des antécédents familiaux.
Le recueil des antécédents inclut les données relatives :

- aux allergies ;
- aux antécédents personnels médicaux, chirurgicaux, obstétricaux ;
- aux médicaments et traitements utilisés ;
- aux antécédents familiaux.

Allergies

Les urgences médicales ou chirurgicales nécessitent souvent l'administration de nouvelles médications, il est donc important de se renseigner sur des allergies éventuelles. Attention, les patients s'empressent parfois de décrire, avec conviction, de « sérieuses allergies » alors que ces phénomènes ne sont en fait que des effets secondaires liés à la prise de médicaments plutôt qu'une véritable allergie.
Il est important de rechercher ce qui est arrivé lorsque le patient a pris le médicament prescrit, sinon celui-ci pourrait injustement refuser un traitement efficace. À l'hôpital, une allergie à un médicament ou à un aliment ou encore à un élément de l'environnement sera clairement notée au dossier.

Antécédents personnels médicaux, chirurgicaux, obstétricaux

Cette recherche sera débutée par une question du type : « Quelles maladies avez-vous eues avant cela ? » Il s'agit de faire le point avec le patient sur ses pathologies antérieures et sur celles qui altèrent encore sa qualité de vie telles qu'une maladie chronique. Une liste de « pathologies courantes » peut être utilisée pour faire le point avec le patient : hypertension artérielle, asthme, accident vasculaire cérébral, diabète… Le patient qui vit avec une maladie chronique tels un diabète ou de l'asthme présente souvent, au décours d'un nouveau problème de santé, une dégradation réelle ou un risque d'aggravation de son affection chronique. Il peut arriver également que sa symptomatologie actuelle en soit exacerbée.

Médicaments et traitements utilisés

Il est indispensable de noter tous les médicaments pris par le patient et il est tout aussi essentiel de savoir s'ils ont été prescrits ou non. Certains patients ont des difficultés à nommer les médicaments pris. Cet inventaire peut donc, par conséquent être difficile à réaliser. La perspicacité et les connaissances pharmaceutiques de l'infirmière sont donc de toute première importance dans ce recueil. Dans la mesure du possible, l'infirmière essayera de se procurer les ordonnances du patient ou lui demandera de montrer les boîtes de médicaments. Dans tous les cas, il faut consigner le nom du médicament, sa forme galénique, la posologie prise et la durée d'utilisation. À cette occasion, l'infirmière en profite pour vérifier le mode de prise des médicaments par exemple, elle cherche à savoir si le patient n'a pas pris deux fois le même médicament sans s'en rendre compte, ou bien s'il respecte les horaires de prise et la durée du traitement.

Elle doit également se renseigner sur sa tolérance et sa réponse au traitement sur les effets secondaires éventuels et quant à sa compréhension du mode d'administration.

L'infirmière se renseignera également sur les traitements autres que médicamenteux entrepris par le patient. Il peut s'agir, par exemple, de soins de médecine douce, de kinésithérapie, de séances de thalassothérapie, de massages, de soins dentaires, de soins de médecine esthétique. Ces soins peuvent être complémentaires et/ou apporter un mieux-être psychologique, mais ils peuvent également avoir des interactions indésirables avec le traitement entrepris.

Recueil des antécédents familiaux

La recherche des événements de santé intervenus dans la famille proche du patient sert à connaître les maladies spécifiques survenues et les causes de décès de ses membres : les frères et sœurs, les parents et les grands-parents. Cette connaissance est également très utile pour expliciter une partie de la perception qu'a le patient de sa situation de santé. En effet, les maladies survenues dans la famille peuvent influencer, négativement ou positivement, le niveau de la plainte d'un patient. Compte tenu de l'importance qu'il faut accorder à l'évaluation des antécédents de santé dans la famille du patient, un chapitre lui est dédié (chapitre 14), dans lequel on trouve, entre autres, la façon de réaliser le génogramme du patient, support sur lequel on peut inscrire des données ayant trait à la santé. Cette façon de retranscrire l'historique de la santé des membres de la famille du patient est aussi appelée « arbre généalogique ».

Symptômes	Mesures de protection de la santé - Mode de vie
Système digestif et urinaire (chap. 8)	
Troubles digestifs : pyrosis et régurgitations, dysphagie, nausées, vomissements Saignements digestifs : melænas, rectorragies, hématémèse Constipation, diarrhée Douleurs abdominales, ictère Troubles urinaires : brûlures mictionnelles, hématurie, difficultés à uriner, incontinence Douleurs vésicales Douleur au niveau de la fosse lombaire, du flanc	Habitudes alimentaires : quantité et qualité des aliments, teneur en gras, en féculents, régime particulier Bonne hydratation Comportement alimentaire, Activité physique ou sédentarité Voyage récent Vaccination
Système locomoteur (chap. 9)	
Chutes Douleurs (lombaires, cervicales, articulaires) Raideur, impotence fonctionnelle, blocage d'une ou plusieurs articulations Paralysie ou hypo-anesthésie d'un membre	Activité physique, sportive Port de charges lourdes Ergonomie dans les postures au travail Chaussures adaptées à la posture et au handicap Port d'orthèses et de prothèses
Peau et phanères	
Plaie(s) Prurit, sécheresse excessive Sueurs froides et peau moite Pâleur, ecchymoses, exanthème, dépigmentation, hyperpigmentation, Ongles abîmés, onychomycose Alopécie, pelade, hirsutisme	Hygiène corporelle Protection de la peau contre le soleil Habillement approprié à la situation et à la morphologie Alimentation équilibrée et adaptée aux besoins nutritionnels

Symptômes	Mesures de protection de la santé - Mode de vie
Tête et cou	
Céphalées, raideur de la nuque, cervicalgies, vertiges **Yeux :** perte soudaine de la vue, photophobie, larmoiement excessif, taches devant les yeux, mouches volantes, éclairs **Oreilles :** otalgie, otorrhée **Nez :** épistaxis, sensation de nez bouché **Bouche – Pharynx :** gingivite, gingivorragies, cyanose des lèvres, sécheresse buccale, glossite, modifications de la voix	Contrôles réguliers de la vision, port de lunettes, lentilles oculaires Protection contre les allergènes, le soleil Hygiène buccale et contrôle de l'état dentaire Protection contre le froid et la chaleur Vaccination

Ce qu'il faut retenir

✔ Il existe différents types d'entretien : structuré, semi-structuré, non directif. Les principes d'une communication efficace sont de savoir écouter les préoccupations du patient, concrétiser le contenu verbal de ce dernier, poser les bonnes questions, présenter les limites et le cadre de l'entretien. L'infirmière doit être à l'affût des réactions défensives du patient et ajuster sa communication afin de laisser libre cours à l'échange.

✔ Le contexte clinique des soins guide l'exploration des cinq composantes de l'histoire de santé du patient que sont :

- l'étude des caractéristiques du patient ;
- la détermination du (ou des) problème(s) de santé ;
- l'identification des caractéristiques du symptôme principal (méthode PQRST) ;
- le recueil des antécédents personnels ;
- l'histoire familiale du patient (l'arbre généalogique ou génogramme).

✔ La revue des symptômes permet de vérifier le retentissement du problème de santé sur le fonctionnement physiologique global de l'organisme du patient avant de rédiger la synthèse de l'entretien et de commencer l'examen physique du patient.

✔ L'entretien clinique permet de recueillir environ soixante-dix pour cent des données de l'examen clinique.

Chapitre 3
L'examen physique

Lyne Cloutier, infirmière Ph. D., professeure, Université du Québec à Trois-Rivières, Québec, Canada
Philippe Delmas, infirmier Ph. D., cadre expert, Hôtel-Dieu de Paris, Ap-Hp, France
Sophie Longpré, infirmière M.Sc., candidate infirmière praticienne spécialisée, professeure, Université du Québec à Trois-Rivières, Québec, Canada

Objectifs d'apprentissage

Après la lecture de ce chapitre, vous serez en mesure de :

- ✔ comprendre le rôle de l'examen physique dans l'examen clinique ;
- ✔ préparer la personne en vue de l'examen physique ;
- ✔ comprendre l'utilité de l'inspection ;
- ✔ réaliser une palpation légère et une palpation profonde ;
- ✔ décrire les principes de l'auscultation.

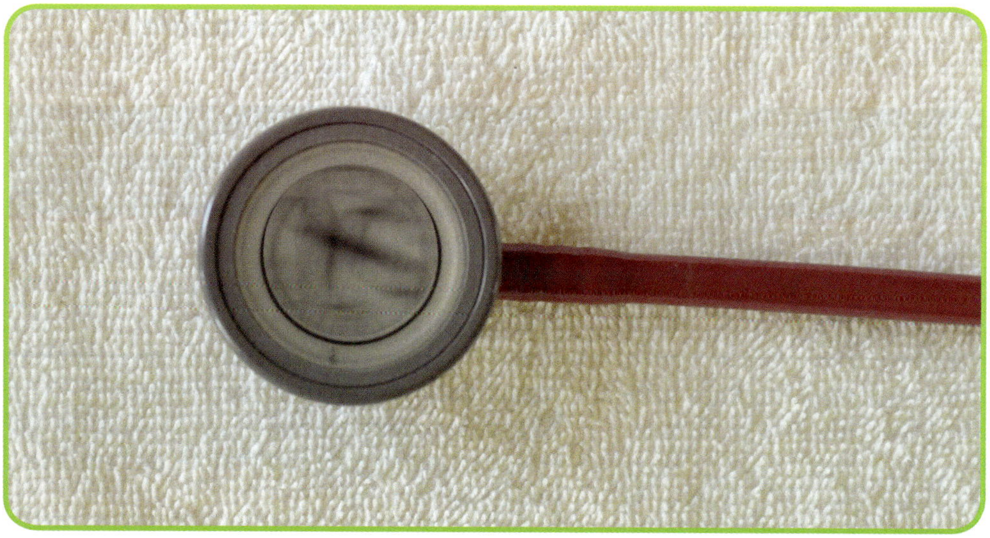

Figure 3.5 : *La cloche ou cupule permet entre autres l'écoute des bruits cardiaques.*

Guide d'utilisation du stéthoscope

Le stéthoscope n'amplifie pas les sons mais il bloque les sons extérieurs afin de maximiser l'écoute. Le stéthoscope est idéalement muni d'une double tête, avec :

- un diaphragme qui permet une meilleure écoute des bruits aigus tels les bruits pulmonaires, intestinaux ou cardiaques (Fig. 3.4) ;
- une cloche ou cupule qui permet une meilleure écoute des bruits plus doux tels des bruits cardiaques surajoutés (Fig. 3.5).

Pour l'écoute des sons aigus, le diaphragme du stéthoscope doit être fermement appliqué sur la peau de la personne examinée.

L'utilisation de la cloche ou cupule pour les sons plus graves nécessite qu'elle soit posée délicatement. Une pression trop forte sur la cupule la transformerait en diaphragme et favoriserait l'écoute des sons aigus plutôt que des sons plus doux.

Le tube du stéthoscope devrait idéalement avoir un diamètre intérieur à 4 mm, une longueur de 36 cm à 46 cm et être fabriqué dans un matériau épais. Ces caractéristiques maximisent la qualité de l'écoute.

Les embouts, de préférence en caoutchouc, doivent être insérés dans les oreilles en étant pointés vers l'avant, en direction du nez et ce, afin de suivre l'angle naturel du canal auditif. Les embouts doivent être bien ajustés afin de bloquer plus efficacement les sons extérieurs.

Afin d'améliorer l'emploi du stéthoscope, il est nécessaire d'assurer un endroit calme, où règne le silence. La température de la pièce doit être confortable afin de limiter les frissons et les contractions musculaires. Le stéthoscope doit être désinfecté et réchauffé à chaque utilisation.

L'auscultation se fait directement sur la peau de la personne, le tissu provoquant des bruits d'interférence. Il est aussi nécessaire de s'assurer que la tubulure ne frotte sur aucun objet ou vêtement, que ce soit sur le patient ou l'infirmière.

Les différents sons corporels auscultés à l'aide du stéthoscope proviennent du cœur (sons cardiaques), des vaisseaux sanguins (sons vasculaires), des poumons (sons pulmonaires) et de l'abdomen (péristaltisme intestinal). Le tableau 3 indique quelques utilisations de l'auscultation lors de situations cliniques. Les exemples présentés nécessitent évidemment un examen plus approfondi et ne servent que d'illustration.

Tableau 3. Auscultation réalisée par l'infirmière en fonction de situations de soins

Situations	Exemples d'examens physiques réalisés pour l'auscultation
Une femme âgée se plaint de sensation d'essoufflement depuis quelques jours	Auscultation : pulmonaire et cardiaque (surveillance de problèmes d'origine pulmonaire ou cardiaque)
Une femme adulte de retour de la salle d'opération pour une chirurgie abdominale	Auscultation : pulmonaire et abdominale (surveillance d'embolie, de péristaltisme intestinal)
Un jeune homme qui se présente pour une douleur dorsale subite	Auscultation : pulmonaire (surveillance de pneumothorax)

Le plus grand défi de l'auscultation réside dans son interprétation. L'infirmière novice devra multiplier les séances d'auscultation afin d'affiner son oreille à l'écoute et à l'interprétation des sons corporels normaux. Il existe, à cet égard, des enregistrements sur différents supports média comme les CD-ROM et DVD qui permettent aux infirmières de se familiariser à l'écoute des bruits. De plus, il est important de spécifier que les sons ne sont pas exclusifs : lors de l'écoute des bruits intestinaux, il est fort possible d'entendre les bruits pulmonaires, cardiaques et même vasculaires. Différentes caractéristiques décrivent les bruits corporels normaux. Le tableau 4 indique les grandes lignes de ces diverses caractéristiques.

L'auscultation pulmonaire doit être réalisée de façon systématique. Le stéthoscope est posé symétriquement, à droite et à gauche et successivement, de haut en bas et ce, sur tous les lobes pulmonaires. L'infirmière dépose son stéthoscope, et écoute pendant tout un cycle respiratoire avant de changer de site d'auscultation. Elle écoute le bruit normal du passage de l'air, appelé murmure vésiculaire, avant d'essayer de déceler les bruits anormaux.

Tableau 4. Caractéristiques des bruits corporels

Bruits	Caractéristiques
Cardiaques	Les deux bruits cardiaques normalement entendus sont B1 et B2. B1 : ce premier bruit cardiaque est causé par la fermeture des deux valvules auriculo-ventriculaires, la mitrale et la tricuspide. B2 : ce deuxième bruit cardiaque est causé par la fermeture des valvules aortiques et pulmonaires. Entre les B1 et B2, il y a un silence court qui correspond à la contraction du cœur (systole) alors que le silence entre B2 et le prochain B1 est plus long, car il correspond à la période de relâchement du muscle cardiaque (diastole). Certaines situations de soins peuvent modifier ces B1 et B2 en diminuant ou en augmentant leur intensité ou en les dédoublant.
Vasculaires	Normalement, les bruits vasculaires ne sont pas perçus puisque la circulation sanguine est fluide. Les bruits vasculaires peuvent être perçus lorsque l'écoulement sanguin est perturbé par une occlusion partielle de l'artère comme, par exemple, lors de sténose, d'athérosclérose, de vasoconstriction ou de masse comprimant l'artère. L'occlusion partielle crée un bruit de turbulence, appelé souffle. Des exemples de bruits de turbulence volontairement induits sont les bruits de Koroktoff, audibles lors de la prise de la pression artérielle.
Pulmonaires	Le bruit normalement perçu sur le parenchyme pulmonaire se nomme « murmure vésiculaire ». Les murmures vésiculaires sont doux, de basse tonalité et faiblement perçus. Ces murmures peuvent être diminués, abolis ou plus fortement perçus lors de différentes situations de soins.
Intestinaux	Le passage d'air et de liquide dans l'intestin provoque des bruits hydroaériens. Ces bruits de haute tonalité ressemblent à des cliquetis ou à des gargouillements. Ils sont normalement perçus de 4 à 34 fois par minute, selon le moment du dernier repas. Lors de différentes situations de soins, ces bruits peuvent être hypoactifs, hyperactifs ou absents.

Percussion

La percussion est la quatrième technique d'examen physique qui peut être utilisée mais assez rarement dans la pratique infirmière. La percussion permet d'évaluer la densité du tissu ou des organes qui sont percutés. Sa portée est limitée à 5 cm ou 7 cm et il est nécessaire de bien connaître les sons normalement produits à la percussion. La percussion permet dans certaines occasions de déterminer le volume d'un organe. Le médecin utilisera, par exemple, la percussion du quadrant supérieur droit de l'abdomen pour évaluer la présence d'une hépatomégalie. La percussion permet également d'identifier la présence de liquide ou de sécrétions. Le médecin percutera les sinus frontaux à la recherche d'une matité. Dans cet exemple, la présence de douleur à la percussion peut également être un signe indicateur de la présence d'une inflammation dans les sinus. Percuter consiste à frapper d'un coup sec la surface corporelle directement avec les doigts ou encore indirectement en percutant une main avec l'autre (Fig. 3.6). Cette percussion génère un son plus ou moins mat qui est ensuite analysé en fonction des caractéristiques liées à l'organe ou au tissu percuté. Une percussion indirecte peut également être réalisée en utilisant un objet comme dans le cas de l'évaluation des réflexes ostéo-tendineux.

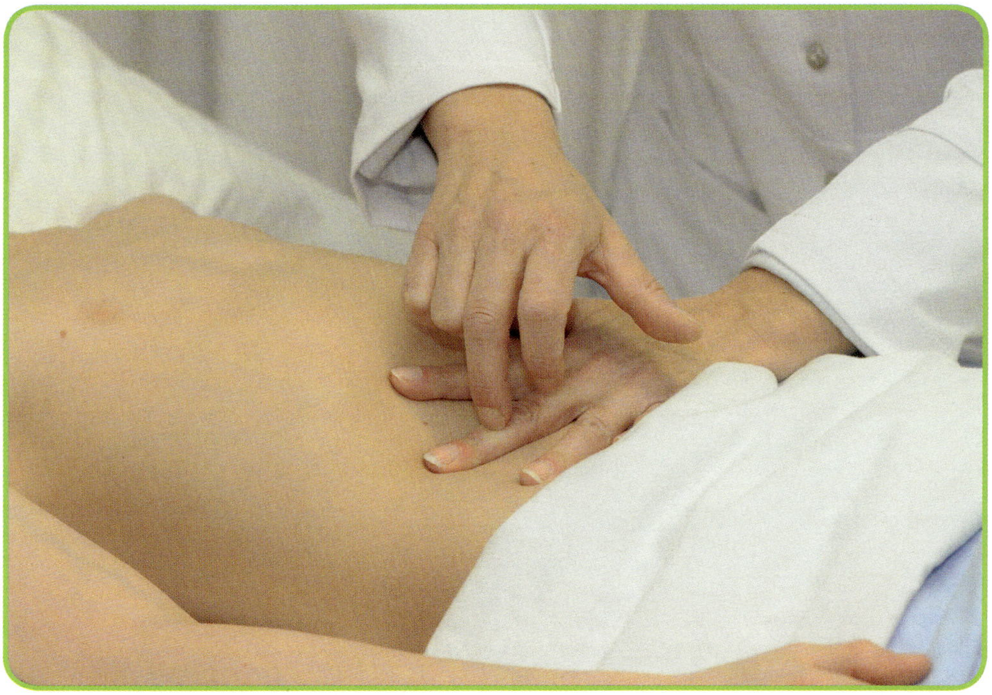

Figure 3.6 : *La percussion indirecte de l'abdomen permet d'évaluer la présence d'air ou de liquide.*

Ce qu'il faut retenir

✔ La réalisation de l'examen physique découle systématiquement de l'entretien clinique sauf dans des situations d'urgence.

✔ L'examen physique est composé de quatre grandes techniques soit l'inspection, la palpation, l'auscultation et la percussion.

✔ L'organisation des examens à réaliser à partir de l'anamnèse et des hypothèses est cruciale et permettra à l'infirmière d'avoir une approche systématique.

✔ Le matériel nécessaire à l'examen physique doit être préparé à l'avance et disponible au fur et à mesure de l'examen.

✔ L'examen physique doit être réalisé dans un endroit calme de préférence, bien éclairé et l'infirmière assurera l'intimité de la personne en tout temps.

Chapitre 4

Métrologie – paramètres fondamentaux

Corinne Nackab, infirmière, cadre de santé au SAU,
Hôpital Cochin (AP-HP), France
Gilles Cossette, infirmier praticien spécialisé en soins de première ligne,
MSc. Université du Québec à Trois-Rivières, Québec, Canada
Josette Dall'ava-Santucci, médecin, professeur (Université Paris V),
consultant (Hôpital Cochin, AP-HP), France

Objectifs d'apprentissage

Après lecture de ce chapitre, vous serez en mesure de :

- ✔ connaître l'importance de la mesure de chaque paramètre fondamental ;
- ✔ mettre en œuvre la mesure des paramètres fondamentaux selon les procédures adaptées ;
- ✔ reconnaître les situations cliniques qui sont susceptibles de fausser les résultats des paramètres fondamentaux ;
- ✔ identifier les éléments extérieurs qui perturbent la mesure des paramètres fondamentaux.

1 Introduction

Les paramètres fondamentaux constituent des indicateurs essentiels de l'état de santé dcs patients, ils renseignent l'infirmière sur l'état des fonctions vitales : respiratoire, neurologique et circulatoire.

L'évaluation et la surveillance des paramètres fondamentaux permettent à l'infirmière d'évaluer l'état de santé du patient à un moment donné, d'identifier les problèmes de santé éventuels et de mettre en œuvre les actions de soins appropriés et d'en vérifier l'efficacité.

L'infirmière ne doit pas faire aveuglément confiance aux résultats de la mesure des paramètres fondamentaux, en particulier ceux fournis par les appareils électroniques. En cas de doute, l'infirmière est invitée à réaliser une nouvelle mesure avec un autre appareil et, surtout, les résultats obtenus doivent être confrontés à l'examen physique du patient et au jugement clinique de l'infirmière.

Important

Afin d'obtenir des résultats fiables, chaque appareil de mesure doit faire l'objet avant son utilisation d'une vérification qui garantit sa fonctionnalité, son intégrité, sa conformité et son étalonnage éventuel, conformément au mode d'emploi.

De plus, face à l'augmentation de l'emploi à domicile par les patients d'appareils d'automesure vendus en pharmacie, l'infirmière doit informer et éduquer le patient pour une bonne utilisation afin d'éviter des variabilités de mesure dues au mésusage ou à une mauvaise interprétation.

Dans ce chapitre, on trouvera des valeurs « normales » (moyenne et écart type de la population) mais aussi, selon le contexte, des valeurs « cibles » (valeurs visées par la thérapeutique).

2 Mesure de la pression artérielle (PA)

Définition

Acte qui consiste à mesurer les pressions du sang circulant dans les artères. Le résultat obtenu est exprimé en mm Hg (millimètres de mercure) et comporte deux valeurs :

- **la pression systolique** qui est la pression dans les artères pendant la contraction du ventricule gauche ;
- **la pression diastolique** qui est la pression dans les artères pendant le relâchement du ventricule gauche.

But

La mesure de la pression artérielle, qui est un élément d'évaluation de l'hémodynamique du patient, a plusieurs objectifs :
- évaluation du risque cardiovasculaire ;
- surveillance plus ou moins rapprochée en fonction du contexte clinique ;
- vérification de l'efficacité et/ou innocuité d'une thérapeutique.

Les valeurs obtenues doivent être mises en relation avec les valeurs habituelles du patient, ses antécédents, le retentissement clinique et un éventuel traitement.

Valeurs seuil

Tableau 1. Classification des niveaux de pression artérielle et recommandations internationales[1]

Auteur, année, référence	Classification
HAS, 2005 France	HTA : PA > 140/90 mm Hg
ESH (*European Society of Hypertension*) et ESC (*European society of cardiology*) 2007 Europe	PA optimale : < 120/80 mm Hg PA normale : 120-129/80-84 mm Hg
Programme éducatif canadien pour le contrôle de l'hypertension artérielle 2009 Canada	PA normale haute : 130-139/85-89 mm Hg

La frontière entre une pression artérielle normale et l'hypertension est arbitraire, elle est fixée selon les normes de l'OMS soit 140/90 mm Hg.

Matériel

Méthode auscultatoire : un stéthoscope et un brassard
ou
Mesure oscillométrique : un appareil de mesure automatique de type Dynamap®
Toutes les tailles de brassard doivent être disponibles afin de répondre aux besoins des patients.

1. Actualisation 2005 sur la prise en charge des patients adultes atteints d'hypertension artérielle essentielle. Lettre de la Société française d'hypertension artérielle, HTA info, HAS (Haute Autorité de Santé).

Pour la mesure de la pression artérielle à la jambe, positionner la cuissarde à 4 cm au-dessus du creux poplité.

Important

Le choix de la taille du brassard *(Fig. 4.1)*

La largeur de la chambre gonflable du brassard doit faire 40 % à 60 % de la circonférence du bras (soit 12 cm à 14 cm pour un adulte moyen).

La longueur de la chambre gonflable doit faire environ 80 % à 100 % de cette circonférence (presque le tour du bras).

Un brassard de taille adaptée à la circonférence du bras permet une compression efficace de l'artère humérale.

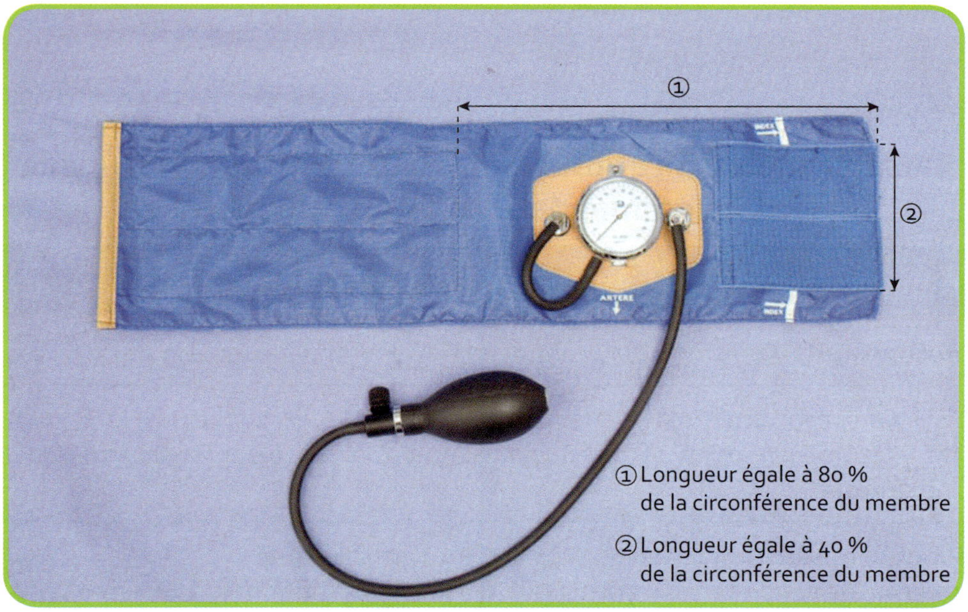

Figure 4.1 : *Brassard*

Déroulement de l'examen

La pression artérielle doit être mesurée aux deux bras lors de la première consultation. En cas de différence entre les deux résultats, l'infirmière doit procéder à une nouvelle mesure. Il convient alors de garder comme bras de référence le bras où la pression est la plus élevée. Si les mesures entre les deux bras marquent une différence supérieure à 10 mm Hg pour la diastolique et à 20 mm Hg pour la systolique lors des trois prises consécutives, l'infirmière en réfère au médecin.

Il ne faut jamais mesurer la pression artérielle au bras où se trouve une fistule artérioveineuse de dialyse.

De même, il faut éviter de mesurer la pression artérielle au bras où se trouve une voie veineuse ou du côté où il a été pratiqué une ablation du sein avec curage ganglionnaire.

Mesure auscultatoire

Pour la mesure de la pression artérielle, le dépistage et le suivi de l'hypertension artérielle, l'OMS recommande la position assise. Toutefois, la mesure peut se faire sur un patient en position allongée mais il faut le noter au dossier pour éviter que le résultat ne soit confondu avec un résultat en position assise puisque différents.

Quand cela est possible, il faut donc réaliser la mesure en position assise. Dans ce cas, s'assurer que le patient :

- est installé dans un environnement calme et tempéré ;
- n'a pas fumé, pas bu de boissons à base de caféine depuis 30 min ;
- est calme et au repos depuis 10 min ;
- a le dos appuyé, les pieds à plat sur le sol.

Le patient et le soignant ne parlent pas pendant la mesure. Le bras (de référence, dans le cas d'un suivi d'HTA) doit être dénudé. Le milieu de la chambre pneumatique est mis en place au niveau de l'artère brachiale, 2 à 3 cm au-dessus du pli du coude. Pendant la mesure, le bras du patient est soutenu par l'infirmière à la hauteur du cœur ou bien posé sur une surface dans cette position.

Il faudra gonfler le brassard jusqu'à disparition des bruits auscultatoires et gonfler encore de 30 mm Hg afin de bien repérer la systolique au moment de l'étape suivante.

Dégonfler lentement le brassard de 2 mm Hg par battement cardiaque. **Ne pas arrondir à zéro ou à cinq.**

Faire une lecture précise de la mesure à 2 mm Hg près pour l'auscultatoire et 1 mm Hg près pour la mesure automatique.

Pression systolique : apparition du premier bruit auscultatoire.

Pression diastolique : disparition du dernier bruit auscultatoire.

De façon générale et en particulier dans le cadre du dépistage et du suivi de la pression artérielle, l'infirmière doit scrupuleusement appliquer les recommandations de bonne pratique de la mesure artérielle. À ce titre, l'infirmière note dans le dossier médical du patient : le bras utilisé, la position du patient au moment de la mesure (couché, assis, avec x oreiller[s]), le résultat de la mesure de la pression artérielle, de la fréquence et du rythme cardiaque associé.

Mesure automatique

Toutes les recommandations de bonne pratique de la mesure auscultatoire s'appliquent à la mesure automatique.

La surveillance du site de la mesure doit être attentive si les mesures sont répétitives (risque de compression et apparition de pétéchies).

5 Mesure de la saturation en oxygène (SpO_2) ou oxymétrie de pouls

Définition

La saturation en oxygène est le reflet de la quantité d'oxygène fixé sur l'hémoglobine (dioxygène).
Elle peut être mesurée de façon invasive à l'aide des gaz du sang et de façon non invasive en utilisant l'oxymètre de pouls qui calcule la saturation périphérique en oxygène.

But

La mesure de la saturation en oxygène permet :
- de renseigner sur la fonction respiratoire ;
- la surveillance de l'efficacité et/ou de l'innocuité d'une thérapeutique.

Valeurs normales

La SpO_2 est la mesure approchée (non invasive) de la saturation en oxygène de l'hémoglobine exprimée en pourcentage. Son taux se situe normalement entre 95 % et 100 % en air ambiant.
Il existe un écart moyen de 4 % entre l'oxymétrie de pouls (SpO_2) et la saturation artérielle (SaO_2). Une SpO_2 doit faire rechercher des signes d'insuffisance respiratoire.

Matériel

L'oxymètre de pouls est un appareil relié par un câble à une sonde à diode électroluminescente et à un photodétecteur. La lumière reflétée par les molécules d'hémoglobine est traitée par l'oxymètre qui en mesure la saturation en oxygène (SpO_2).
Lorsqu'on utilise ces appareils, **il est essentiel de réaliser une prise de pouls manuelle** afin de valider la lecture de la SpO_2. Ainsi, un pouls correspondant à celui du pouls validera la SpO_2 mesurée.
Il existe plusieurs types de capteurs :
- digital, extrémité du doigt ;
- auriculaire, lobe de l'oreille ;

- nasal, pyramide nasale ;
- frontal ;
- pédiatrique ou adulte ;
- réutilisable ou à usage unique.

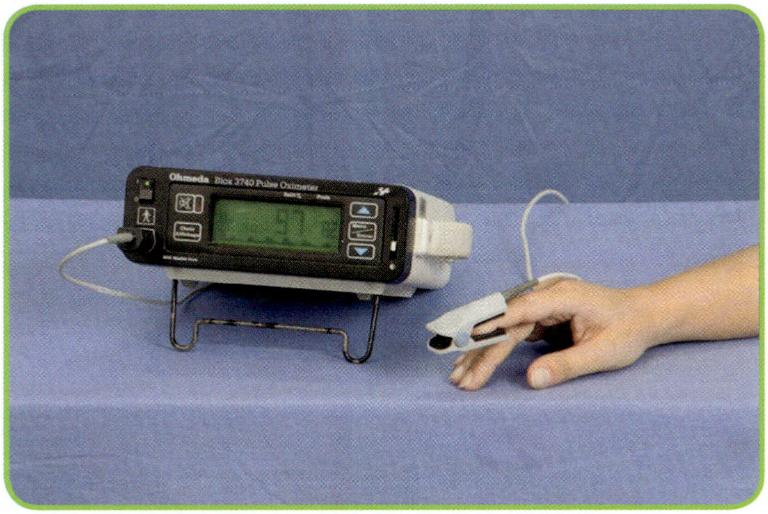

Figure 4.3 : *Oxymétrie à capteur digital*

Important

Situations cliniques altérant cette mesure

Pouls non perceptible.

Anémie ou faible concentration d'hémoglobine (inférieure à 8 g/dl).

Vasoconstriction périphérique majeure (exemple : hypothermie ou état de choc, artérite, atteinte vasculaire périphérique).

Pression artérielle systolique inférieure à 60 mm Hg (mesure souvent impossible).

Intoxication au monoxyde de carbone ➡ mesure faussement normale.

Mesure perturbée par

Luminosité ambiante excessive (couvrir le capteur avec un matériel opaque).

Un capteur digital mis en place sur un membre portant :

- un brassard pneumatique (mesure de la pression artérielle) ;
- un cathéter artériel ou une perfusion intravasculaire ;
- des ongles vernis ou artificiels.

Patient ayant des mouvements excessifs des membres supérieurs.

Ongle épaissi chez le sujet âgé.

En cas de mesure simultanée de la pression artérielle et de la SpO_2, le capteur digital SpO_2 doit être fixé sur le membre opposé à celui portant le brassard pneumatique. La mesure de la SpO_2 au lobe de l'oreille doit être préférée en cas de saturation faible, de tremblements des mains, d'ongle épaissi.

Important

Attention : la SpO_2 peut être normale même en cas de problème respiratoire.

En cas de diminution de la SpO_2, l'infirmière doit évaluer les signes cliniques et les symptômes d'une oxygénation anormale : fréquence, amplitude et rythme respiratoires, cyanose des lèvres, de la peau, utilisation des muscles accessoires de la respiration, irritabilité, confusion, état de conscience modifié.

6 Mesure du débit expiratoire de pointe (DEP) ou Peak Flow

Définition

Le débitmètre de pointe est un instrument qui permet la mesure du débit expiratoire maximum obtenu lors d'une expiration forcée. Le DEP représente donc une mesure objective du degré d'obstruction bronchique. Il s'exprime en millilitres par minute.

But

Cette mesure est essentielle dans le suivi du patient asthmatique. Elle est effectuée auprès des patients en dehors des crises pour objectiver régulièrement leur état clinique (obstruction souvent subjectivement sous-évaluée).
Au moment d'une crise d'asthme, le DEP permet d'apprécier la sévérité de celle-ci. Le traitement mis en route, la mesure du débit de pointe contribue à vérifier la bonne évolution de la fonction respiratoire et l'efficacité clinique du traitement.

Valeurs normales

Les normes ne sont utilisées qu'à titre indicatif.
Hommes : environ 600 L/min +/– 100
Femmes : environ 450 L/min +/– 85

La valeur normale du DEP dépend du sexe, de l'âge et de la taille du patient, les écarts types sont à ce titre relativement larges. C'est pour cela que les fabricants fournissent en annexe les normes avec chaque appareil de mesure.
Il est à noter que la mesure du débit de pointe est conditionnée par la technique du patient (voir « Déroulement de l'examen » page suivante).
Cette technique n'est pas utile en pédiatrie avant l'âge de 6 ans au moins.

Matériel

Débitmètre de pointe appelé dans le langage professionnel courant *Peak Flow*.
Embout buccal de préférence en carton, à usage unique.

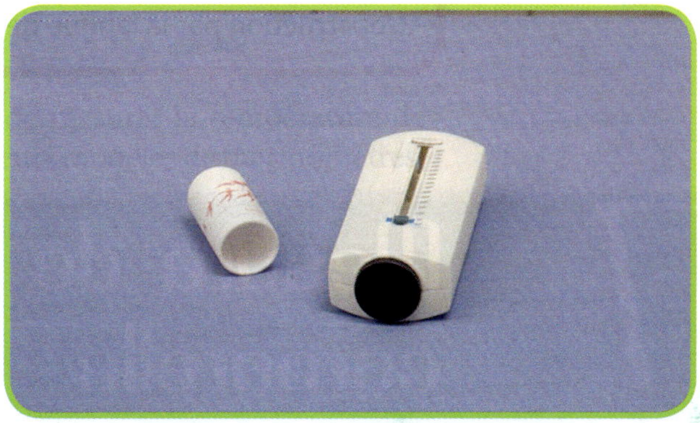

Figure 4.4 : *Peak flow et embout*

Déroulement de l'examen

La technique de mesure du DEP doit être stricte afin de pouvoir interpréter correctement les résultats.
Préambule à la mesure : se laver les mains.
Placer l'embout à l'extrémité de l'appareil.
Vérifier que le curseur mobile est bien en bas de l'échelle graduée.
Demander au patient :

- de se mettre debout ;
- de prendre l'appareil horizontalement ;
- de gonfler ses poumons à fond, bouche ouverte ;
- d'introduire l'embout dans sa bouche ;
- de fermer les lèvres de manière étanche autour de l'embout ;
- de souffler le plus fort et le plus vite possible.

L'embout buccal en carton est jeté après chaque usage.
La mesure est répétée trois fois de suite à quelques secondes d'intervalle. La meilleure valeur obtenue est celle qui est retenue et consignée dans le dossier médical du patient ou dans son carnet de surveillance en précisant la date et l'heure de la mesure.

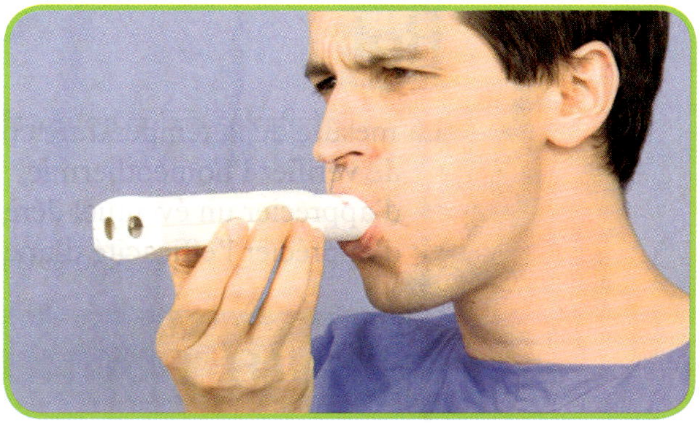

Figure 4.5 : *Mesure du DEP*

- fauteuil ou lit (service de réanimation) de pesée électronique – usage destiné à des patients ne pouvant pas se tenir debout.

Le pèse-personne doit faire l'objet d'un contrôle annuel d'étalonnage.

Déroulement de l'examen

En préambule à la mesure, se laver les mains.
Conditions de mesures identiques :
- à jeun ou à heure fixe et la vessie vide ;
- avec la même balance ;
- avec la même tenue (de préférence en sous-vêtements).

Peser le patient à son arrivée, puis une fois par semaine, voire plus souvent en fonction des pathologies et de la prescription médicale.
En l'absence de balance, il est important de questionner le patient sur une prise ou une perte de poids récente (les derniers jours, les dernières semaines). L'infirmière interroge le patient sur le port de ses vêtements, lui sont-ils toujours ajustés ou au contraire trop larges, trop étroits. Le patient a-t-il noté qu'il a modifié dernièrement le cran de sa ceinture ?
L'infirmière doit consigner ces éléments dans le dossier médical du patient et préciser l'aspect général du patient. À savoir, est-il amaigri, cachectique, bien en chair, obèse ?
En cas d'obésité, il est important de préciser si le tissu adipeux est réparti de manière homogène ou bien concentré sur une région (hanche, tronc, torse) car, plus encore que la quantité de graisse, c'est l'endroit où elles s'accumulent qui compte. Le risque pour la santé est différent selon la répartition « en pomme » ou « en poire ».
La répartition en pomme signifie que les graisses s'accumulent autour de la taille : il s'agit de l'obésité abdominale (ou androïde). Situées à l'intérieur du ventre, ces graisses enveloppent les organes vitaux. Cette forme est plus dangereuse que la graisse en poire (ou gynoïde) qui s'accumule sur les hanches et sur les fesses.
En effet, l'obésité abdominale augmente le risque d'infarctus, d'accident vasculaire cérébral et du diabète de type 2.

Mesure du périmètre abdominal

La mesure du périmètre abdominal avec un mètre en ruban détermine l'obésité abdominale qui est définie par une circonférence abdominale[3] supérieure ou égale à 94 cm chez l'homme de type européen et supérieure ou égale à 80 cm chez la femme de type européen.
Le mètre ruban doit être placé à mi-chemin entre la crête iliaque et le bas de la cage thoracique, juste au-dessus du nombril. Au moment de la mesure, le patient ne doit ni rentrer ni gonfler le ventre afin de ne pas fausser la mesure.
Pour réaliser la mesure, il est préférable que le patient soit debout. Cependant, elle peut être effectuée le patient installé en décubitus dorsal. La mesure doit toujours se faire dans la même position.

3. *International Diabetes Federation* (IDF)

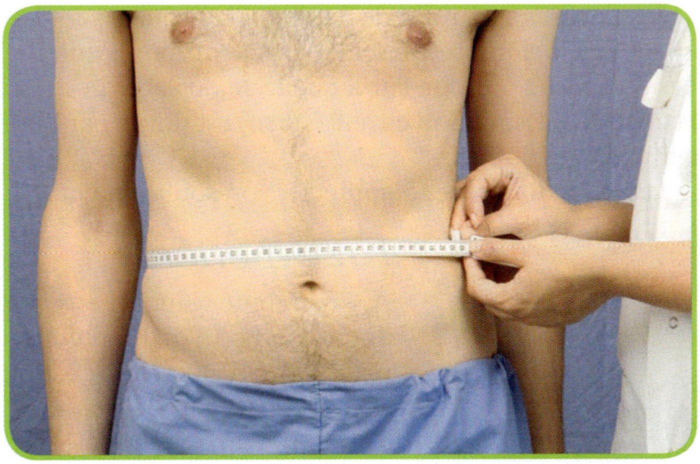

Figure 4.7 : *Mesure du périmètre abdominal*

Mesure de la douleur 9

Définition

La douleur est un phénomène subjectif dont on peut toutefois objectiver l'intensité, qu'il faut évaluer régulièrement. Il faut donc mesurer son intensité. Quand cela est possible, il est important de renseigner également la localisation, le retentissement affectif et émotionnel et le type de la douleur.

But

L'utilisation de l'échelle visuelle analogique permet :
- d'évaluer l'intensité de la douleur, et son évolution dans le temps ;
- d'apprécier l'efficacité d'un traitement antalgique.

Les méthodes peuvent être classées en auto-évaluation (le patient participe) et hétéro-évaluation (observation).

Méthodes d'auto-évaluation

L'échelle visuelle analogique (EVA)

Il est actuellement admis que l'échelle visuelle analogique est une méthode efficace d'auto-évaluation de la douleur. Elle est sensible, fiable, reproductible et

validée aussi bien dans les situations de douleur aiguë que de douleur chronique. L'échelle visuelle analogique se présente sous la forme d'une réglette à deux faces orientées de gauche à droite sur laquelle se déplace un curseur. Une face (recto) est destinée au patient. Son envers (verso) est utilisé par l'infirmière pour mesurer l'intensité de la douleur.
Elle permet de coter la douleur et d'apprécier son soulagement.

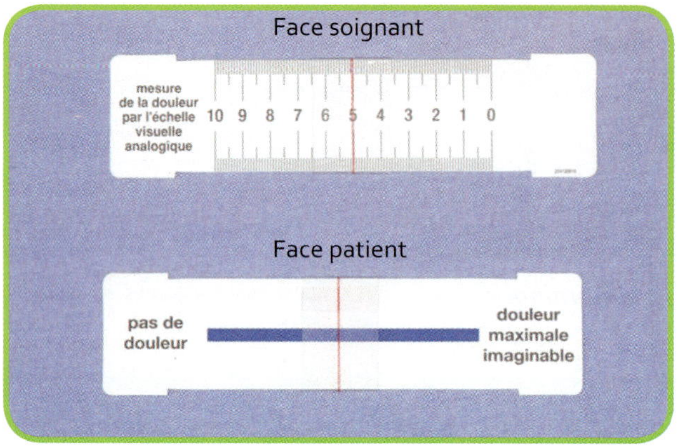

Figure 4.8 : Les deux faces de l'EVA

Face patient

À l'extrémité gauche est notée « pas de douleur » et à l'extrémité droite « douleur maximale imaginable ». Les deux extrémités sont reliées par un trait. L'infirmière demande au patient de déplacer le curseur de la gauche vers la droite sur la ligne selon l'intensité de la douleur perçue.

Face de mesure

L'infirmière retourne la réglette : son envers est gradué de 0 à 10. Elle visualise alors le score d'EVA défini par le curseur que le patient a positionné.

Utilisation de l'EVA

Il s'agit pour le patient d'utiliser une sorte de « thermomètre » pour mesurer l'intensité de sa douleur. Lui expliquer que l'intensité de sa douleur peut être définie par le tracé bleu de la réglette. La réglette doit être présentée au patient avec le curseur placé sur « pas de douleur ». Si le patient présente plusieurs sites douloureux, chacun doit être évalué séparément.

Limites de l'EVA

Son utilisation n'est possible que chez les patients communicants et ayant des capacités d'abstraction.

L'échelle numérique (EN)

Elle est sensible, fiable, reproductible et validée aussi bien dans les situations de douleur aiguë que de douleur chronique.

Utilisation de l'EN

Les modalités d'utilisation sont proches de celle de l'EVA. Le soignant demande au patient de quantifier sa douleur sur une échelle virtuelle allant de 0 « pas de douleur » à 10 « douleur maximale imaginable ».

Limites de l'EN

Moins sensible que l'EVA, l'EN présente un risque de mémorisation.
Cette échelle peut être proposée aux patients présentant une altération de la mobilité des membres supérieurs.

L'échelle verbale simple (EVS)

C'est une échelle dite « catégorielle », constituée d'une liste de cinq qualificatifs classés dans un ordre croissant d'intensité : douleur absente, douleur faible, douleur modérée, douleur intense, douleur insupportable.

Utilisation de l'EVS

L'EVS peut être présentée sous forme écrite ou orale.
Le soignant demande au patient de choisir parmi les cinq qualificatifs proposés celui qui qualifie le mieux l'intensité de sa douleur.

Limites de l'EVS

Ses inconvénients sont un manque de sensibilité, le risque de mémorisation et la subjectivité.

Méthodes d'hétéro-évaluation

Les échelles comportementales sont des outils d'hétéro-évaluation. Elles permettent au soignant d'évaluer indirectement l'existence et l'intensité de la douleur chez les patients présentant des troubles de la communication ou des troubles des fonctions supérieures. Cette méthode repose sur l'observation par les soignants des modifications de l'attitude, du comportement et des manifestations corporelles retrouvées chez les patients douloureux.
Plusieurs échelles comportementales existent (Algoplus, Doloplus).

Utilisation

Il s'agit d'apprécier le retentissement de la douleur sur le comportement du patient. L'observation de certains critères et leur intensité permet d'attribuer un score.

Limites

Cette méthode est moins sensible et moins précise que l'EVA. Elle est peu reproductible puisque liée au contexte dans lequel elle est réalisée. De plus, elle ne qualifie pas directement la douleur.

Important

Face à une douleur importante voire intense, il faut rechercher des éléments cliniques de sévérité : signes de détresse hémodynamique (hypotension, tachycardie, signes périphériques de choc) ou respiratoire (tachypnée, désaturation en oxygène, utilisation des muscles accessoires).

10 Mesure de la diurèse

Définition

La diurèse est le volume des urines émises par unité de temps. La diurèse se mesure par 24 h mais, dans des circonstances particulières, elle peut être calculée sur une base horaire ou sur 12 h. En plus de l'aspect quantitatif, l'aspect qualitatif des urines est également apprécié : transparence, concentration, couleur, odeur, aspect. La diurèse varie physiologiquement selon la transpiration et les boissons ingérées.

But

La mesure de la diurèse est un élément d'évaluation de la fonction rénale excrétrice du patient. Elle permet également :
- de suivre l'évolution de certaines pathologies (contrôle du débit cardiaque),
- d'évaluer l'efficacité et/ou l'innocuité de certains traitements (diurétiques, par exemple).

Lorsqu'une mesure précise est nécessaire (diurèse horaire) ou que les mictions volontaires sont irréalisables, la pose d'un dispositif de recueil des urines est préconisée. Il peut s'agir d'une sonde à demeure ou d'un étui pénien si le patient est capable d'émettre spontanément ses urines.

Valeurs normales

Le débit urinaire étant une variable d'ajustement, il est difficile de définir une valeur normale. En fonction du contexte (anesthésie, réanimation et cardiologie) chacun pourra définir arbitrairement les valeurs attendues.
Exemple : un litre et demi pour un adulte qui ingère la quantité d'un litre et demi d'eau par jour (boissons et eau contenue dans les aliments). Ce débit s'adapte en physiologie et en pathologie à l'organisme. Ainsi, l'évolution de la diurèse est souvent plus importante que sa valeur absolue.

Matériel

Bocal propre, gradué et équipé d'un couvercle hermétique (pour contenir les odeurs) et étiqueté au nom et prénom du patient.

Déroulement de l'examen

Prévenir le patient de la nécessité de garder ses urines.
Afin d'éviter des pertes d'urines, recommander au patient d'uriner avant d'aller à la selle.
L'informer de la nécessité de signaler toutes pertes d'urines (fuites, oubli).
La mise en route de la diurèse des 24 h se fait à partir d'une vessie vide :

- faire uriner le patient, jeter ses urines et relever l'heure, par exemple : 10 h 00, J0 ;
- la miction suivante et l'ensemble des mictions de la journée et de la nuit jusqu'au lendemain à 10 h 00 sont conservées et comptabilisées ;
- la mesure de la diurèse est relevée à 10 h 00, J +1.

Il convient également d'apprécier :

- **la couleur** (absence d'hématurie macroscopique, coloration par certains médicaments ou aliments) ;
- **l'odeur** (évocatrice d'infection urinaire, de présence d'acétone) ;
- **la transparence et la concentration** (urines claires ou troubles).

Si l'infirmière identifie une anomalie, elle peut compléter son examen clinique par la réalisation d'une bandelette urinaire. Cet examen renseigne le plus couramment sur sept paramètres urinaires : pH, glucose, corps cétoniques, leucocytes, nitrites, protéines et sang.

Ce qu'il faut retenir

- ✔ L'approche métrologique dans les mesures biologiques consiste à garder toujours un esprit critique par rapport aux appareils de mesure, de s'assurer de leur bon fonctionnement et des bonnes conditions de leur emploi, faute de quoi les résultats peuvent être faussés et conduire à des décisions erronées.
- ✔ L'exemple de la mesure de la pression artérielle est le plus significatif : une surestimation des résultats peut conduire à des traitements nocifs.
- ✔ La mesure du périmètre abdominale est une mesure simple, fiable et rapide. Elle permet à l'infirmière d'évaluer le risque cardio-vasculaire et ainsi de mettre en œuvre des interventions préventives et éducatives adaptées.
- ✔ Face à une saturation en oxygène (SpO_2) inférieure à 95 %, l'infirmière doit systématiquement rechercher des signes d'insuffisances respiratoires et de gravité.
- ✔ L'analyse des résultats des paramètres fondamentaux doit être contextualisée et se faire en regard de l'examen physique du patient.

Chapitre 5
Système respiratoire

Tali-Anne Szwebel, médecin, praticien hospitalier, service de Médecine interne, Hôtel-Dieu (AP-HP), France
Sophie Longpré, M.Sc. candidate infirmière praticienne, professeure à l'Université du Québec à Trois-Rivières, Québec, Canada

Objectifs d'apprentissage

Après lecture de ce chapitre, vous serez en mesure de :

- ✔ faire appel aux notions d'anatomie fonctionnelle de base utile à l'examen clinique en pneumologie ;
- ✔ réaliser un entretien clinique pertinent en pneumologie ;
- ✔ réaliser l'examen physique respiratoire ;
- ✔ évaluer la gravité des principaux symptômes rencontrés.

Larynx

Il relie le pharynx à la trachée. Il se compose de l'épiglotte, de la glotte, des cordes vocales et du cartilage thyroïde (ou pomme d'Adam). Il remplit trois fonctions différentes : fonction de respiration quand la glotte est ouverte, fonction de phonation quand elle est presque fermée et fonction de déglutition quand elle est fermée, en protégeant les voies aériennes.

Trachée

Elle prolonge le larynx et se divise en deux bronches principales, droite et gauche.

Bronches

Structure anatomique

Chaque bronche principale se divise en bronches lobaires qui elles-mêmes se divisent en bronches segmentaires lesquelles se ramifient ensuite en bronchioles. Les bronchioles se subdivisent en bronchioles respiratoires pour se terminer par plusieurs sacs alvéolaires contenant les alvéoles. C'est à ce niveau que se trouvent les fibres musculaires lisses bronchiques dont la contraction constitue la broncho-constriction (dans l'asthme, par exemple).
Du fait de l'anatomie pulmonaire, la bronche principale droite se divise en trois bronches lobaires droites (supérieure, moyenne et inférieure) et la bronche principale gauche ne se divise qu'en deux bronches lobaires gauches (supérieure et inférieure). Il est à noter que la bronche principale droite est plus courte, plus large et surtout plus oblique donc plus verticale que la gauche ; ce qui explique pourquoi les corps ingérés aspirés se logent plus souvent du côté droit (pneumopathies d'inhalation du côté droit nettement plus fréquentes).

Nettoyage des bronches

Le « nettoyage » permanent des bronches de toutes les impuretés inspirées est assuré par un mécanisme appelé « ascenseur muco-ciliaire ». En effet, au niveau de l'arbre bronchique se trouvent des glandes dont les secrétions sont remontées grâce aux mouvements des cils vibratiles jusqu'au pharynx où la matière est normalement déglutie. Lorsque les cils fonctionnent mal ou que les sécrétions deviennent épaisses ou infectées, les bronches sont facilement obstruées (comme lors du tabagisme ou de la mucoviscidose).

Alvéoles

Les alvéoles sont des structures anatomiques microscopiques formant des petits sacs terminant les voies respiratoires. Elles permettent d'oxygéner le sang veineux provenant des tissus *via* le « cœur droit » et d'en éliminer le dioxyde de carbone (CO_2) : c'est ce qu'on appelle les échanges gazeux. Ceux-ci se font à travers la membrane alvéolo-capillaire constituée de la paroi très fine des alvéoles et des capillaires qu'elle comporte. La surface totale destinée aux échanges gazeux est d'environ 200 m², soit la taille d'un court de tennis. Ainsi, le sang veineux qui arrive au niveau de la membrane alvéolo-capillaire est pauvre en oxygène (O_2) et riche en CO_2 et le sang qui en repart est enrichi en O_2 et appauvri en CO_2 : c'est le sang artériel qui sera distribué par le « cœur gauche » dans toute la circulation. On parle d'hypoventilation alévolaire lorsque le débit gazeux qui balaye les alvéoles pulmonaires diminue.

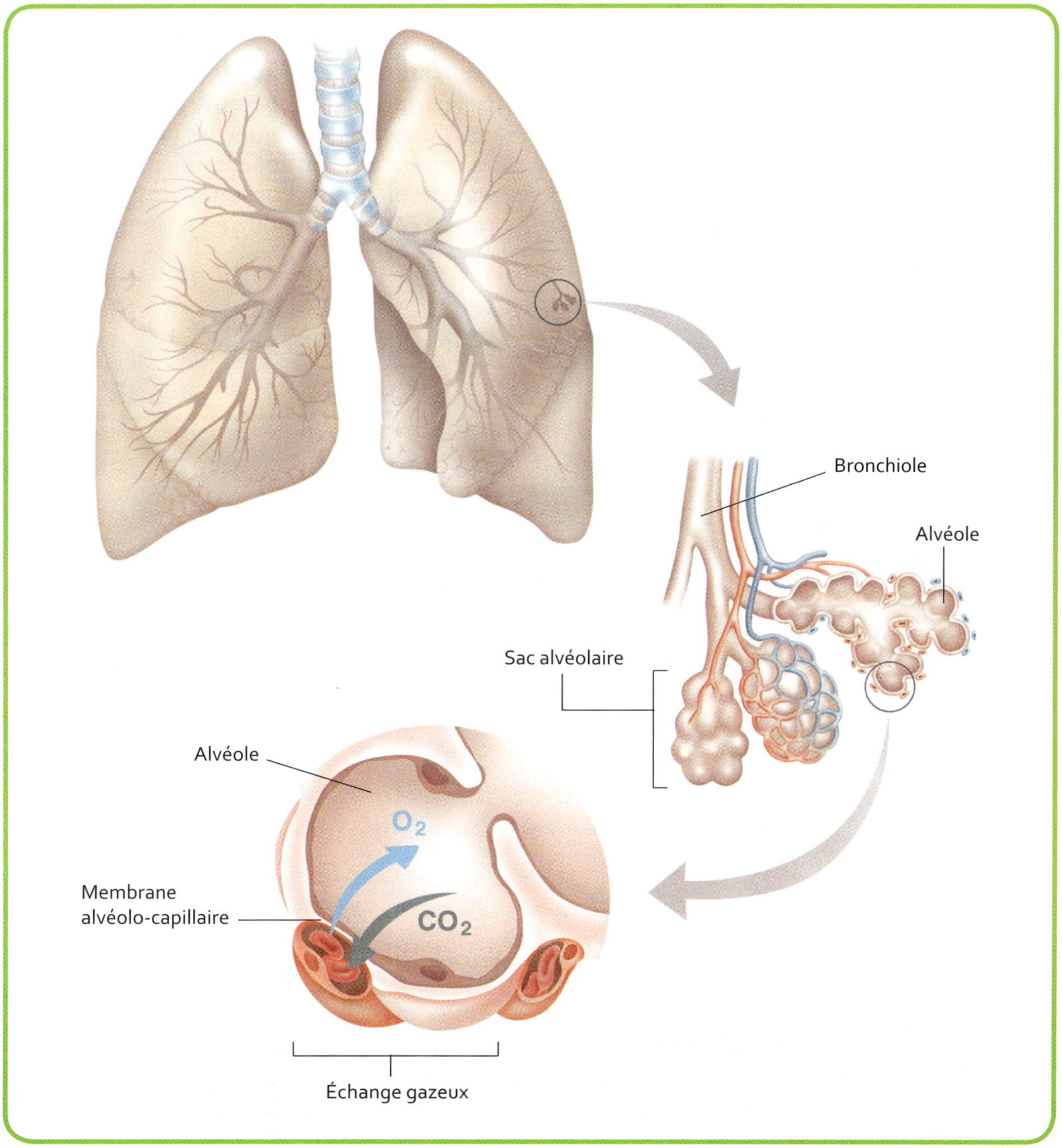

Figure 5.2 : *Des bronches aux alvéoles*

Les poumons

Les deux poumons, droit et gauche, bien qu'ayant les mêmes structure et fonction sont anatomiquement différents :

- le poumon droit présente deux scissures (une oblique et une horizontale) délimitant les trois lobes : lobe supérieur droit (LSD), lobe moyen (LM) et lobe inférieur droit (LID).
- le poumon gauche est divisé en deux lobes par une seule scissure oblique : lobe supérieur gauche (LSG) et lobe inférieur gauche (LIG).

Les lobes pulmonaires sont visibles sur la figure 5.3.

Chaque poumon présente une face diaphragmatique (inférieure), une face costale (supérieure et partie latérale) et une face médiale où se trouve le hile pulmonaire dans lequel pénètrent des vaisseaux, des nerfs et les bronches principales.

Les poumons sont les organes de la ventilation : on appelle ainsi la mobilisation de l'air par les poumons lors de cycles respiratoires, constitués de l'inspiration et de l'expiration. Elle se quantifie par un débit ventilatoire en L/min, variable en fonction des besoins de l'organisme.

Les éléments mécaniques

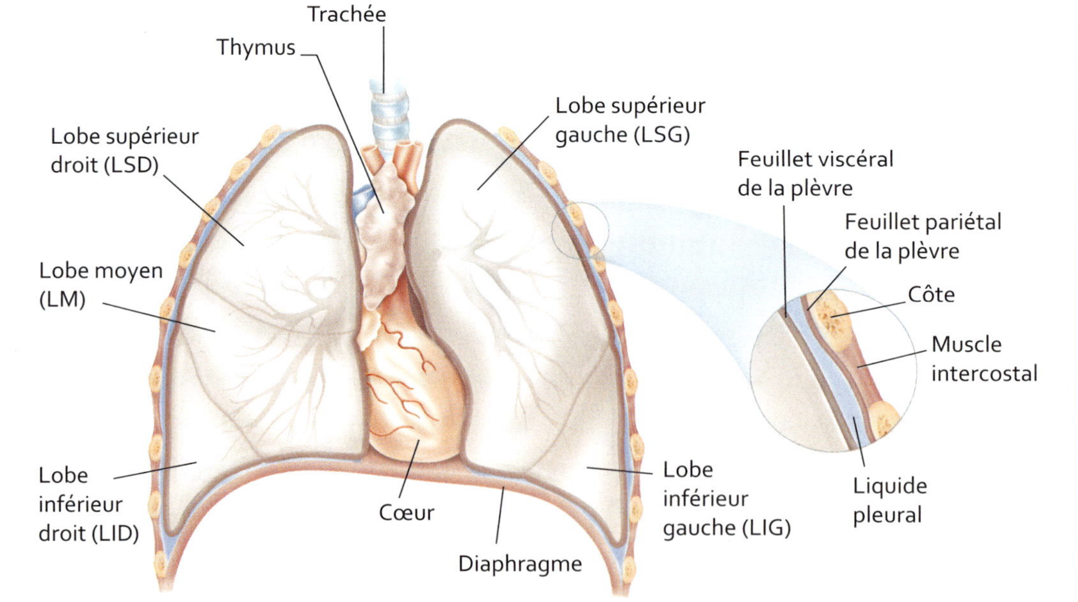

Figure 5.3 : *Plèvre et muscles intercostaux*

Plèvre

Définition

La plèvre est une membrane séreuse qui enveloppe chaque poumon et délimitant un espace virtuel. Elle est constituée de deux feuillets :

- le feuillet viscéral, solidaire du poumon, s'insinue dans le fond des scissures interlobaires ;
- le feuillet pariétal, qui tapisse l'intérieur de la cavité thoracique (les côtes, le médiastin et les coupoles diaphragmatiques).

La cavité pleurale

Les deux feuillets glissent l'un sur l'autre grâce au liquide pleural : on parle de cavité pleurale virtuelle. La pression intrapleurale est toujours inférieure à la pression atmosphérique et à la pression alvéolaire. Cette pression dite « négative »[1] permet aux deux feuillets d'adhérer l'un à l'autre et de maintenir ainsi le poumon solidaire de la paroi, tout en glissant l'un sur l'autre grâce au liquide pleural.

Dans certaines situations pathologiques, la cavité pleurale devient réelle : l'entrée d'air dans la cavité pleurale constitue un pneumothorax, l'accumulation de liquide dans la cavité pleurale signe un épanchement pleural alors que l'inflammation de cette plèvre constitue une pleurésie.

Muscles respiratoires

Le mouvement ventilatoire spontané se fait par des muscles qui soulèvent la cage thoracique. Ils fonctionnent 24 h/24 h et sont constitués de muscles principaux (le diaphragme et les muscles intercostaux) et accessoires (muscle sterno-cléido-mastoïdien, muscle grand pectoral et muscle scalène). Lors de l'inspiration, le diaphragme s'abaisse et pousse les viscères, permettant aux poumons de se développer vers les pieds (lorsqu'une personne est allongée, on peut voir son ventre se lever et se baisser).

Les muscles accessoires seront mis en jeu pour des efforts importants ou en cas de défaillance (fatigue) des muscles principaux. La mise en jeu des muscles respiratoires accessoires lors de l'inspiration appelée « tirage » signe une insuffisance respiratoire aiguë par fatigue du diaphragme. À un stade de plus, on peut noter la présence d'une respiration dite « paradoxale » : les poumons se gonflent lors de l'expiration (au lieu de l'inspiration) avec dépression de l'abdomen. Le phénomène inverse se produit lors de l'inspiration.

Mécanique respiratoire

La respiration est essentiellement une fonction automatique. Les centres de contrôle respiratoire sont situés au niveau du tronc cérébral. Les neurones de ces centres envoient des influx nerveux *via* les nerfs phréniques au diaphragme et *via* les nerfs

1. Elle est négative par rapport à la pression atmosphérique (1 033 cm d'eau), qui est la base 0.

intercostaux aux muscles intercostaux, pour produire l'inspiration. L'augmentation de volume des poumons provoque une dépression aspirant l'air (on parle alors de ventilation en pression négative). L'expiration est en général passive. Grâce à ces centres qui seront sensibles à l'O_2 et au CO_2 contenus dans le sang, la ventilation pourra s'adapter aux besoins de l'organisme de façon à maintenir constants ces paramètres sanguins : c'est ce qu'on appelle la régulation respiratoire.
Il faut noter cependant que, contrairement au cœur qui fonctionne aussi automatiquement, on peut modifier volontairement sa respiration, d'où la possibilité d'éducation respiratoire (kinésithérapie). L'automatisme peut être également modifié par le stress, le langage parlé, le rire et les pleurs.
La ventilation est de douze à vingt mouvements par minute chez un adulte en bonne santé. Elle varie en fonction de plusieurs facteurs, notamment l'activité physique, le stress, certains médicaments.
On parle d'hyperventilation lorsqu'il y a une augmentation de la respiration qui amène à éliminer plus de gaz carbonique que l'organisme n'en produit (accélération et amplification respiratoire).
L'hyperventilation correspond à une ventilation de fréquence et/ou d'amplitude supérieure à la normale. On appelle polypnée une augmentation de la fréquence respiratoire à même volume courant, et tachypnée une accélération de la fréquence respiratoire avec diminution du volume courant, stimulée par un besoin accru en oxygène.

3 Entretien clinique

L'interrogatoire est essentiel, notamment en sémiologie respiratoire, et doit se dérouler dans le plus grand respect du patient interrogé. La plupart des maladies respiratoires sont consécutives à l'inhalation d'aérocontaminants volontaires ou non (tabagisme actif et passif par exemple) et dépendent aussi de facteurs individuels prédisposants, comme l'asthme, génétique ou acquis. Plusieurs éléments apparaissent importants à examiner avec le patient comme le recueil de ses antécédents personnels et familiaux, son mode de vie et les traitements reçus.

Recueil des antécédents (ATCD)

ATCD personnels et médicaux

Les données recueillies sont en lien avec :

- l'**origine géographique du patient** (la pollution atmosphérique plus marquée dans les villes augmente la fréquence de la bronchite chronique, de l'asthme bronchique, les conditions socio-économiques précaires favorisent la survenue de la tuberculose pulmonaire) ;

- ses **conditions de vie dans l'enfance** (infections infantiles, vaccinations et notamment dates et résultats de la vaccination par le BCG et des tests tuberculiniques car la vaccination par le BCG réduit de plus de moitié l'incidence de la tuberculose) ;
- la **présence de déficits immunitaires** (VIH, diabète, antécédents de tumeur et de traitements comme chimiothérapie, splénectomie) ;
- la **présence d'affections pouvant avoir un retentissement respiratoire** : insuffisance cardiaque (œdème aigu du poumon – OAP ou pleurésie), drépanocytose (syndrome thoracique aigu), reflux gastro-œsophagien, maladie neuro-musculaire (insuffisance respiratoire aiguë)
- les **antécédents de tuberculose** ou l'existence d'une tuberculose dans l'entourage devront être signalés.

Chez la femme en âge de procréer, la date des dernières règles et la possibilité de grossesse sont questionnés au cas où il y aurait prescription de radiographies ou de traitements contre-indiqués.

Enfin, il est ainsi important de rappeler que les séjours hospitaliers exposent aux risques d'infections nosocomiales.

ATCD familiaux

Le contexte pathologique familial est important, même s'il est parfois difficile d'attribuer à certaines affections des causes génétiques ; aussi il conviendra de rechercher des antécédents familiaux d'asthme, d'allergies, de maladies héréditaires (comme la mucoviscidose).

Mode de vie

Le mode de vie inclut à la fois le contexte social du patient, son environnement et ses habitudes de vie. L'infirmière doit étudier les points qui suivent.

Un **tabagisme** actif ou passif et décrire ses caractéristiques (détailler l'âge de début, le type de cigarette, la consommation actuelle, la consommation en paquets/année :

PA = nombre de paquets de cigarettes quotidiens × nombre d'années de consommation).

En effet, la notion cumulative est importante dans l'épidémiologie des broncho-pneumopathies chroniques obstructives (BPCO) et du cancer broncho-pulmonaire.

La **présence d'animaux domestiques** (les poils de chien et chat constituent une source d'allergènes). De même, les oiseaux (pigeons, perroquets) peuvent exposer au risque d'alvéolite allergique.

Les **voyages** effectués par le patient sont aussi un élément important à prendre en compte car sur certains continents (comme l'Asie ou l'Afrique), la tuberculose ou autres pathologies infectieuses sont endémiques.

L'**activité professionnelle**, en explorant de façon chronologique les différents postes occupés et le type de travail. En effet, certains risques d'exposition professionnelle à des contaminants (comme la silice ou l'amiante) sont responsables de pneumoconioses (maladies pulmonaires dues à des particules extérieures). De la même façon, l'infirmière recherchera l'exposition possible du patient à des aérocontaminants (amines aromatiques, poussières de bois de farine) pouvant être à l'origine d'asthme professionnel.

L'**état vaccinal**, particulièrement en ce qui concerne le vaccin anti-grippal et le vaccin anti-pneumococcique (les maladies respiratoires sont aggravées par la grippe et par les infections à pneumocoque).

Le **niveau d'activité physique** (la rééducation fonctionnelle par l'exercice est efficace chez les patients atteints de BPCO).

Traitement en cours

Il s'agit ici des traitements reçus par le patient qui peuvent avoir une répercussion sur la fonction ventilatoire. Il est commun de souligner que l'observance au traitement est un facteur primordial dans certaines pathologies afin d'éviter des décompensations ou des rechutes possibles (attention aux rechutes d'embolie pulmonaire à l'arrêt du traitement ou si le patient est en sous-dosage d'anticoagulants). L'infirmière devra donc explorer le **niveau d'observance du patient** en tenant compte des dosages biologiques lorsqu'il en existe mais aussi par le biais d'échelle d'auto-évaluation. Il est important que l'infirmière vérifie les connaissances du patient à propos de la prise du médicament, de son utilisation adéquate (parfois la prise des aérosols est inadaptée et inefficace) et de ses effets secondaires. L'infirmière s'intéressera autant aux traitements en cours, qu'aux anciens traitements en notant soigneusement ceux qui peuvent agir sur l'appareil respiratoire. Citons par exemple les inhibiteurs de l'enzyme de conversation de l'angiotensine (IECA) pouvant provoquer une toux sèche et persistante, les bêtabloquants majorant le risque de bronchospasme (contre-indiqués dans l'asthme ou la BPCO), les corticoïdes majorant le risque d'immunodépression et favorisant ainsi les infections respiratoires, la prise de contraceptifs comportant des œstrogènes lesquels exposent au risque de thrombose veineuse profonde et donc d'embolie pulmonaire. Il ne faut pas omettre les traitements anciens, même arrêtés, qui pourraient avoir une incidence sur le système respiratoire (par exemple, amiodarone ou nitrofurantoïne provoquant de véritables atteintes du parenchyme pulmonaire).

Motifs courants de consultation

Les principales problématiques en pneumologie rencontrées dans la pratique quotidienne de l'infirmière sont la toux, l'expectoration, l'hémoptysie, la dyspnée et la douleur thoracique. Il apparaît nécessaire pour cette dernière d'en repérer les signes et symptômes qui peuvent bénéficier d'une attention plus particulière. En revanche, il semble intéressant dans ce contexte d'explorer aussi certains signes généraux qui fourniront à l'infirmière un complément d'information pertinent.

Signes généraux

Ils sont importants et doivent être recherchés de façon systématique, leur présence pouvant être un signe d'alerte. L'infirmière recherchera plus particulièrement les éléments suivants.

Une **fièvre** (voir chapitre 4 sur la métrologie) qui peut se manifester de façon brutale par des frissons. Devant tout accès de fièvre, l'infirmière devra effectuer une paire d'hémocultures. En revanche, l'absence de fièvre n'est pas rare chez la personne âgée et n'élimine pas une pathologie infectieuse pulmonaire. L'infirmière doit aussi noter l'existence de sueurs associées (sueurs nocturnes évoquant une tuberculose ou un lymphome, sueurs anarchiques au décours de pics fébriles évoquant plutôt une pathologie infectieuse aiguë).

Une **asthénie** (ou fatigue) qui peut être secondaire à la décompensation d'une pathologie, chronique, ou au sepsis dans le cadre d'une pneumopathie infectieuse.

Une **anorexie** (perte d'appétit), fréquente dans les affections respiratoires comme la tuberculose, les cancers, les insuffisances respiratoires chroniques.

Des **troubles de poids** tels un amaigrissement pouvant être secondaire à l'anorexie causée par une tuberculose ou un cancer mais aussi un surpoids pouvant perturber la ventilation et s'accompagner de troubles du sommeil (syndrome d'apnée du sommeil). L'infirmière doit d'ailleurs porter une attention particulière au suivi du poids des patients dont elle a la charge (voir chapitre métrologie).

Enfin, l'infirmière devra noter **l'orientation dans le temps et l'espace** qui doit être normale chez un sujet correctement oxygéné en l'absence de pathologie neuropsychiatrique.

Symptômes

Quel que soit le symptôme, l'infirmière devra toujours se demander si le patient l'a déjà ressenti antérieurement, et si oui, dans quelles circonstances et quelle en avait été la prise en charge. Il est recommandé de consulter le chapitre 6 sur le système cardio-vasculaire, étant donné que les fonctions respiratoire et cardiaque sont intimement liées.

Toux

La toux est un acte réflexe, neurogène, souvent protecteur car il permet « le nettoyage de l'arbre bronchique ». Lorsqu'elle est persistante, elle nécessite une exploration plus approfondie. Elle est présente dans la plupart des maladies respiratoires et dans certaines pathologies extra-respiratoires comme l'insuffisance cardiaque, les pathologies ORL (et notamment les corps étrangers), le reflux gastro-œsophagien. Le but de l'intervention infirmière est d'évaluer les caractéristiques de la toux.

PQRST

Questions	Justifications
Q : La dyspnée est-elle inspiratoire ou expiratoire ? Quelle est l'intensité de la dyspnée ? Vous empêche-t-elle d'effectuer des efforts ? Quel est le rythme de la respiration ?	Q : La dyspnée inspiratoire traduit un obstacle à la pénétration de l'air et la dyspnée expiratoire est plus souvent liée à une pathologie bronchique obstructive de type « asthme ». La gradation de la dyspnée s'effectue avec l'aide de la classification fonctionnelle NYHA (*cf.* tableau 1). La dyspnée sifflante oriente vers une obstruction des bronches (asthme ou BPCO le plus souvent). Il faut toujours craindre une aggravation de la dyspnée avec risque d'épuisement respiratoire.
S : Ressentez-vous des signes ou symptômes associés comme de la fièvre ou des sueurs, une toux, une douleur thoracique, une douleur du mollet, des œdèmes des membres inférieurs ?	S : Une douleur du mollet oriente vers une thrombose veineuse profonde compliquée d'une embolie pulmonaire. Des œdèmes des membres inférieurs évoquent une insuffisance cardiaque globale. Une fièvre évoque une origine infectieuse, ou thrombo-embolique.
T : Depuis combien de temps êtes-vous essoufflé ? À l'instant, une journée, une semaine ? La dyspnée est-elle apparue brutalement ou progressivement ?	T : Une dyspnée d'apparition brutale est une urgence jusqu'à preuve du contraire et il faudra penser à une embolie pulmonaire ou à un pneumothorax complet.

Douleur thoracique

De par l'anatomie de la cage thoracique, les douleurs thoraciques ont plusieurs étiologies. Elles peuvent être liées à une atteinte de la paroi (muscles, os, articulations), de la plèvre, du cœur et des gros vaisseaux (aorte, myocarde, péricarde), de l'œsophage. Elles peuvent être aussi la projection de douleurs d'organes sous-diaphragmatiques (vésicule biliaire, estomac, pancréas, reins).

Le but de l'entretien clinique est d'aider à préciser si la douleur est d'origine pulmonaire ou cardiaque ou bien reliée à une affection digestive ou musculo-squelettique.

PQRST

Questions	Justifications
P : Qu'est-ce qui augmente ou provoque votre douleur ? le repos, l'effort (marcher dans la rue, monter les escaliers, faire des travaux ménagers), la toux, les repas ? La douleur est-elle apparue après un voyage en avion ? La douleur est-elle reproductible à la palpation de la zone douloureuse ? Existe-t-il une position qui élimine ou diminue la douleur ? La douleur est-elle soulagée par des éructations ou des vomissements ? Avez-vous pris des médicaments ayant eu un effet sur la douleur ? Certaines positions soulagent-elles la douleur ?	**P** : Une douleur survenue au repos doit faire évoquer un angor de repos qui est une urgence thérapeutique. Une douleur augmentée à la palpation oriente vers une origine musculo-squelettique. Une douleur soulagée en position assise oriente vers une péricardite. Une douleur provoquée ou calmée par les repas oriente vers une origine gastrique. Une douleur survenant après un voyage en avion doit faire évoquer une embolie pulmonaire en urgence.
Q : Pouvez-vous évaluer votre douleur sur une échelle de 0 à 10 (10 étant la douleur la plus intense ressentie) ? Quel est le type de votre douleur ? en coup de poignard ? à type de serrement ? en étau ? à type de brûlure ?	**Q** : La douleur en étau à type de serrement (comme un « éléphant qui écrase la poitrine ») et en barre doit faire évoquer en premier lieu une origine coronarienne aiguë.
R : Où avez-vous mal exactement ? Montrez-moi avec votre main. La douleur irradie-t-elle ailleurs?	**R** : Si le patient utilise sa main entière en la posant à plat sur le sternum, cela évoque le plus souvent une pathologie coronarienne, de même que l'irradiation dans la mâchoire ou le bras gauche. Si la douleur irradie dans le dos, il faut se méfier d'une dissection aortique.
S : Il faut savoir rechercher des signes avant ou après l'apparition de la douleur. Avez-vous ressenti des palpitations ? un malaise ? une fatigue ? une douleur d'un mollet ? un essoufflement (dyspnée) ? une sensation de mort imminente ? Avez-vous eu de la fièvre avant l'apparition de la douleur ? Avez-vous craché du sang ?	**S** : Une fièvre oriente vers une origine infectieuse (fièvre modérée dans la péricardite, fièvre plutôt élevée dans la pneumopathie). Une douleur du mollet, une tachycardie ou un malaise doivent faire évoquer une embolie pulmonaire.

PQRST

Questions	Justifications
T : La douleur est-elle apparue de façon brutale ou progressive ? Est-elle continue ou inconstante (il faut noter alors la fréquence des récidives douloureuse) ? Combien de temps dure votre douleur ?	**T** : Une douleur durant moins de 15 min oriente vers un angor, en revanche si la douleur persiste plus de 30 min, il faudra penser à l'infarctus du myocarde. Une douleur brutale peut aussi évoquer un pneumothorax.

Important

Devant toute douleur thoracique brutale, il faut toujours penser à l'embolie pulmonaire.

Diagnostic souvent difficile.

Rechercher des signes évocateurs : tachycardie, dyspnée, mollet inflammatoire (chaud, rouge et douloureux), des antécédents de thrombose veineuse, un voyage récent en avion, une chirurgie orthopédique ou pelvienne, une tumeur évolutive…

En cas de forte suspicion d'embolie pulmonaire, **il faut aliter le patient et prévenir immédiatement le médecin** afin de débuter un traitement anticoagulant le plus rapidement possible, le risque étant l'arrêt cardio-respiratoire secondaire à une embolie pulmonaire massive.

4 Examen physique

L'examen physique pulmonaire comprend l'inspection, la palpation (avec des mains réchauffées) et l'auscultation. Le patient doit être dévêtu jusqu'à la ceinture, en position assise, les bras repliés sur la poitrine puis en décubitus dorsal. Chaque côté doit être comparé avec l'autre. La mesure des paramètres fondamentaux est préliminaire.

Mesure des paramètres fondamentaux

Pour cette section, il faut se référer au chapitre 4 « Métrologie ».
La **pression artérielle** se mesure à l'aide d'un brassard et d'un stéthoscope, de façon bilatérale. Elle est notée en millimètres de mercure (exemple : 100/70 mm Hg). La normale est inférieure à 140/90 mm Hg (130/80 mm Hg chez le diabétique).
La **fréquence cardiaque** se mesure en prenant le pouls sur une minute. Elle est normale de soixante à cent pulsations par minute.
La **fréquence respiratoire** se mesure en comptant le nombre de cycles respiratoires (inspiration et expiration) en une minute. Elle est normale de 12 à 20 cycles par minute.
La **saturation en air ambiant** (SpO_2) se mesure à l'aide d'un saturomètre à placer sur l'extrémité d'un doigt. La valeur normale est entre 95 % et 100 %.
Le **débit expiratoire de pointe** ou *peak flow* : il mesure le débit maximal atteint lors d'une expiration forcée et reflète l'obstruction bronchique.

Inspection

Coloration de la peau

Elle doit être conforme aux caractéristiques génétiques du patient. Une personne saine ne présente ni pâleur (à noter : regarder les conjonctives chez les patients à peau noire), ni cyanose. La coloration du visage et des extrémités révèle l'état d'oxygénation du sang, en dehors de toute autre pathologie.

Inspection des ongles

Elle permet, d'une part, de juger de l'état d'oxygénation par la technique du retour capillaire au doigt (moins de trois secondes après la compression du lit de l'ongle, la couleur initiale revient) et, d'autre part, de mettre en évidence un hippocratisme digital (ongle grand et bombé, en verre de montre) correspondant à une hypoxie chronique.

Expectoration

Elle se définit comme l'émission par la bouche de sécrétions des voies aériennes. De façon physiologique, les glandes muqueuses au niveau de l'arbre bronchique produisent environ 100 ml de mucus par 24 h qui, remontés par des cils vibratiles au niveau de la gorge, sont déglutis avec la salive. L'expectoration ne doit pas être confondue avec la salive qui, dans certaines cultures, est aussi expectorée. L'infirmière décrit les expectorations selon leur couleur, leur aspect, leur consistance et leur quantité.

La couleur : les expectorations peuvent être transparentes ou blanchâtres, jaunâtres ou verdâtres (infection bactérienne ou virale), couleur rouille (pneumocoque ou tuberculose), rosâtre ou saumonée (œdème aigu pulmonaire), striées de sang (bronchite, embolie pulmonaire, tuberculose, cancer, dilatation des bronches, aspergillus) ou grisâtres (mycoses pulmonaires).
L'aspect : les expectorations peuvent être mucoïdes (expectorations normales, non infectées, comme la salive), spumeuses (œdème aigu pulmonaire), mucopurulentes ou purulentes (infection broncho-pulmonaire) ou nauséabondes (abcès pulmonaire, surinfection).
La consistance : elle peut être fluide (liquide clair), peu épaisse (+), moyennement épaisse (++) ou très épaisse (+++).
La quantité : la quantité des expectorations doit être mesurée si possible (recueil des crachats dans un crachoir).
Chez un patient présentant une BPCO, une modification de la consistance ou une augmentation du volume est pathologique.
Le cas particulier de l'**hémoptysie** est à prendre en compte. En effet, il s'agit d'une expectoration de sang provenant des voies aériennes sous-glottiques. L'hémoptysie se présente comme un crachat contenant du sang rouge, aéré, bulleux, mais pas d'aliments, survenant lors des efforts de toux. Il ne faut pas confondre avec une épistaxis (saignement provenant des voies nasales) et une hématémèse (origine digestive). Quelle que soit son abondance, une hémoptysie a toujours une valeur pathologique. L'infirmière notera sa présence ainsi que son abondance : petite (< 50 ml), moyenne (< 200 ml), ou grande (> 200 ml) dans ce dernier cas, un traitement d'urgence s'impose. Les hémoptysies massives exposent au risque vital d'asphyxie par inondation des voies aériennes.

Cage thoracique

Le thorax normal est symétrique. Les côtes sont légèrement obliques de haut en bas et d'arrière en avant. Plusieurs anomalies peuvent être observées : les **déformations thoraciques** (l'augmentation des diamètres thoraciques ou les rétractions thoraciques peuvent être le reflet d'une pathologie interne comme la cyphose ou la scoliose, la cage en tonneau dans l'emphysème) ; la présence d'une circulation collatérale ou un œdème bilatéral en cas d'obstruction ou de compression de la veine cave supérieure ; la présence d'une turgescence des veines jugulaires en cas d'insuffisance cardiaque droite.

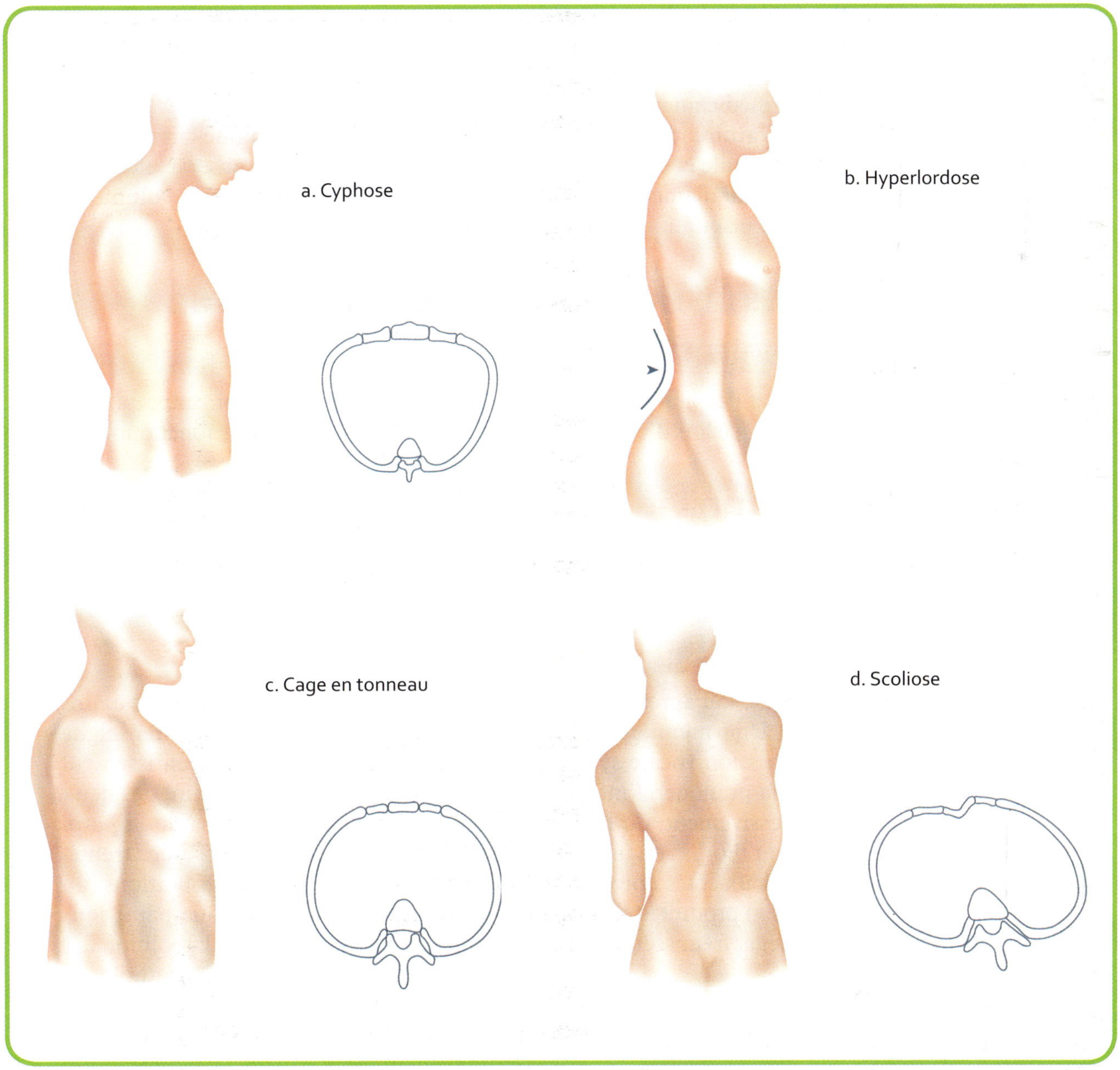

***Figure 5.4 :** Déformations de la cage thoracique*

Mouvements respiratoires

La **fréquence respiratoire** : normale entre 12 et 20/min chez l'adulte. Au-dessous de ces chiffres on parle de bradypnée et au-dessus de tachypnée ou polypnée.
L'**amplitude** : elle est profonde, et la respiration silencieuse. C'est la capacité à gonfler la cage thoracique pour inspirer de l'air. Elle est dite *superficielle* quand elle a peu d'amplitude.

Le **rythme** : il est régulier, c'est-à-dire périodique et uniforme, soit environ deux secondes à l'inspiration et trois secondes à l'expiration. Il peut être irrégulier lors d'apnée, de troubles métaboliques, d'une atteinte neurologique, d'une intoxication médicamenteuse.

Le **type respiratoire** : à l'inspiration, la contraction du diaphragme fait diminuer la pression pleurale et augmenter la pression abdominale. On observe alors une augmentation du diamètre antéro-postérieur du thorax ainsi que du volume de l'abdomen à l'inspiration (bien visible en position couchée).

Inspection des muscles respiratoires accessoires

L'inspiration et l'expiration ne sollicitent pas les muscles respiratoires accessoires, qui sont mis en jeu lors d'une insuffisance respiratoire (*cf.* anatomie fonctionnelle).

Parties molles du thorax

On inspecte les parties molles du thorax à la recherche de tuméfactions localisées.

Palpation

La palpation se fait après avoir prévenu le patient et se pratique avec des mains réchauffées. Une première composante de la palpation du thorax renseigne sur la transmission vocale symétrique et bilatérale qu'on appelle frémissement vocal. Pour la pratiquer, l'infirmière doit appliquer la partie palmaire des deux mains, successivement, de haut en bas, sur les différentes régions de la paroi postérieure du thorax, en faisant parler la personne à haute voix (« dites trente-trois »). Les deux côtés doivent être comparés. Normalement, les vibrations (ou « résonances ») produites au niveau de la glotte sont transmises à la paroi sous forme d'un léger frémissement. L'augmentation, la diminution ou l'abolition des vibrations vocales peut évoquer une pathologie. L'augmentation peut par exemple traduire la consolidation du tissu pulmonaire comme dans le cas d'une pneumonie lobaire. La diminution ou abolition peut traduire une réduction de la ventilation comme lors d'une atélectasie ou d'une obstruction bronchique.

La palpation du thorax peut aussi s'effectuer du bout des doigts, sur tout le thorax, afin de rechercher une zone douloureuse thoracique, une tuméfaction (osseuse ou des parties molles), un emphysème sous-cutané voire un œdème ou la présence d'adénopathies par l'exploration des aires ganglionnaires (un ganglion sus-claviculaire gauche est appelé ganglion de Troisier et signe une localisation tumorale).

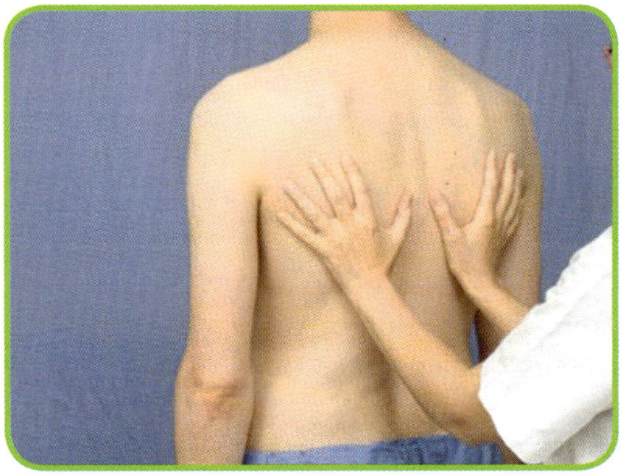

Figure 5.5 : *Palpation du thorax*

Percussion

Elle permet de déterminer si les tissus sous-jacents à la paroi thoracique sont de densité aérique, solide ou liquide. Elle est toujours comparative. Pour un droitier : l'index et le majeur de la main droite viennent percuter l'index ou le majeur de la main gauche posée à plat sur une région du thorax. Pour un gaucher : la procédure est similaire, mais inversée. La percussion d'un poumon sain produit un son de sonorité claire. Un son tympanique (caisse) correspond à une grande quantité d'air, tandis qu'un son de matité correspond à du liquide ou à une masse solide.

Auscultation

L'auscultation pulmonaire est une étape majeure de l'examen physique. Elle permet souvent de recueillir des données significatives souvent déterminantes quant à l'identification des interventions à mettre en place pour l'infirmière. Elle s'effectue à l'aide du diaphragme du stéthoscope posé symétriquement à droite et à gauche et, successivement, de haut en bas ou inversement et ce sur les faces antérieure, postérieure et latérale du thorax. Cet examen s'effectue chez un patient torse nu. Il sera intéressant de demander au patient de tousser avant de débuter l'auscultation afin de dégager les voies respiratoires supérieures de sécrétions. De plus, on indique au patient de respirer bouche ouverte (pas à fond mais normalement pour éviter l'hyperventilation). Chaque fois que l'infirmière dépose son stéthoscope, elle doit écouter tout un cycle respiratoire, c'est-à-dire l'inspiration et l'expiration.

L'auscultation doit être minutieuse. Elle permet de rechercher le principal bruit respiratoire normal (le murmure vésiculaire) ainsi que ses modifications. L'auscultation pulmonaire permet aussi de rechercher des bruits surajoutés.

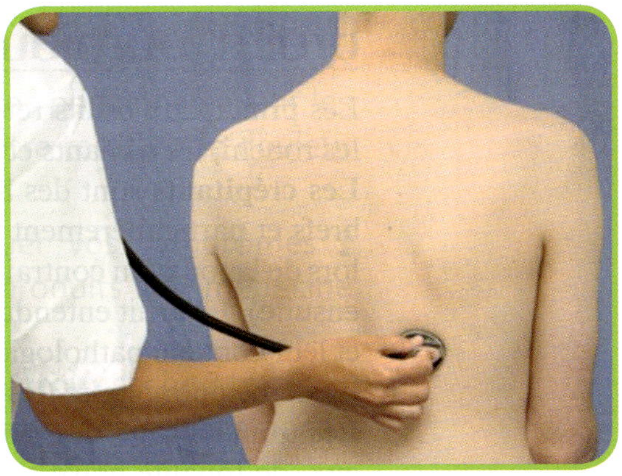

***Figure 5.6 :** Auscultation du lobe inférieur droit*

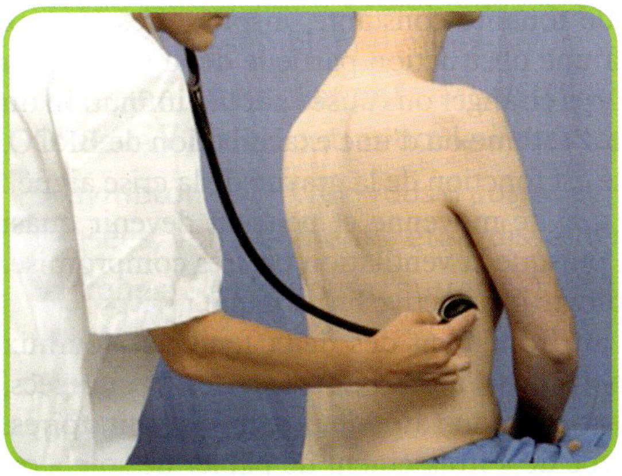

***Figure 5.7 :** Auscultation du lobe inférieur droit*

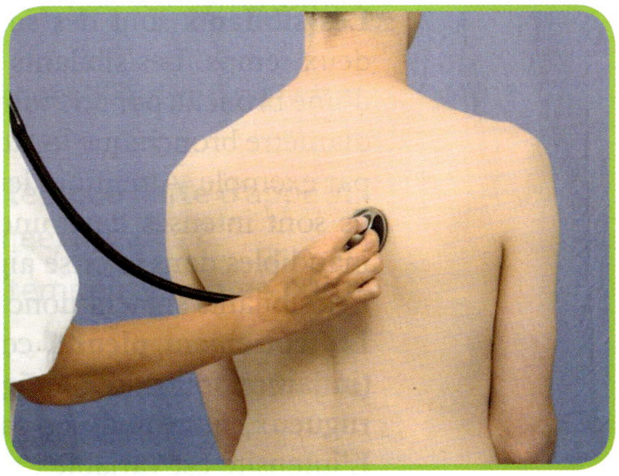

***Figure 5.8 :** Auscultation du lobe supérieur droit*

Posez d'autres questions pertinentes afin de compléter l'histoire de santé.

Antécédents personnel et médicaux : Asthme ? Pneumonie ? Cancer ? Immunodépression ?

Antécédents familiaux : Emphysème ?

Mode de vie : Tabagisme actif ou passif ? Voyage récent ? Activité professionnelle ? Contact avec des produits ou contage tuberculeux?

Allergie : Allergie environnementale ? aux animaux ?

Médicaments : Liste des médicaments prescrits ou en vente libre

Guide pour l'examen physique

Quels sont les éléments de l'examen physique pertinents que l'infirmière devrait exécuter afin de recueillir des données objectives ?

- **Signes vitaux complets** : pouls (tachycardie ?), pression artérielle (hyper ou hypotension ?), respiration (tachypnée, hyper- ou hypoventilation ? température (fièvre ?), saturation en oxygène ?
- **Téguments** : recherche de cyanose, de pâleur, de site d'entrée d'infection. Préciser la durée du retour capillaire.
- **Sphère ORL** : oreilles (otite ?), gorge (pharyngite, amygdalite ?), sinus (sinusite ?)
- **Cou** : ganglions cervicaux (adénopathies ?)
- **Cœur** : bruits du cœur réguliers ou non, rapides (tachycardie ?), souffle ?
- **Poumons** : murmure vésiculaire normal, diminué ou aboli ? Crépitants ? Ronchi ? Sibilants ?
- **Membres inférieurs** : rougeur, œdème, douleur (thrombophlébite ?)

Devant toute douleur thoracique, penser à **l'embolie pulmonaire**. Rechercher des signes orientants, notamment : tachycardie, dyspnée, mollet inflammatoire (chaud, rouge et douloureux). En présence de signes, **prévenir immédiatement le médecin** et laisser le patient allongé.

Rechercher des **signes de mauvaise tolérance à la fièvre** : frissons, cyanose des extrémités ou hémodynamique instable orientant vers un début de choc, auquel cas il faut appeler le médecin en extrême urgence et préparer une voie d'abord périphérique veineuse.

Synthèse du cas clinique n° 1

Vous n'avez pas noté d'antécédent particulier en dehors d'un tabagisme à dix paquets/années. Il n'y a pas d'allergie.

Les signes vitaux du patient sont : pouls à 88/min, PA à 124/80 mm Hg, FR à 22 / min, SpO_2 à 97 %. Il a une température de 38 °Cdepuis 24 h mais ne frissonne pas. Sa toux est grasse et ses expectorations sont purulentes.

L'examen clinique révèle un foyer de crépitant de la base gauche. Les mollets sont souples et indolores.

Vous faites part de vos observations au médecin qui va poursuivre son investigation avec quelques examens complémentaires comme la radiographie pulmonaire et des prélèvements sanguins.

Commentaires

1. Les pneumopathies peuvent être mal tolérées avec une insuffisance respiratoire aiguë.
2. Une bactérie en cause fréquente : le pneumocoque, qui provoque les symptômes très rapidement, souvent en moins de deux heures.

Cas clinique n° 2

Un patient de 75 ans est adressé aux urgences par son médecin traitant pour toux avec expectoration jaunâtre depuis une semaine et dyspnée sifflante depuis 48 h.

Guide pour l'examen physique, paramètres

Dès l'arrivée du patient aux urgences, quels seraient les paramètres les plus importants à évaluer ?

- État de conscience et score de Glasgow : orientation dans le temps et l'espace (voir chapitre 7)
- Signes vitaux : FC, PA, respiration (fréquence, rythme, amplitude, SpO_2) température.
- Coloration des téguments.

Synthèse de l'examen physique, paramètres : état de conscience normal, Glasgow 15

- Paramètres : pouls : 96/min, PA : 167/92 mm Hg, FR à 28/min, irrégulier, faible amplitude saturation : 90 % en air ambiant, T : 37,8 °C
- Téguments : sans particularité

Lesquelles des informations ci-dessus sont considérées comme des signaux d'alarme ?

L'hypertension artérielle élevée à 167/92 mmHg, la tachycardie à 96/min, la tachypnée irrégulière (FR : 28/min, irrégulier, faible amplitude) avec désaturation à 90 % en air ambiant.

La température à 37,8 °C est aussi à considérer étant donné l'âge du patient.

1 Introduction

Constitué du cœur et des vaisseaux (artères, veines), le système cardiovasculaire a pour rôle de distribuer aux organes, *via* le sang, l'oxygène et les autres matières indispensables à leur fonctionnement, ainsi que d'éliminer leurs déchets. La première partie de ce chapitre permet d'appréhender les fonctions cardiaque et vasculaire en se basant sur l'anatomie fonctionnelle. Il est d'ailleurs recommandé de consulter le chapitre 5 « Système respiratoire», car les fonctions respiratoire et cardiaque sont intimement liées, toutes deux concourant à une bonne oxygénation des tissus. La deuxième s'intéressera, notamment, à la façon de réaliser le PQRST selon différents motifs et contextes de consultation. La troisième partie illustre les points importants à retenir lorsque l'infirmière effectue un examen physique cardio-vasculaire. La dernière partie est réservée aux situations cliniques.

2 Anatomie fonctionnelle

La fonction cardiaque

Repères anatomiques

Organe contractile, le cœur constitue le moteur du système circulatoire. Il est situé dans le **médiastin antérieur**, **entre les deux poumons**, enveloppé par une membrane séro-fibreuse, le **péricarde**. Il est constitué de trois couches : le **myocarde**, muscle strié et vascularisé par les artères coronaires, l'**endocarde**, muqueuse tapissant les cavités et le feuillet viscéral du **péricarde** séreux. Il a la forme d'une pyramide triangulaire, orientée en bas, en avant et à gauche :

- le bord supérieur (ou base du cœur), formé par les deux oreillettes, se situe en face du deuxième espace intercostal au niveau du manubrium sternal ;
- la pointe du cœur correspondant à l'extrémité du ventricule gauche (ou apex) se situe à la jonction du cinquième espace intercostal gauche et la ligne médio-claviculaire gauche ;

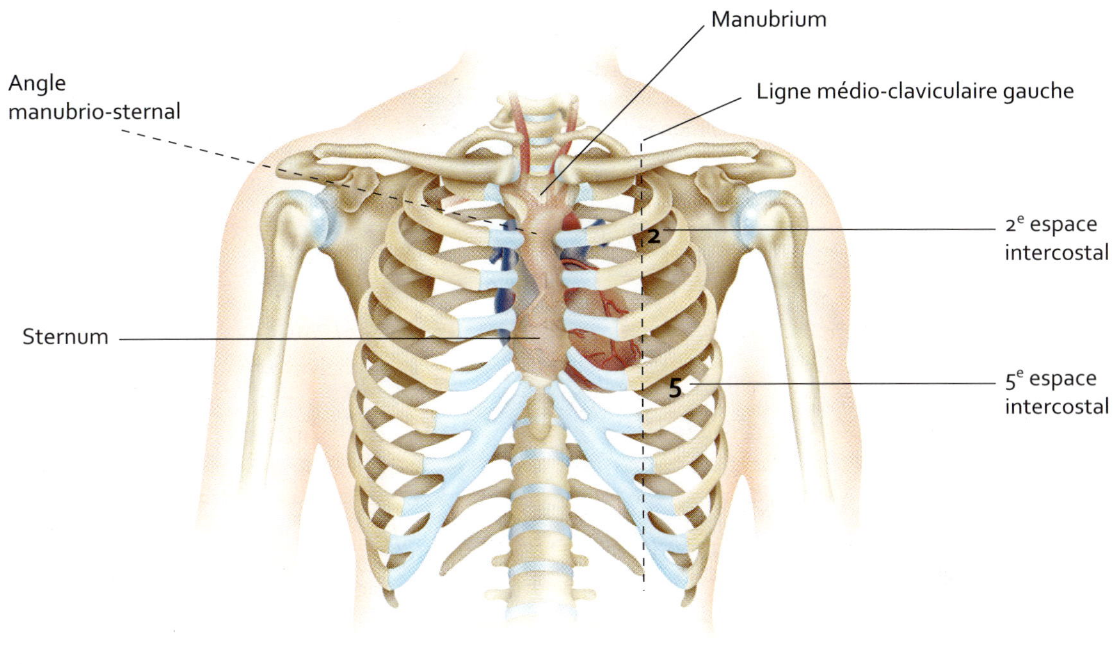

Figure 6.1 : *Repères anatomiques du cœur*

- le bord inférieur du ventricule droit se situe en dessous de la jonction du sternum et de l'appendice xiphoïde.

N. B. : Du fait de la situation du cœur, on comprend bien que le repérage des côtés est important lors de la pose des électrodes d'un ECG.

Cavités cardiaques

Le cœur est un muscle creux composé de quatre cavités principales (deux oreillettes et deux ventricules), définissant fonctionnellement chez l'adulte deux cœurs sans communication directe (séparés par une cloison appelée le septum): le cœur gauche contenant le sang oxygéné (sang artériel) et le cœur droit, le sang hypo-oxygéné (sang veineux). Chaque moitié comprend deux cavités : l'oreillette et le ventricule.

Aux oreillettes aboutissent les veines : veines caves inférieure et supérieure pour l'oreillette droite (OD), veines pulmonaires pour l'OG.

Des ventricules partent les artères : artères pulmonaires (AP) pour le ventricule droit (VD) et aorte pour le VG.

« Chaque » cœur, droit et gauche, est partiellement cloisonné par des valves qui constituent un dispositif de communication ou d'occlusion, régulant le passage du sang :

- valve tricuspide, entre l'OD et le VD ;
- valve mitrale, entre l'OG et le VG ;

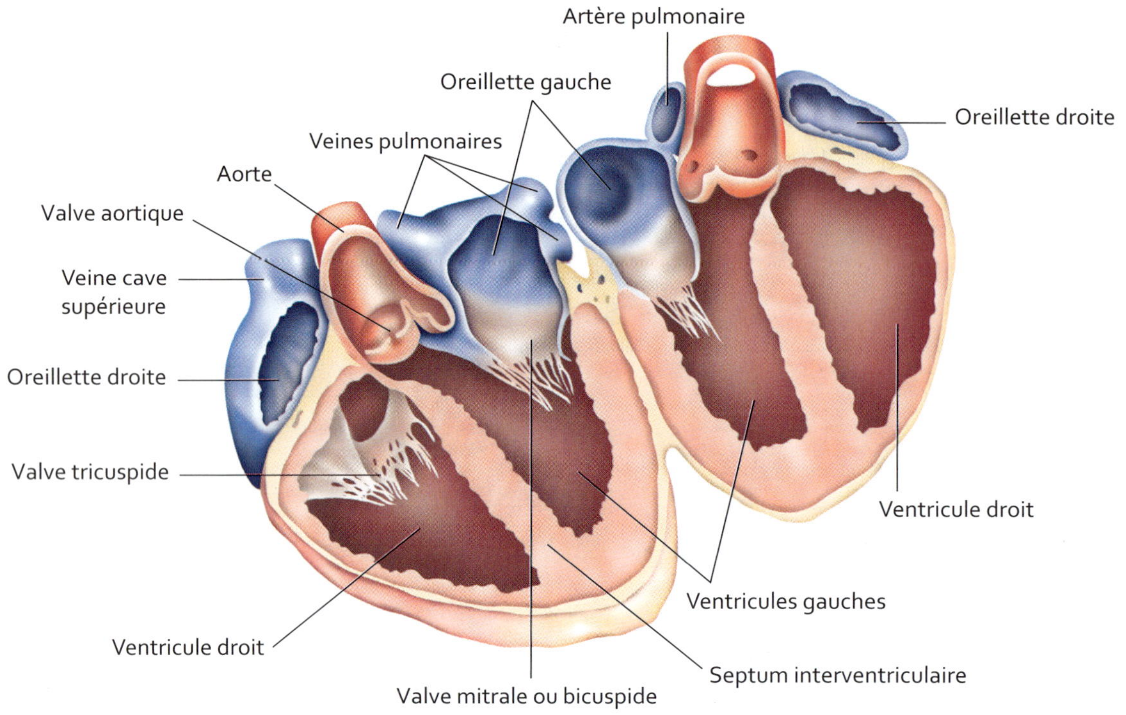

***Figure 6.2 :** Les cavités cardiaques*

- valve aortique : entre le VG et l'aorte ;
- valve pulmonaire : entre le VD et les AP.

N. B. : Les bruits cardiaques entendus à l'auscultation correspondent à la fermeture des valves.

Système de conduction électrique

Le cœur présente une innervation autonome et automatique : un système de conduction électrique stimule et coordonne les contractions cardiaques. Il est constitué de fibres nerveuses innervant le myocarde qui se rassemblent en divers points du cœur pour former des nœuds. L'influx électrique est généré dans le nœud sinusal, situé dans l'OD, et permet la production de soixante à cent impulsions/minute, qui cheminent dans les oreillettes et atteignent le nœud auriculo-ventriculaire (situé près de la valvule tricuspide). Le nœud A-V ralentit cet influx électrique, puis emprunte le faisceau de His et les fibres de Purkinje (situés dans le septum interventriculaire) pour activer le tissu musculaire des ventricules et amorcer la contraction ventriculaire. Le nœud sinusal impose normalement son rythme. Il peut être modifié par les systèmes sympathique et parasympathique, comme par les **nerfs cardiaques**, qui assurent la modulation du rythme cardiaque (accélération cardiaque par le système sympathique et ralentissement par le parasympathique). Par ailleurs, lors d'une défaillance du nœud sinusal, celui-ci pourra être le siège d'une pose de pacemaker.

Cycle et débit cardiaques

Le cœur fonctionne comme une pompe musculaire et fournit ainsi un débit sanguin suffisant pour répondre aux besoins métaboliques de l'organisme. L'auscultation cardiaque distingue le premier bruit (B1) qui marque le début de la systole et le second bruit (B2) qui marque le début de la diastole.

Le débit cardiaque

Le débit cardiaque est la quantité de sang que pompe chaque ventricule en une minute.
Au repos, le volume sanguin est environ de cinq à six litres, et le débit de cardiaque de 5,5 L/min.

La systole

La systole est composée de deux phases.
La **contraction ventriculaire** ferme les valves auriculo-ventrivulaires (fermeture de la valve mitrale = B1), la pression ventriculaire s'élève jusqu'à ce que les valves sigmoïdes (aortiques et pulmonaires) s'ouvrent.
La **phase d'éjection** : le sang contenu dans les ventricules est éjecté (dans l'aorte et les artères pulmonaires). À la fin de l'éjection, le flux artériel diminue, la pression dans les ventricules est inférieure à la pression artérielle et les sigmoïdes se referment (fermeture de la valve aortique = B2).

La diastole

La diastole est également composée de deux phases.
Relaxation isovolumétrique (très courte) : le sang retourne dans les deux oreillettes, la pression dans les ventricules, vides de sang, s'abaisse et devient inférieure à celle des oreillettes, ainsi les valves auriculo-ventriculaires s'ouvrent.
Remplissage ventriculaire : le sang est chassé des oreillettes vers les ventricules ; la durée de la diastole est importante pour un bon remplissage.

La fonction vasculaire

La circulation sanguine se divise en circulation systémique ou grande circulation (distribuant le sang oxygéné à tous les tissus) et la circulation pulmonaire ou petite circulation (siège de l'hématose).
Le sang oxygéné est éjecté du ventricule gauche via l'aorte. Il passe dans les artères systémiques, jusqu'aux capillaires. Puis le sang, alors hypo-oxygéné, remonte via les veines systémiques, arrive dans l'oreillette droite par les veines caves puis passe dans le ventricule droit. Il est ensuite rééjecté via les artères pulmonaires dans la circulation pulmonaire où le sang sera réoxygéné. Enfin, le sang oxygéné revient dans l'oreillette gauche *via* les veines pulmonaires, puis passe dans le ventricule gauche.
Les artères transportent le sang oxygéné du cœur gauche, sous forte pression, aux organes et tissus périphériques (sauf les artères pulmonaires qui contiennent du sang hypo-oxygéné).

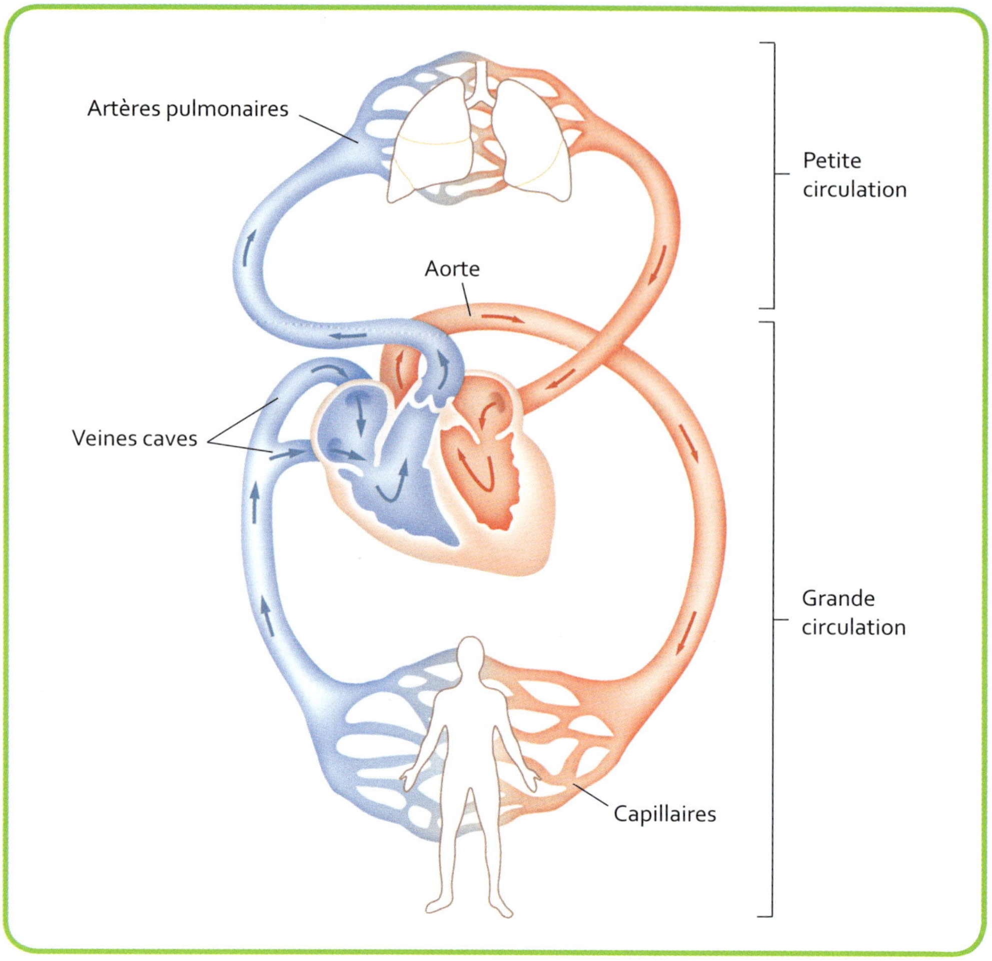

***Figure 6.3 :** Grande et petite circulations*

Les artérioles libèrent le sang oxygéné dans les capillaires.
Les capillaires sont le siège d'échange d'eau et de substance nutritives entre le sang et l'espace interstitiel.
Les veinules recueillent le sang hypo-oxygéné des capillaires.
Les veines conduisent le sang hypo-oxygéné de la périphérie au cœur droit (sauf les veines pulmonaires qui contiennent du sang oxygéné).
Le système artériel est à haute pression, et c'est grâce à l'effet de pompe que peut se faire la circulation artérielle. En revanche, le système veineux est à basse pression.

Réseau artériel

De l'aorte, dont le diamètre est d'environ 25 mm, émergent des ramifications qui se divisent en artères de plus en plus petites. Leurs pulsations sont synchrones aux battements cardiaques. La paroi des artères est constituée de trois tuniques, de dedans en dehors :

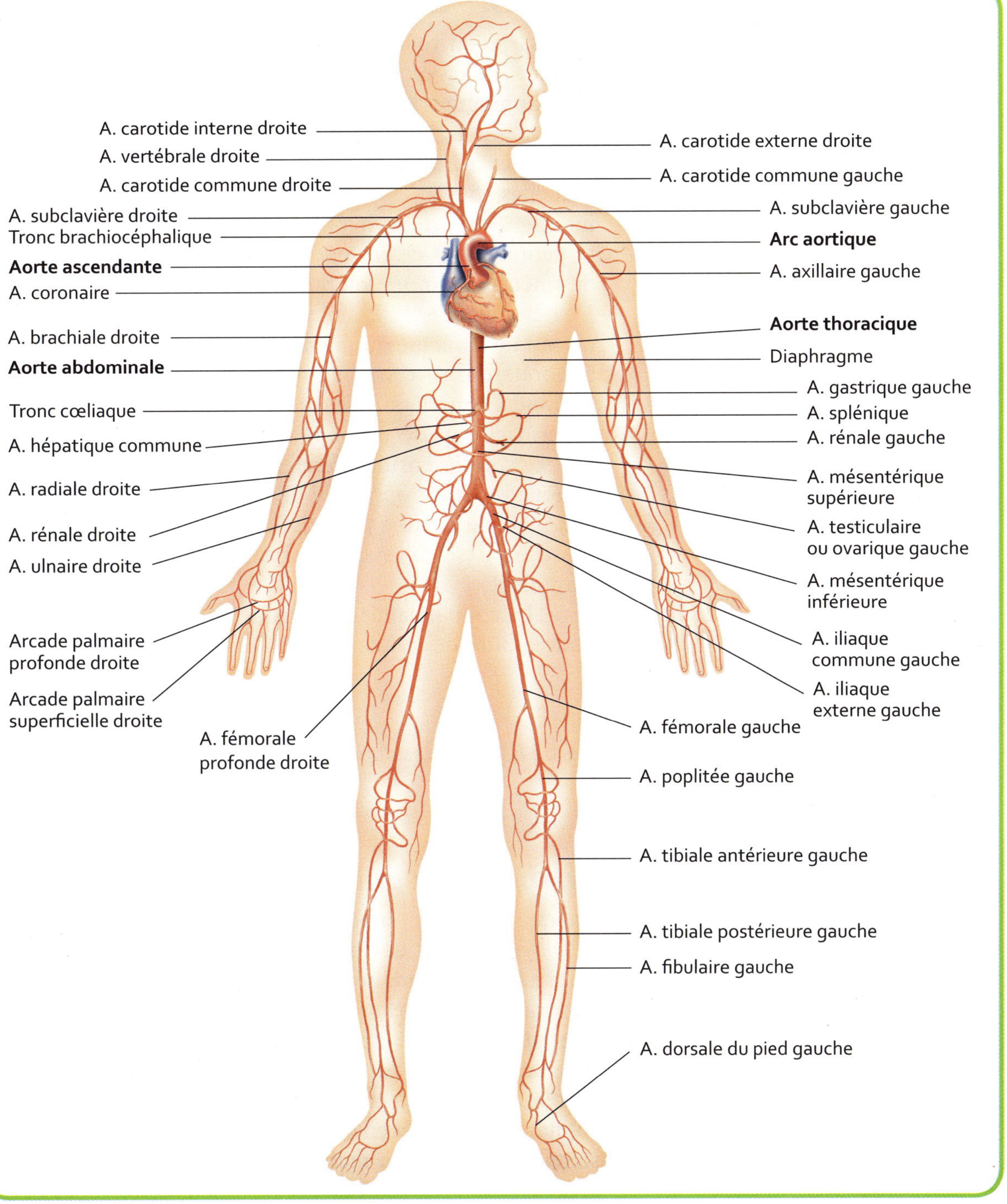

***Figure 6.4 :** Grande circulation artérielle*

- l'**intima**, composé de cellules endothéliales (siège préférentiel de l'athérosclérose) ;
- la **média**, composée de cellules élastiques et de fibres de collagène, permet la contraction et la dilatation des artères ;
- l'**adventice**, composé de tissu conjonctif.

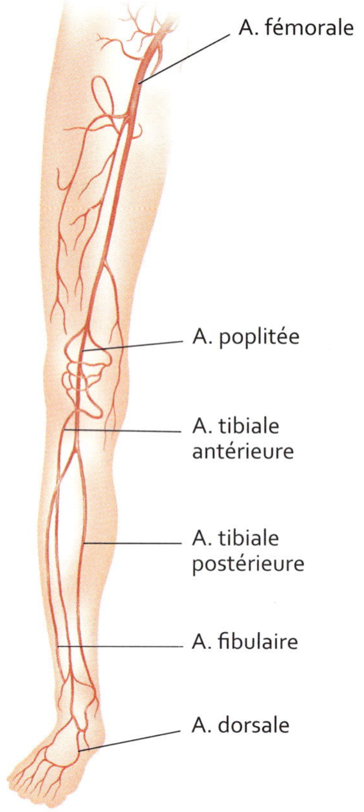

Artères du membre inférieur

À la sortie du ventricule gauche, l'aorte forme une boucle, appelée la crosse, et descend dans le thorax, traverse le diaphragme et devient l'aorte abdominale. Devant la vertèbre L_4, l'aorte bifurque en deux artères iliaques primitives (droite et gauche) qui se divisent en deux branches, devant l'aileron du sacrum, en artère iliaque interne (ou artère hypogastrique, essentiellement pour le petit bassin) et l'artère iliaque externe qui est surtout destinée au membre inférieur.

L'artère iliaque externe passe sous l'arcade crurale, au niveau de la racine du membre inférieur, et devient l'artère fémorale qui se divise en artère fémorale superficielle et profonde. Au tiers inférieur du fémur, l'artère fémorale superficielle passe en arrière, et devient l'artère poplitée qui se ramifie ensuite derrière le genou en artère tibiale antérieure et postérieure. L'artère tibiale antérieure se continue par l'artère pédieuse et l'artère tibiale postérieure passe derrière la malléole interne et donne les artères plantaires.

N. B. : La connaissance du trajet des artères est indispensable pour la prise des pouls.

Figure 6.5 : *Artères du membre inférieur*

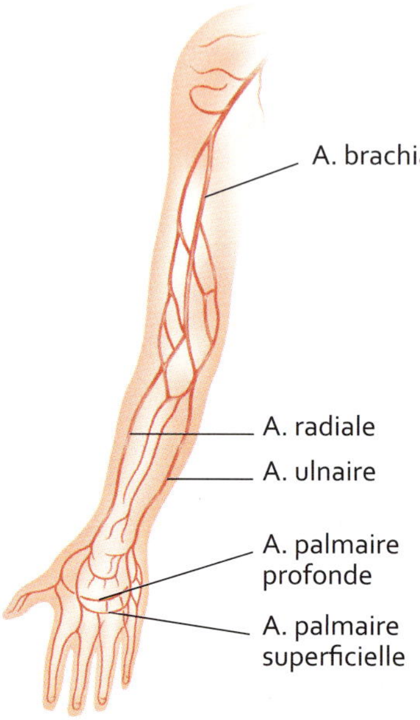

Artères du membre supérieur

Chaque membre supérieur est vascularisé par l'artère subclavière, qui devient l'artère axillaire puis l'artère brachiale qui chemine en avant de l'humérus et s'étend en arrière du biceps brachial jusqu'au pli du coude où elle remonte en surface (zone de prise de la pression artérielle). Sous le pli du coude, l'artère brachiale se sépare en deux, l'artère radiale en avant et en dehors et l'artère ulnaire (ou cubitale) en avant et en dedans. Les artères radiale et ulnaire se rejoignent dans la main pour former deux arcades : les arcades palmaires profonde et superficielle, qui représentent un système d'irrigation artériel en cas d'occlusion d'une des deux artères de l'avant-bras.

Figure 6.6 : *Artères du membre supérieur*

Artères de la tête et du cou

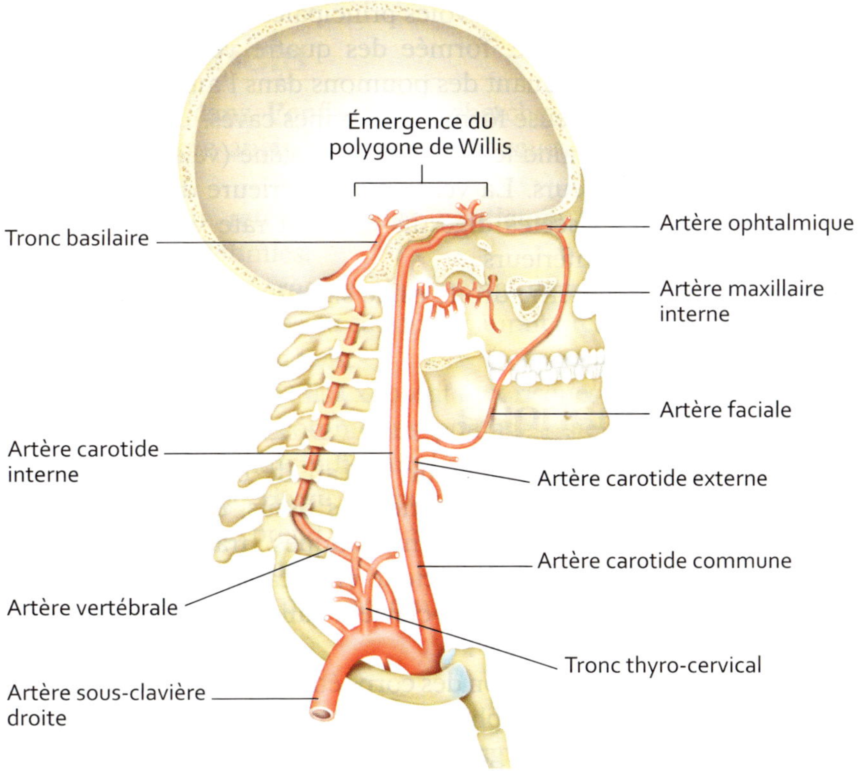

Figure 6.7 : *Artères de la tête et du cou*

Les artères à destinée céphalique partent de la crosse de l'aorte. Le tronc artériel brachio-céphalique (TABC) naît en premier et se divise en deux au niveau de la base du cou en artère carotide commune droite et ar tère sous-clavière droite. L'artère carotide commune gauche naît directement de la crosse de l'aorte (pas de TABC à gauche) et monte le long du cou, du côté gauche. Les deux artères carotides montent vers la tête, se divisent chacune, au niveau de C3-C4, en artère carotide externe (irriguant le cou et la face) et en artère carotide interne (irriguant l'encéphale et l'œil).
N. B. : Le pouls carotidien se prend au niveau du cou, entre le muscle sterno-cleido-mastoïdien et le cartilage de la thyroïde, d'un seul côté à la fois.

Réseau veineux

Les veines ne présentent pas de pulsations. Elles sont constituées de trois tuniques (de l'intérieur vers l'extérieur, l'intima, la média et l'adventice). Un système de clapet endothélial obstrue périodiquement la lumière des veines ; ce sont les valves qui comprennent généralement deux valvules, empêchant ainsi le sang de refluer.

Traitement en cours

On s'intéressera aux **traitements en cours** reçus par le patient en insistant sur les médicaments susceptibles d'agir sur l'appareil cardio-vasculaire, comme les inhibiteurs de l'enzyme de conversion (IEC) pouvant provoquer une toux sèche, les corticoïdes majorant le risque de décompensation cardiaque par surcharge en sel si le régime n'est pas respecté, la contraception comportant des œstrogènes majorant le risque de thrombose veineuse et donc d'embolie pulmonaire, la Cordarone® pouvant provoquer une dysthyroïdie.
Il important de souligner que l'**observance** au traitement est impérative dans certaines pathologies où le manque de rigueur expose à des décompensations ou à des rechutes (attention aux décompensations cardiaques secondaires à un régime sans sel non respecté, à une rupture de traitement ou un surdosage). L'entretien permet parfois de renforcer l'éducation thérapeutique. Il est aussi important que l'infirmière vérifie les **connaissances du patient** sur la prise du médicament, sur son utilisation adéquate et sur ses effets secondaires.

Motifs courants de consultation

L'interrogatoire doit être « poussé » afin de récolter le maximum d'informations, en faisant raconter au patient les symptômes ressentis.
Les principales problématiques rencontrées dans la pratique quotidienne de l'infirmière en cardio-vasculaire sont la douleur thoracique, la dyspnée, les palpitations, la syncope ou lipothymie, les œdèmes des membres inférieurs et la douleur des extrémités. Il semble aussi intéressant dans ce contexte d'explorer certains signes généraux qui fourniront à l'infirmière un complément d'informations pertinentes.

Signes généraux

Ces signes sont importants et doivent être recherchés de façon systématique. Leur existence est un signe d'alerte.
La **fièvre** : elle peut être brutale ou progressive. Une fièvre modérée chronique peut révéler une endocardite.
L'**asthénie** (ou fatigue) : L'asthénie est un symptôme très important en pathologie cardio-vasculaire car elle est souvent associée à une insuffisance cardiaque, quelle qu'en soit la cause, du fait de la diminution du débit cardiaque. Elle peut d'ailleurs être le seul symptôme révélateur de l'insuffisance cardiaque chez la personne âgée.
Les **variations de poids** : l'infirmière portera une attention particulière à la surveillance du poids toutes les 48 heures en cas de surcharge hydrosodée (la perte de poids signe l'efficacité du traitement diurétique lors des décompensations aiguës).
L'**orientation dans le temps et l'espace** doit être normale chez un sujet correctement oxygéné en l'absence de pathologie neuro-psychiatrique ou métabolique.

Symptômes

Quel que soit le symptôme, l'infirmière devra toujours se demander si le patient a déjà ressenti le symptôme antérieurement, et si oui, dans quelles circonstances et quelle en avait été la prise en charge. Les fonctions respiratoire et cardiaque étant liées, il faut aussi consulter le chapitre 5 « Système respiratoire ».

Douleur thoracique

De par l'anatomie de la cage thoracique, les douleurs thoraciques ont plusieurs étiologies (*cf.* chapitre 5). Le but de l'interrogatoire pour l'infirmière est surtout de s'orienter en premier lieu vers une origine cardiaque et d'en juger le caractère urgent.

PQRST*

Questions	Justifications
P : Qu'est-ce qui augmente ou provoque votre douleur ? l'effort (marcher dans la rue, monter les escaliers, faire des travaux ménagers), la toux, les repas ? La douleur est-elle apparue après un voyage en avion ? La douleur est-elle reproductible à la palpation de la zone douloureuse ? Existe-t-il une position faisant diminuer ou stopper la douleur ? La douleur est-elle soulagée par des éructations ou des vomissements ? Avez-vous pris des médicaments ayant eu un effet sur la douleur ? Certaines positions soulagent-elles la douleur ?	**P** : Une douleur survenue au repos doit faire rechercher un angor de repos qui est une urgence thérapeutique. Une douleur augmentée à la palpation oriente vers une origine costale. Une douleur soulagée en position assise oriente vers une péricardite. Une douleur provoquée ou calmée par les repas oriente vers une origine gastrique. Une douleur survenant après un voyage en avion doit faire évoquer en urgence une embolie pulmonaire.
Q : Pouvez vous évaluer votre douleur sur une échelle de 0 à 10 (10 étant la douleur la plus intense ressentie) ? Quel est le type de votre douleur ? en coup de poignard ? à type de serrement ? en étau ? à type de brûlure ?	**Q** : La douleur à type de serrement, en barre, doit faire évoquer en premier lieu une origine coronarienne aiguë.
R : Le siège de la douleur est à faire préciser par le patient qui montre avec sa main la zone douloureuse. La douleur irradie-t-elle ?	**R** : Si le patient pose sa main entière sur le cœur, cela évoque le plus souvent une pathologie coronarienne, de même que l'irradiation dans la mâchoire ou le bras gauche. Si la douleur irradie dans le dos, il faut se méfier d'une dissection aortique.

* Pour l'explication de la méthode PQRST, reportez-vous au chapitre 2.

PQRST

Questions	Justifications
S : Il faut savoir rechercher des signes avant ou après l'apparition de la douleur. Avez-vous ressenti des palpitations ? un malaise ? une asthénie ? une douleur d'un mollet ? une dyspnée ? une sensation de mort imminente ? Avez-vous eu de la fièvre avant l'apparition de la douleur ? Avez-vous craché du sang ?	**S** : Une fièvre oriente vers une origine infectieuse (fièvre modérée dans la péricardite, fièvre souvent élevée dans la pneumopathie). Une douleur au mollet, une tachycardie ou un malaise doivent faire évoquer une embolie pulmonaire.
T : La douleur est-elle apparue de façon brutale ou progressive ? Est-elle continue ou inconstante (il faut noter alors la fréquence des récidives douloureuses) ? Combien de temps dure votre douleur ?	**T** : Une douleur durant moins d'un quart d'heure oriente vers un angor, en revanche si la douleur persiste plus d'une demi-heure, il faudra penser à l'infarctus du myocarde.

Important

Devant une **douleur thoracique aiguë**, il faut toujours penser à l'embolie pulmonaire (*cf.* chapitre 5) et à l'infarctus du myocarde.

La douleur typique de l'infarctus du myocarde est une douleur médio-thoracique, en barre, intense, à type de serrement voire d'écrasement (sensation d'avoir un éléphant sur la poitrine), qui irradie au niveau de la mâchoire et du membre supérieur gauche. Il s'agit d'une **urgence médicale absolue**.

En cas de forte suspicion d'infarctus du myocarde, il faut laisser le patient au lit et prévenir **immédiatement** le médecin. On pourra pratiquer un ECG, douze dérivations.

Le risque est l'arrêt cardio-respiratoire.

Dyspnée (voir ch. 5 « Système respiratoire »)

La dyspnée d'origine cardiaque est secondaire à l'insuffisance cardiaque gauche (œdème aigu du poumon). L'altération de la pompe cardiaque, avec diminution du débit sanguin, provoque une accumulation pathologique d'eau et de solutés dans le parenchyme pulmonaire avec inondation de l'interstitium et des alvéoles. Cette surcharge hydrosodée se révèle notamment à travers une dyspnée, majorée en position de décubitus (orthopnée).

Quelle qu'en soit la cause, une pathologie cardiaque chronique peut se décompenser sous la forme d'un œdème aigu du poumon (OAP) ; aussi l'infirmière devra toujours rechercher le facteur déclenchant de l'OAP (mauvaise observance du régime désodé, arrêt du traitement, maladie aiguë intercurrente, infectieuse, embolique…).

Palpitations

La sensation de palpitation est subjective et correspond à une perception anormale des battements cardiaques : trop rapides, irréguliers, trop forts ou encore sensation de « cœur qui saute ». Les causes peuvent être cardiaques (extrasystole, fibrillation ou flutter auriculaire, tachycardie ventriculaire, troubles de conduction) ou extracardiaques (anémie, hyperthyroïdie, hypoglycémie, anxiété, fièvre, médicaments, drogues…).
Toute la difficulté réside dans le fait que la plupart des épisodes de palpitations ne sont pas graves mais que parfois les conséquences peuvent être potentiellement graves (altération de l'hémodynamique, mort subite). L'interrogatoire permet souvent de distinguer les origines cardiologiques. Dans tous les cas, un électrocardiogramme doit être effectué.

PQRST

Questions	Justifications
P : À quelle occasion les palpitations sont-elles survenues ? au repos ou à l'effort ? après la prise de boissons (alcool, café, soda) ou de certaines substances ? Que faites-vous pour atténuer ces palpitations ? Avez-vous une position particulière pour calmer les palpitations ?	**P** : Les palpitations peuvent être secondaires à une prise de médicaments (les bêta 2 mimétiques) ou à certains toxiques comme le café, les sodas, l'alcool, la cocaïne. Le repos calme les palpitations d'origine anxiogène.
Q : Les palpitations sont-elles régulières ou non ? Avez-vous compté le nombre de battements par minute ?	**Q** : Des palpitations irrégulières orientent vers une pathologie de type trouble du rythme.
S : Les palpitations ont-elles été précédées ou accompagnées de certains signes comme la douleur thoracique, la sensation de malaise, une céphalée, des bourdonnements à l'oreille (acouphènes), une dyspnée, des sueurs?	**S** : Des palpitations survenant lors de douleur thoracique doivent faire rechercher une pathologie cardiaque aiguë.
T : L'épisode est-il apparu de façon brutale ou progressive ? Quel en est sa durée ? Avez-vous noté le nombre d'épisodes par jour ?	**T** : Les troubles du rythme apparaissent le plus souvent de façon brutale. *N. B.* : Dans tous les cas, il faudra pratiquer un ECG.

Syncope et lipothymie

La **syncope** est une perte de connaissance complète, brutale, brève avec chute, secondaire à une diminution transitoire de la perfusion cérébrale. Les syncopes sont plus fréquemment d'origine cardiaque : obstacle à l'éjection du ventricule gauche (rétrécissement aortique, fibrillation auriculaire), obstacle à l'éjection du ventricule droit (embolie pulmonaire, tamponnade), troubles du rythme cardiaque, hypotension orthostatique.

La **lipothymie** est un malaise passager, caractérisé par une impression angoissante d'évanouissement imminent, sans perte de connaissance. Ce malaise est souvent précédé de symptômes qu'on appelle « prodromes », pâleur, sueurs, acouphènes ; ils laissent le temps au sujet de s'asseoir ou de s'allonger. Il s'agit d'une forme mineure de syncope ou d'un état préalable.

L'interrogatoire se doit d'être minutieux et si possible fait avec un témoin de l'événement.

Attention à ne pas confondre ces malaises avec :

- le **malaise vagal** (souvent déclenché par un stress ou le confinement, avec chaleur ou présence de foule) qui correspond à une stimulation anormale du nerf parasympathique, ou nerf vagal, provoquant alors une bradycardie avec diminution de la pression artérielle ; la baisse du débit sanguin se traduit par un étourdissement ;
- des **pertes de connaissance secondaires** à d'autres pathologies de type neurologique (épilepsie, accident vasculaire), psychiatrique (crise d'angoisse, hystérie) ou des troubles métaboliques (hypoglycémie, hypercapnie, hypoxie) (voir ch. 7, « Systèmes neurologiques »).

PQRST

Questions	Justifications
P : Le malaise est-il apparu au repos ou à l'effort ? au moment de se lever ? pendant un repas ? dans un endroit confiné (métro, salle surchauffée) ? Étiez-vous stressé ? Avez-vous eu le temps de vous asseoir avant le malaise ?	**P** : Un malaise au moment de se lever évoque une hypotension orthostatique qu'il conviendra de rechercher de façon précise. Le lieu confiné oriente vers une cause vagale.
Q : La perte de connaissance a-t-elle été complète? Y a-t-il eu chute ?	**Q** : Une perte de connaissance brutale avec chute doit faire évoquer une syncope.

PQRST

Questions	Justifications
S : Avez-vous ressenti des signes précédant le malaise (prodromes): douleur thoracique, accélération du rythme cardiaque (tachycardie), nausée, mal de tête (céphalée), bourdonnement d'oreille (acouphènes), essoufflement (dyspnée), sueurs, sensation de faiblesse des membres inférieurs, déficit d'une partie du corps ou déviation de la bouche ? Y a-t-il eu des témoins ? Si oui, il faut leur demander s'ils ont noté des mouvements anormaux (convulsions) ou une respiration particulière. Après le malaise, avez-vous observé certains signes: perte d'urine, oubli de ce qui s'est passé (amnésie de l'épisode), paralysie ?	**S** : Une perte d'urine avec morsure de langue et amnésie de l'épisode évoque une crise convulsive. L'absence de prodrome évoque une syncope.
T : Quelle a été la durée de l'épisode ? Avez-vous déjà eu des épisodes antérieurs similaires ?	

Œdème des membres inférieurs

L'œdème des membres inférieurs peut être uni- ou bilatéral, d'apparition aiguë ou chronique, il prend alors des significations différentes. Dans tous les cas, on cherchera à savoir si l'œdème est d'origine veineuse, lymphatique (diminution du drainage lymphatique) ou lié à une insuffisance cardiaque (augmentation de la pression hydrostatique intravasculaire).

Dans le cadre d'une insuffisance cardiaque, les œdèmes des membres inférieurs sont bilatéraux et correspondent à un état d'hyperhydratation extracellulaire secondaire à un excès d'eau et de sel dans le milieu interstitiel.

PQRST

Questions	Justifications
P : Qu'est-ce qui provoque ce gonflement (œdème) ? une position particulière ? la prise de certains médicaments ? la chaleur ? le port de vêtements serrés ? Qu'est-ce qui diminue ce gonflement ? des médicaments ? la surélévation des jambes ?	**P** : La pression hydrostatique peut augmenter lors de position maintenue, en l'absence d'activité musculaire (qui provoque une réduction de la circulation et du retour veineux), lors de l'insuffisance cardiaque droite, lors d'une obstruction ou d'une insuffisance veineuse. L'œdème est alors localisé au niveau des régions déclives (membres inférieurs en position debout, région lombo-sacrée en position alitée). Un régime riche en sel accroît la rétention d'eau, pouvant être majorée par la prise de corticoïdes. Le furosémide est un diurétique utilisé pour diminuer les œdèmes en favorisant l'élimination d'eau et de sel. La surélévation des jambes ou le port de bas de contention diminuent l'œdème de l'insuffisance veineuse en augmentant le retour veineux.
Q : Comment décririez-vous ce gonflement ? Est-il rouge ? douloureux ?	**Q** : L'œdème de l'insuffisance cardiaque droite ou veineuse est déclive, mou, et prend le godet (en appuyant sur l'œdème, il se forme une dépression qui persiste quelques instants). L'œdème inflammatoire est rouge, chaud, induré et ne prend pas le godet. L'œdème lié au lymphœdème, en rapport avec un blocage des canaux lymphatiques, est ferme, blanc et ne prend pas le godet.
R : Où est localisé ce gonflement ? au niveau des membres supérieurs ? au niveau des pieds ? des mollets ? ou remontant jusqu'aux cuisses ? Est-il d'un côté ou des deux côtés ?	**R** : L'insuffisance cardiaque provoque un œdème des deux membres inférieurs (bilatéral), de même que le lymphœdème, mais il est souvent situé plus haut. À noter, le lymphœdème d'un bras secondaire à un curage ganglionnaire (contre-indiquant d'ailleurs la pose d'une perfusion ou la prise de pression artérielle du même côté). La thrombose veineuse provoque un œdème unilatéral (du côté du blocage).

PQRST

Questions	Justifications
S : Existe-t-il des signes associés comme une douleur ? une fièvre? une fatigue (asthénie) ? un essoufflement (dyspnée) ?	S : La thrombose veineuse se présente le plus souvent comme un œdème inflammatoire, douloureux, avec possibilité d'un cordon induré et d'un fébricule. Si on note la présence d'une dyspnée ou d'une douleur thoracique, il faudra rechercher une embolie pulmonaire associée à la phlébite. Un œdème bilatéral des membres inférieurs associé à une asthénie avec dyspnée oriente vers une insuffisance cardiaque.
T : Quand le gonflement (œdème) est-il apparu ? Est-il toujours présent au cours de la journée ?	T : L'œdème en cas de lymphœdème est constant. L'insuffisance veineuse ou l'orthostatisme provoquent un œdème plus marqué en fin de journée lorsque la personne est restée longtemps debout. L'œdème de l'insuffisance cardiaque varie en fonction de l'état de décompensation cardiaque.

Douleur des extrémités

La douleur des extrémités peut-être liée à de multiples étiologies. La douleur prend différentes formes : qu'elle soit d'origine artérielle ou veineuse, la douleur des membres inférieurs peut aussi bien être aiguë et violente que progressive, avec un périmètre de marche diminué, avec une pesanteur ou des crampes. Il est essentiel de savoir distinguer les deux grandes étiologies vasculaires artérielle ou veineuse car la prise en charge est différente.

PQRST

Questions	Justifications
P : La douleur est-elle déclenchée à l'effort ou au repos? La douleur apparaît-elle en position allongée ? La douleur augmente-elle à la palpation du mollet ou quand vous relevez le pied (dorsiflexion du pied) ? Avez-vous une position qui calme la douleur (antalgique) ? La douleur est-elle soulagée par la surélévation des jambes? Avez-vous pris un traitement qui soulage la douleur? Avez-vous ressenti une douleur des doigts ou des pieds, déclenchée par le froid ?	**P** : Une artériopathie des membres inférieurs, correspondant à un trouble vasculaire chronique, provoque une douleur survenant à la marche et nécessitant un arrêt de l'effort pour la diminuer (appelée aussi claudication intermittente des membres inférieurs). À un stade évolué, la douleur apparaît même au repos et est accentuée en position couchée. La douleur à la dorsiflexion du pied doit faire évoquer une phlébite, de même qu'une douleur du mollet. Une douleur des extrémités déclenchée par le froid (appelée aussi acrosyndrome) doit faire rechercher un trouble chronique de la circulation de type syndrome de Raynaud.
Q : Quel est le type de votre douleur : brûlure, crampe, élancement, engourdissement, fourmillements (paresthésies), sensation de refroidissement ? Quelle est la distance parcourue sans douleur (périmètre de marche) ? La douleur empêche-t-elle la marche ou vous fait-elle boiter ?	**Q** : L'artériopathie des membres inférieurs évolue selon plusieurs étapes (*cf.* classification de Leriche et Fontaine, tableau plus loin). Le plus souvent, c'est la claudication intermittente (stade II) qui amène à consulter : la douleur est à type de crampe, siégeant au mollet et apparaissant à la marche après une distance variable (périmètre de marche), cédant à l'arrêt, en quelques secondes, le plus souvent unilatérale. Une douleur à type de brûlure ou lancement dans les deux jambes, associée ou non à des paresthésies, évoque une atteinte neurogène, pouvant être liée le plus souvent à un diabète ou à la consommation chronique d'alcool. Une douleur liée à une ischémie artérielle aiguë est brutale et intense avec diminution voire perte de la sensibilité : **on doit faire appeler le médecin en urgence**. La douleur liée à une thrombose veineuse est plus diffuse et souvent à type de crampe.

PQRST

R : Votre douleur est-elle localisée au niveau des mains ou des doigts ? des cuisses, mollets ou orteils ? La douleur est-elle des deux côtés ?	**R** : Une douleur associée à une insuffisance artérielle débute le plus souvent au mollet ou à la cuisse, en progressant vers le pied, et ce d'un seul côté. L'ischémie aiguë provoque plutôt une douleur au niveau d'un orteil. L'insuffisance veineuse provoque généralement des douleurs bilatérales.
S : La douleur est-elle accompagnée d'autres signes comme une modification de la couleur de la peau, une sensation de chaleur, un gonflement (œdème), une veine dure sous la peau (cordon induré) ?	**S** : Un œdème inflammatoire d'un membre, avec cordon induré, doit faire rechercher une thrombose veineuse ou une infection.
T : La douleur est-elle survenue de façon brutale ou progressive ? Est-elle continue, inconstante, progressivement croissante ? La douleur vous réveille-t-elle la nuit ?	**T** : Une douleur réveillant la nuit doit faire rechercher une artérite évoluée, du fait de la position horizontale des jambes. Une douleur liée à une ischémie artérielle aiguë est brutale et intense puis elle peut diminuer en quelques heures du fait de la nécrose avec perte de la sensibilité.

**Classification de Leriche et Fontaine
(artériopathie oblitérante des membres inférieurs)**

Stades	Manifestations
I	Absence de tout symptôme. Disparition d'un (ou de plusieurs) pouls périphérique(s).
II	Ischémie d'effort : douleur à la marche, claudication intermittente, avec périmètre de marche diminué.
III	Ischémie de repos : douleurs de décubitus.
IV	Troubles trophiques, gangrène.

4 Examen physique

L'examen clinique en pathologie cardio-vasculaire est assez complet puisqu'il faut savoir inspecter un patient dans son ensemble : on s'intéressera à l'aspect général, soit la coloration de la peau, la position adoptée par le patient et le niveau de conscience.
Ensuite viennent deux examens importants, la palpation et l'auscultation avec un stéthoscope. Le sujet doit donc être dévêtu et alité (torse et membres nus). L'infirmière se placera sur le côté droit de la personne. L'examen des membres inférieurs doit être bilatéral et symétrique.

Mesure des paramètres fondamentaux

Pour ce paragraphe, il faut se référer au chapitre 4 « Métrologie ».
La **pression artérielle** est notée en millimètres de mercure (exemple : 100/70 mm Hg). La normale est inférieure à 140/90 mm Hg (130/80 mm Hg chez le diabétique).
La **fréquence cardiaque** est variable entre soixante à cent pulsations par minute.
La **fréquence respiratoire** est variable entre douze et vingt cycles en une minute.
La **saturation en air ambiant** (SpO_2) est normale entre 95 % et 100 %.

Examen de la tête et du cou

Examen de la veine jugulaire droite

Inspection

La veine jugulaire est la plus grosse veine du cou. Elle permet de ramener le sang de la tête vers le thorax. Son examen permet d'estimer la pression de sang dans l'oreillette droite. Le diamètre de la veine jugulaire donne de réelles informations quant à l'état vasculaire de la personne. La turgescence de la veine jugulaire correspond à une surcharge circulatoire et à l'inverse une veine jugulaire plate correspond à une hypovolémie.

Palpation

Le reflux hépato-jugulaire (RHJ) est un reflux de sang dans la veine jugulaire, et correspond à une insuffisance ventriculaire droite. La recherche se fait de la manière suivante : la personne est en position demi-assise, à 45 degrés, pendant toute la manœuvre ; l'infirmière, qui se tient du côté droit de la personne, effectue une compression progressivement croissante au niveau du foie avec sa main droite. La compression dure 5 à 10 s en moyenne. Le reflux de sang visible dans la veine jugulaire dure le temps de la compression, y compris pendant l'inspiration. (Fig. 6.8).

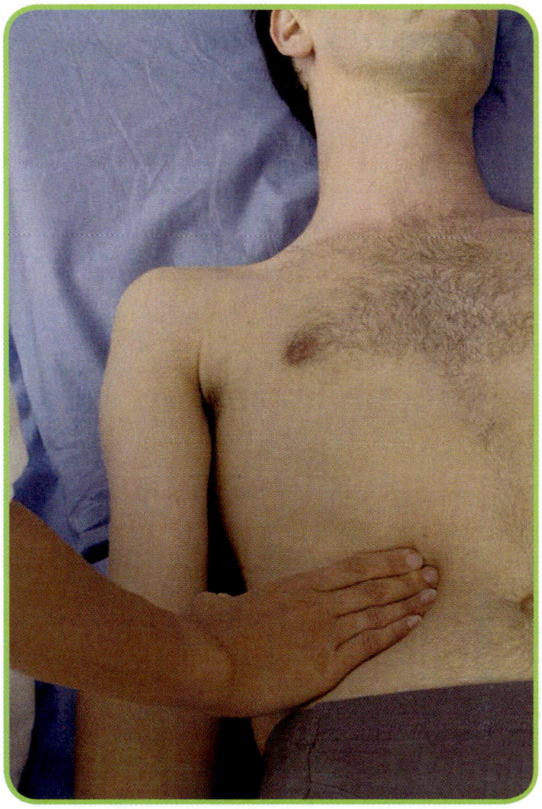

Figure 6.8 : *Recherche du RHJ*

Examen des artères carotides

La palpation des artères carotides s'effectue avec l'index et le majeur de la main droite, placés au tiers inférieur du cou, à l'intérieur du muscle sterno-cléido-mastoïdien. **Ne pas palper les deux artères carotides simultanément** (risque de diminuer le flux sanguin cérébral et de provoquer des malaises). Une hyperpulsabilité des artères carotides peut évoquer une insuffisance aortique, un éréthisme cardio-vasculaire (hyperexcitabilité) ou une hyperthyroïdie (Fig. 6.9).

L'auscultation des artères carotides doit être systématique. La personne est en décubitus dorsal, la tête surélevée et tournée du côté opposé à la carotide auscultée. Poser le stéthoscope sur le trajet de l'artère carotide et demander au patient de rester en apnée le temps de l'auscultation. Aucun souffle ne doit être entendu (Fig. 6.10).

N. B : La perception d'un souffle systolique traduit une sténose artérielle ou un anévrisme.

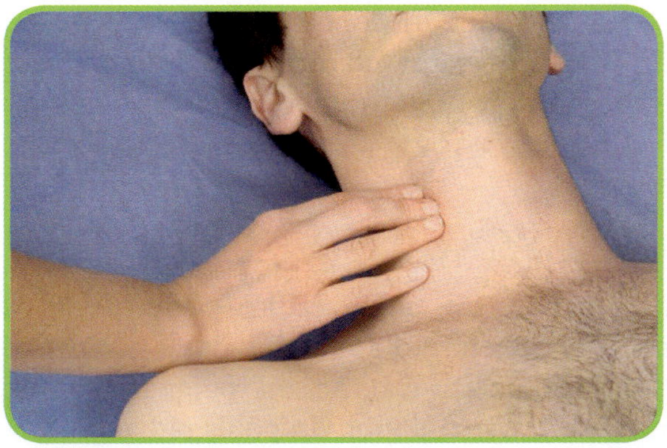

Figure 6.9 : *Palpation des artères carotides*

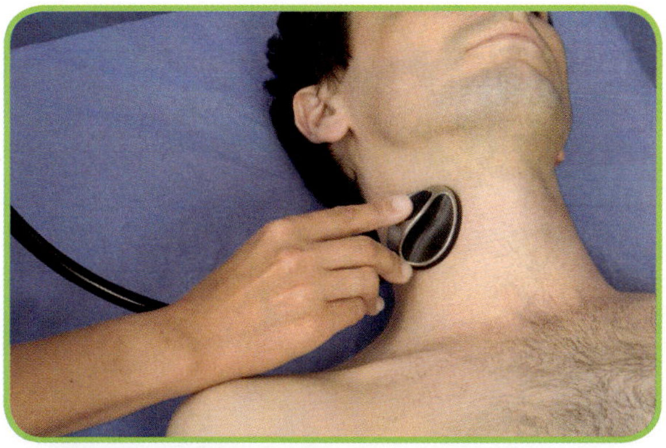

Figure 6.10 : *Auscultation des artères carotides (avec stéthoscope)*

Examen des artères temporales

L'examen des artères temporales s'effectue aussi avec l'index et le majeur. Les artères peuvent être palpées simultanément. La pulsatilité et l'induration de l'artère doivent être notées. Une artère temporale indurée ou le pouls diminué évoquent une **artérite inflammatoire** de type maladie de Horton, surtout après 55 ans, dans un contexte d'asthénie.

Examen des membres

Il faut toujours comparer les deux côtés.

Membres supérieurs

Inspection

La **coloration de la peau** doit être conforme aux caractéristiques génétiques du patient. La coloration des extrémités révèle l'état d'oxygénation du sang.
N. B. : La maladie de Raynaud provoque une modification de couleur et de chaleur très rapide des mains, avec passage rapide d'un état de pâleur (cyanose) à un état de rougeur. Déclenchée par le froid ou le stress, la maladie de Raynaud peut s'accompagner de douleur des extrémités.
Un **œdème** d'un bras ou d'une main n'est pas physiologique.
L'**inspection des ongles** permet de juger de l'état d'oxygénation par la technique du retour capillaire au doigt : moins de trois secondes après la compression du lit de l'ongle, la couleur initiale revient. Un hippocratisme digital (ongle grand et bombé, en verre de montre) correspond à une hypoxie chronique, comme dans la broncho-pneumopathie chronique obstructive (BPCO).

Palpation

On notera les gonflements, la température et les pouls.
N. B. : Le lymphœdème du bras, secondaire à une chirurgie des ganglions axillaires, est blanc et ne prend pas le godet. Il contre-indique la prise de pression artérielle de ce côté. Un bras œdématié, chaud et douloureux doit faire rechercher une thrombose veineuse ou une infection de la peau et des tissus sous-jacents (érysipèle).

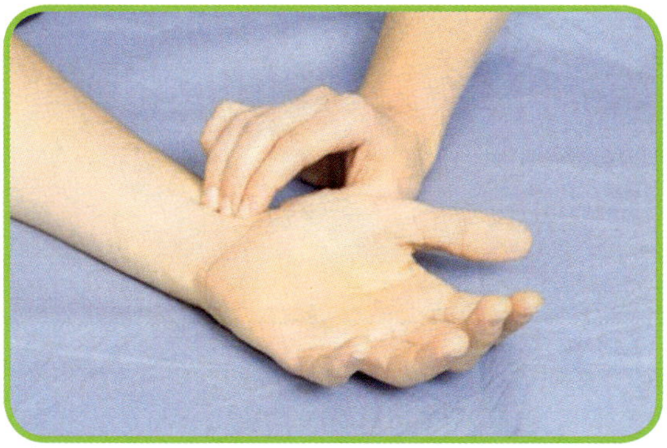

Figure 6.11 : *Prise du pouls radial*

Pouls radial

La palpation du pouls radial s'effectue avec l'index, le majeur et l'annulaire, posés au niveau de la face antéro-externe du poignet (paume vers le ciel). La palpation du pouls radial permet de noter la fréquence cardiaque, le rythme, l'amplitude et de se repérer pour effectuer un prélèvement artériel (gaz du sang).

La palpation des pouls des membres supérieurs concerne essentiellement les pouls radiaux (Fig. 6.11). Les pouls brachial et cubital sont moins indiqués.
N. B. : La palpation des pouls ne doit jamais se faire avec les pouces, au risque de confondre avec son propre pouls digital.

Test d'Allen

Il recherche une contre-indication à la réalisation d'une ponction de l'artère radiale (gaz du sang) en testant la perméabilité de l'artère ulnaire. Il s'agit d'une obligation médico-légale. L'infirmière demande à la personne de fermer le poing puis comprime au poignet les artères radiale et ulnaire. Ensuite, la personne rouvre la main, l'infirmière continue de comprimer l'artère radiale et lève la compression de l'artère ulnaire. Si la paume se recolore en quelques secondes, l'artère ulnaire et l'arcade palmaire sont perméables, et le test est dit positif. On peut alors réaliser la ponction de l'artère radiale, en prenant le soin de l'effectuer sur le bras non dominant.

Membres inférieurs

L'examen physique des membres inférieurs est particulièrement important puisqu'il est souvent le reflet de la maladie vasculaire. Il s'effectue chez une personne allongée, dans une pièce normalement chauffée, jambes et pieds nus (enlever les chaussettes), du bout des orteils jusqu'à l'aine.

Inspection

Il faut observer la couleur, la pilosité, le gonflement, l'existence ou non de lésions.
À l'instar des membres supérieurs, une jambe œdématiée et rouge doit faire rechercher une thrombose veineuse ou une infection de la peau et des tissus sous-jacents (dermo-hypodermite ou érysipèle). En présence d'un érysipèle, il faut préciser les dimensions, en surlignant les contours au marqueur, et surveiller tous les jours l'extension.
Une insuffisance artérielle peut provoquer une érythrose de déclivité : pieds pâles en position surélevée et pieds rouges en position déclive.
Les veines des membres inférieurs, visibles essentiellement à la face postérieure, sont habituellement peu apparentes. Des veines variqueuses sont nettement visibles car dilatées, gonflées et tortueuses.
Une dépilation (perte de poils) révèle soit un vieillissement normal, soit une insuffisance artérielle (en dehors d'une épilation).
Il faut aussi rechercher des lésions cutanées de type ulcère, purpura, cicatrices, plaie et en préciser la localisation, le nombre et la dimension.
Un ulcère d'origine artérielle est plus souvent localisé au niveau du mollet ou d'un orteil, de petite taille mais creusant et profond. Un ulcère d'origine veineuse se localise classiquement au niveau de la malléole interne, peut être très étendu et il est généralement peu profond.

Palpation

La **texture de la peau** et la **douleur à la palpation** doivent être recherchées.
N. B. : Un cordon induré douloureux évoque une thrombose veineuse.

La palpation des membres inférieurs permet de préciser un œdème en cas de présence : mou ou induré, s'il prend le godet ou non. Correspondant à une dépression de la peau et du tissu sous-cutané induite par la pression des doigts, le signe du godet traduit la présence de liquide dans les tissus sous-cutanés (insuffisance cardiaque, anasarque dans l'insuffisance hépato-cellulaire, syndrome néphrotique). Un œdème qui ne prend pas le godet peut révéler un lymphœdème ou une insuffisance veineuse.

N. B. : Attention, l'œdème de l'insuffisance cardiaque est déclive ; aussi le cherchera-t-on chez un patient alité depuis plusieurs jours au niveau de la région lombo-sacrée.

Il convient aussi d'évaluer la température de la peau. Si un membre est plus chaud que l'autre, il faudra rechercher une inflammation (phlébite ou érysipèle). Si un seul des deux membres est froid (ou pâle), on pourra évoquer une insuffisance artérielle.

La **palpation des pouls** est systématique. *Cf.* tableau des pouls.

Pouls fémoral : la personne est allongée en décubitus dorsal (faire plier légèrement en écartant le membre si surcharge pondérale). Avec l'index, le majeur et l'annulaire, on comprime l'artère fémorale au niveau de l'aine (Fig. 6.12).

N. B. : Un pouls fémoral augmenté ou bondissant évoque un anévrysme artériel.

Pouls poplité : la personne est allongée en décubitus dorsal, les jambes légèrement fléchies. L'infirmière empoigne le genou en posant ses pouces au-dessus de la rotule et enfonce ses index, majeurs et annulaires dans le creux poplité en effectuant une pression.

N. B. : La palpation du pouls poplité est difficile et son absence ne signifie pas obligatoirement une anomalie (rechercher alors les pouls distaux).

Pouls tibial postérieur : il est palpable derrière et un peu en dessous de la malléole interne, en plaçant l'index et le majeur en crochet (Fig. 6.13).

Pouls pédieux : Il est palpable au niveau de la face dorsale du pied, en regard du premier espace interosseux, en exerçant une légère pression avec l'index et le majeur (Fig. 6.14).

N. B. : Une diminution ou une abolition des pouls distaux évoquent une sténose artérielle liée au diabète (en revanche, le tabac provoque des sténoses artérielles proximales).

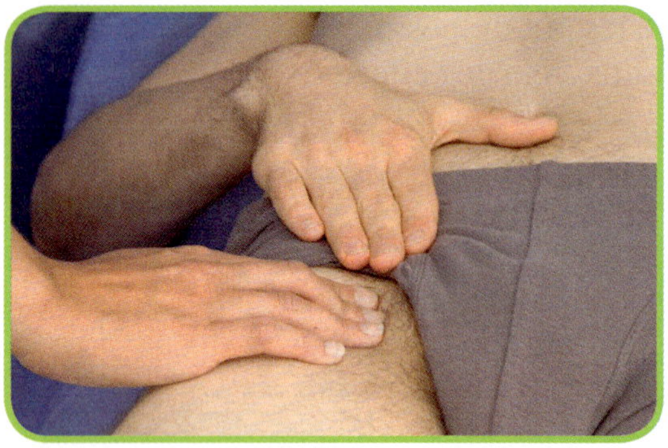

Figure 6.12 : *Prise du pouls fémoral*

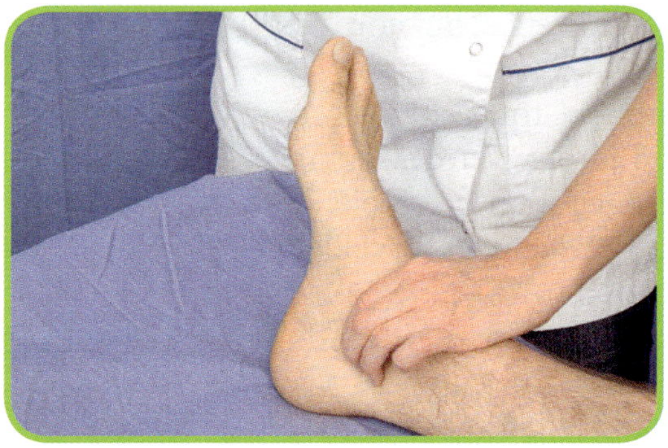

Figure 6.13 : *Prise du pouls tibial postérieur*

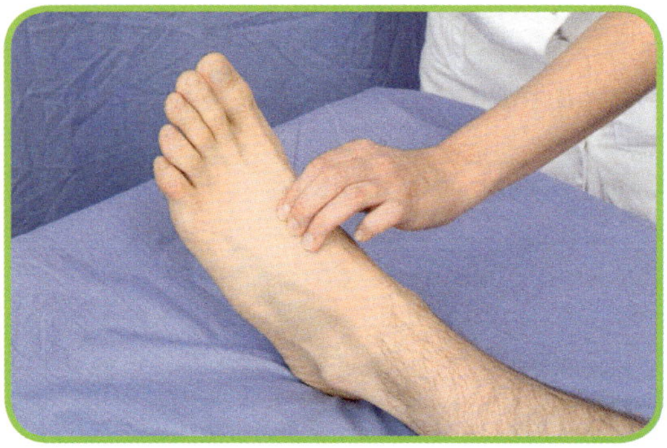

Figure 6.14 : *Prise du pouls pédieux*

Tableau récapitulatif des pouls

Pouls	Site de palpation
temporal	Au-dessus de l'articulation temporo-mandibulaire, au niveau des tempes
carotidien	Entre le muscle sterno-cléido-mastoïdien et la trachée, au tiers inférieur du cou.
brachial	Face antérieure-interne du creux du coude
ulnaire (cubital)	Face antéro-interne du poignet
radial	Face antéro-externe du poignet
fémoral	Creux inguinal, au niveau du triangle de Scarpa
poplité	Face postérieure du genou, au niveau du creux poplité
pédieux	En regard du premier espace interosseux du dos du pied
tibial postérieur	En arrière et en dessous de la malléole interne

Ganglions inguinaux : la palpation des ganglions inguinaux s'effectue chez une personne allongée en décubitus dorsal, au niveau du pli inguinal en posant délicatement l'index et le majeur. On notera la taille (normalement inférieure à 1,5 cm), la consistance, la mobilité par rapport au plan profond et la sensibilité. Des ganglions infracentimétriques peuvent être normalement présents sans problème associé.

Auscultation

L'auscultation des artères fémorales doit être systématique. Aucun souffle ne doit être entendu.

Cœur : l'auscultation

L'écoute des bruits du cœur et des souffles est volontairement simplifiée dans ce chapitre car elle ne fait pas partie des pratiques courantes demandées aux infirmières.

Cependant, l'auscultation cardiaque est intéressante pour la pratique infirmière dans certaines situations. En effet, elle permet, notamment, d'entendre les bruits cardiaques, d'analyser le rythme cardiaque en fréquence et en régularité, et d'entendre les souffles.

N. B. :

- lorsque le pouls radial est irrégulier ou peu perceptible, il est utile d'apprécier la fréquence cardiaque et le rythme par l'auscultation cardiaque ;
- l'apparition d'un nouveau souffle évoque une endocardite infectieuse dans un contexte de fièvre.

Énumérez quelques questions pertinentes afin de compléter l'histoire de santé.

Antécédents personnels : diabète ? hypertension artérielle ? hypercholestérolémie ? infarctus du myocarde ou accident vasculaire cérébral ?

Antécédents familiaux : rechercher des problèmes cardio-vasculaires.

Mode de vie : tabagisme actif ou passif? activités sportives? voyage récent en avion ou alitement récent ?

Médicaments : établir la liste des médicaments.

Commentaires

Les patients peuvent ne pas se souvenir de leur traitement.

Ils peuvent oublier qu'ils ont une hypertension artérielle, surtout si celle-ci est bien contrôlée par les médicaments. On s'aide alors de l'ordonnance.

Guide pour l'examen physique

Énumérez les éléments de l'examen physique pertinents que l'infirmière devrait exécuter afin de recueillir des données objectives.

Paramètres : pouls (tachycardie ?), pression artérielle, respiration, température (hyperthermie ?), glycémie capillaire?

Membres inférieurs : rechercher un œdème, un cordon induré, une rougeur (en faveur d'une phlébite), une modification du pouls, une cyanose (en faveur d'une artériopathie oblitérante).

Trajets vasculaires : rechercher un souffle fémoral ou carotidien (en faveur d'un athérome diffus).

Cœur : B1, B2, rythme régulier ou non, tachycardie ?

Membres inférieurs : rougeur, œdème, douleur (thrombophlébite?)

Synthèse de l'examen clinique

Vous avez noté un ATCD familial d'infarctus du myocarde vers l'âge de 60 ans chez le père, un tabagisme à 25 P/A et un surpoids avec un BMI à 27.

Les paramètres vitaux sont : pouls à 90/min, PA à 155/93 mm Hg, FR à 16/min, température à 36,8 °C, glycémie capillaire à 1,42 g/l.

La douleur est localisée au niveau du mollet gauche, elle est déclenchée par la marche, s'arrête au repos et ne réveille pas la nuit.

L'examen clinique révèle une diminution du pouls tibial postérieur gauche. Les mollets sont souples et indolores.

Vous lui conseillez vivement de consulter son médecin traitant.

Commentaires

On pourra mesurer l'IPS (Indice de pression systolique). Il s'agit du rapport entre la pression artérielle systolique tibiale postérieure et la pression artérielle systolique humérale. Pour la mesure tibiale, on s'aide d'une sonde doppler. Les résultats normaux sont compris entre 0,9 et 1,3. Un indice inférieur à 0,9 signe la présence d'une altération de l'état artériel et est reconnu comme un marqueur d'athérosclérose.

L'artériopathie des membres inférieurs est un excellent marqueur du risque cardio-vasculaire global, symptomatique ou non. Un dépistage précoce permet alors une prise en charge adaptée dont l'éducation thérapeutique est un maillon indispensable (régime alimentaire, arrêt du tabac, intérêt d'un suivi médical régulier, automesure de la pression artérielle, activité physique quotidienne).

Cas clinique n° 2

Une patiente de 72 ans, est amenée aux urgences par les pompiers pour douleur et œdème de la jambe droite. Elle est sortie depuis une semaine d'une convalescence après chirurgie pour prothèse totale de hanche gauche datée d'un mois.

Guide pour l'examen physique urgent

Dès l'arrivée aux urgences, quelles sont les données les plus importantes à recueillir ?

Paramètres : FC, PA, FR, SpO_2, température.

Membre inférieur droit : aspect (rechercher des signes d'une thrombose veineuse profonde). Évaluer la douleur du MID et rechercher une douleur thoracique.

Synthèse de l'examen physique urgent

Paramètres : FC : 107/min, PA : 142/66 mm Hg, FR : 10/min, SpO_2 : 97 %, T 37,8 °C.

MID : œdème inflammatoire et douleur de la jambe droite remontant jusqu'à mi-cuisse. Pas de douleur thoracique.

Quelles sont les informations ci-dessus à considérer comme alarmantes et justifiant l'appel du médecin ?

La tachycardie avec fébricule chez une patiente à haut risque de thrombose veineuse profonde (chirurgie de la hanche et alitement récents) évoque une embolie pulmonaire (même en l'absence de douleur thoracique ou de dyspnée) et impose de laisser la patiente allongée.

Guide pour l'entretien clinique

Quelles seraient les principales questions à poser pour compléter et préciser l'histoire de la maladie actuelle?

P (provoquer) : Qu'est-ce qui provoque la douleur ? Est-elle augmentée à la palpation du mollet ? Quand vous relevez le pied ? Avez-vous eu des piqûres d'anticoagulant après la chirurgie, pendant combien de temps ?

P (pallier) : Avez-vous pris un antalgique qui diminue la douleur ?

Q : La douleur empêche-t-elle la marche ?

S : Existe-t-il une douleur thoracique ? un essoufflement (dyspnée) ?

T : Depuis combien de jours ressentez-vous la douleur ? Est-elle continue ?

ATCD personnel : Avez-vous déjà eu ces symptômes ? Avez-vous déjà eu une thrombose veineuse profonde (TVP) ? Quel est le traitement actuel ? Marchez-vous correctement depuis l'opération ?

Synthèse de l'entretien clinique

La patiente n'a jamais fait de phlébite. Elle a reçu une piqûre d'anticoagulant tous les matins après sa chirurgie, sauf depuis le retour chez elle depuis dix jours. Elle ne marche pas encore parfaitement du fait de la douleur liée à la prothèse de hanche gauche, pour laquelle elle prend du paracétamol. Elle reste souvent dans son fauteuil depuis le retour à domicile.

Guide de l'examen physique

Quelles seront les données de l'examen physique ?

Cordon induré, œdème du MID de type inflammatoire (chaud, rouge et douloureux).

Synthèse du cas clinique n° 2

Suite à l'analyse des informations recueillies, la patiente présente probablement une thrombose veineuse profonde (phlébite).

Commentaires

Après une chirurgie orthopédique des membres inférieurs, les patients bénéficient toujours d'une anti-coagulation préventive pour éviter la survenue d'une thrombose veineuse profonde, et ce pendant la durée de l'alitement. Dans ce cas précis, la patiente était certes à un mois de la chirurgie et rentrée chez elle, mais présentait toujours un risque de TVP du fait de la marche difficile.

Lors d'un diagnostic de TVP, il faut toujours rechercher le facteur déclenchant (alitement, âge, chirurgie récente, pathologie aiguë comme une infection, une insuffisance cardiaque, cancer, trombophilie ou bien la prise d'œstrogènes ou encore les voyages en avion...)

Cas clinique n° 3

Mme T., 82 ans, hypertendue, est hospitalisée depuis trois jours pour pyélonéphrite aiguë avec déshydratation. Sa fille, alors en visite, vous appelle car sa maman a des difficultés à respirer.

Elle est effectivement dyspnéïque, tousse et crache.

Guide de l'examen clinique en urgence

Quelles sont les données urgentes de l'examen clinique à recueillir dès l'arrivée dans la chambre ?

Paramètres : PA, FC, SpO_2, FR, T

État de conscience

Téguments : rechercher des marbrures (soulever le drap), une cyanose.

Examen physique : examen cardio-pulmonaire et état des MI.

Synthèse

PA : 192/95 mm Hg, FC : 118/min, SpO_2 : 72 %, FR 25/min.

Apyrexie, marbrures des genoux.

Expectorations claires. Tachycardie régulière, crépitants aux deux bases, reflux hépato-jugulaire et œdème bilatéral des membres inférieurs, mou blanc et prenant le godet.

Quelle est votre prise en charge immédiate ?

Il s'agit d'une urgence immédiate, il faut demander à un collègue (infirmière ou aide-soignant) d'appeler instantanément le médecin responsable en précisant la gravité de la situation : HTA, tachycardie, désaturation avec polypnée, marbrures des genoux, signes d'insuffisance cardiaque globale. La patiente ne doit pas rester seule pendant le temps de l'appel téléphonique. Rassurer la patiente et faire sortir sa fille. Un aide-soignant vous rapportera le chariot d'urgence dans les plus brefs délais.

La patiente devra être rapidement perfusée avec une à deux voies veineuses périphériques ; lui prendre ses constantes et lui poser un masque à oxygène.

Commentaires

L'insuffisance cardiaque aiguë est une urgence. Son évolution peut être fatale en l'absence de traitement avec risque d'asphyxie.

Rapidement, il faut rechercher le facteur déclenchant de l'insuffisance cardiaque, qui dans ce cas précis pourrait être, d'une part, l'infection aiguë avec déshydratation initiale ayant amené à réhydrater la patiente et, d'autre part, un pic hypertensif décompensant une cardiopathie sous-jacente.

Cas clinique n° 4

M. D., 46 ans, en surcharge pondérale, est amené aux urgences par un collègue de bureau pour douleur thoracique. Brutalement, pendant une réunion importante, le patient s'est plaint d'une violente douleur thoracique (comme un éléphant qui écrase la poitrine) irradiant dans l'épaule gauche et la mâchoire. Il est très angoissé et présente des sueurs.

Commentaires

Il s'agit d'une urgence vitale.

Vous allongez le patient et vous faites appeler immédiatement le médecin responsable ou le réanimateur si celui-ci n'est pas joignable, en lui indiquant l'urgence de la situation (sueurs, anxiété, douleur thoracique violente). Rassurer le patient le temps de l'appel.

Il s'agit très probablement d'un **infarctus du myocarde** (facteur déclenchant : stress au travail, et douleur typique). Ne pas laisser le patient seul, un aide soignant vous rapportera le chariot d'urgence *dans les plus brefs délais* (défibrillateur à disposition et prêt à être utilisé).

Vous perfusez le patient avec une ou deux voie(s) veineuse(s) périphérique(s), vous lui prenez les constantes, posez le scope et vous lui mettez un masque à oxygène si besoin.

Vous pouvez faire l'ECG en attendant l'arrivée imminente du médecin.

Effectuez ensuite votre examen cardio-respiratoire et de l'état de conscience.

Ce qu'il faut retenir

- ✔ L'interrogatoire du patient est un élément clé en pathologie cardio-vasculaire. **On ne trouve que ce que l'on cherche.**
- ✔ L'insuffisance cardiaque aiguë impose de rechercher le facteur déclenchant.
- ✔ Devant une douleur thoracique brutale, penser notamment à l'embolie pulmonaire et à l'infarctus du myocarde (risque vital).
- ✔ Savoir distinguer une thrombose veineuse et une ischémie artérielle.
- ✔ La recherche des signes de gravité d'une pathologie cardiaque doit être systématique (tachycardie, hypotension, impossibilité de parler ou tousser, polypnée voire bradypnée ou pause respiratoire, marbrures, cyanose, agitation voire coma) et ceux-ci imposent l'appel du médecin en urgence.

Chapitre 7

Système nerveux et état mental

Guillaume Turc, médecin neurologue, chef de clinique, hôpital Sainte-Anne, France
Émilie Samson, infirmière, hôpital Sainte-Anne, France

Objectifs d'apprentissage

Après lecture de ce chapitre, vous serez en mesure de :

- ✔ intégrer les notions d'anatomie fonctionnelle de base utiles à l'examen du système nerveux et de l'état mental ;
- ✔ réaliser un entretien clinique pertinent ;
- ✔ réaliser l'examen physique des principales composantes du système nerveux ;
- ✔ avoir une idée approximative du côté et de la topographie de l'atteinte du système nerveux.

1 Introduction

Savoir réaliser l'examen neurologique nécessite une bonne connaissance de l'anatomie et de la physiologie du système nerveux, c'est pourquoi la partie d'anatomie fonctionnelle est particulièrement détaillée dans ce chapitre. En fonction des signes cliniques présentés par le patient, il est parfois possible de déterminer avec une grande précision quelle est la zone atteinte. En pratique infirmière, l'évaluation neurologique et celle de l'état mental sont toutes deux indispensables, notamment dans un objectif de surveillance et de détection précoce d'une possible aggravation. Outre l'examen physique, il est donc nécessaire de savoir recueillir à l'entretien clinique des éléments sémiologiques et de pouvoir les décrire, en utilisant un vocabulaire précis. Le lexique ci-dessous vous y aidera.

Lexique

Homolatéral = du côté de la lésion
Controlatéral = du côté opposé à la lésion
Parésie = déficit moteur incomplet (certains mouvements, bien que difficiles, restent possibles.)
Plégie = déficit moteur complet (aucun mouvement possible)
Hémiparésie = déficit moteur incomplet d'un hémicorps
Paraparésie = déficit moteur incomplet des deux membres inférieurs
Hypoesthésie = diminution de la sensibilité
Anesthésie = perte complète de la sensibilité (le patient n'a pas conscience d'être touché)
Paresthésies = sensation de fourmillement

Anatomie fonctionnelle 2

Le système nerveux est constitué de deux parties, centrale et périphérique. Selon l'atteinte périphérique ou centrale, les signes cliniques seront très différents, c'est pourquoi il est fondamental de faire la distinction entre les deux. Le système nerveux central (SNC) est composé d'une part de l'encéphale, qui regroupe le cerveau, le cervelet et le tronc cérébral et, d'autre part, de la moelle épinière. Le système nerveux périphérique (SNP) comporte les nerfs crâniens, qui émergent du tronc cérébral, et les racines rachidiennes, émergeant de la moelle épinière. Celles-ci vont donner naissance aux nerfs rachidiens qui quittent le canal rachidien par les trous de conjugaison et vont s'unir en plexus nerveux, puis se diviser à nouveau, formant les troncs nerveux.
Quand l'influx nerveux chemine du système nerveux périphérique vers le système nerveux central, on parle de voies afférentes, c'est le cas des voies de la sensibilité. Dans le sens inverse, on parle de voies efférentes, c'est le cas des voies motrices. Au niveau le plus élémentaire (médullaire), ces deux voies se combinent pour former un arc réflexe. Un réflexe correspond à une contraction musculaire involontaire en réponse à une stimulation périphérique. Par exemple, lorsque l'on percute le tendon rotulien avec un marteau à réflexes, l'étirement du fuseau neuromusculaire va activer un récepteur sensitif. L'influx nerveux sera ensuite véhiculé par les voies afférentes sensitives jusqu'à la moelle épinière, où l'influx va cheminer par les voies efférentes motrices, jusqu'à entraîner la contraction du muscle quadriceps (réflexe ostéo-tendineux). Cette contraction est involontaire car l'arc réflexe n'implique pas le cerveau, mais uniquement la moelle épinière et le système nerveux périphérique.
Le système nerveux central, qui désigne l'encéphale et la moelle épinière, puis le système nerveux périphérique, qui comprend les racines, les plexus et les troncs nerveux seront successivement abordés dans la suite du chapitre.

Système nerveux central

Encéphale

L'encéphale est un terme regroupant le cerveau, le tronc cérébral et le cervelet.

Cerveau

Le cerveau est composé de **deux hémisphères** : droit et gauche. Ceux-ci sont divisés en **quatre lobes : frontal, pariétal, temporal et occipital**. Il existe un hémisphère dominant qui abrite les centres du langage (*cf.* Fig. 7.1) ; dans la majorité des cas, y compris chez les personnes gauchères, c'est l'hémisphère

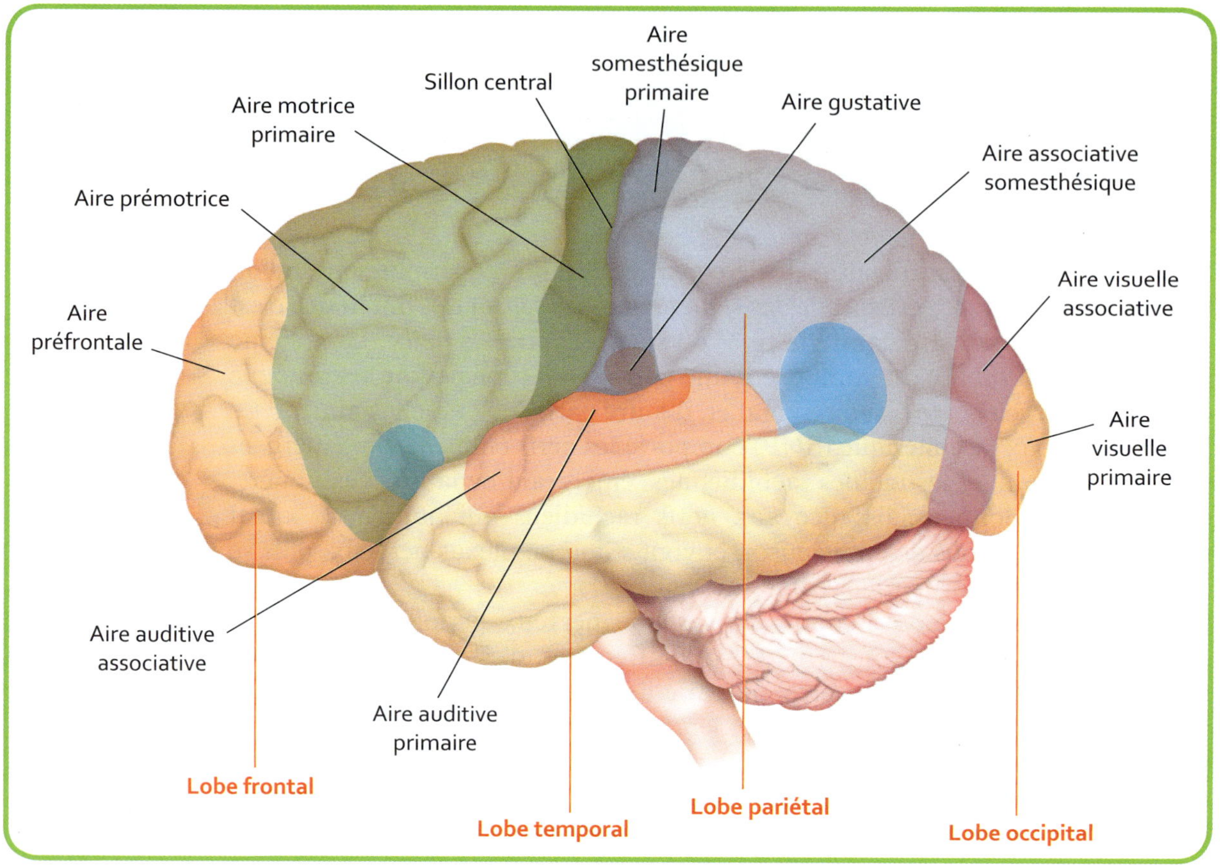

Figure 7.1 : *Vue externe du cerveau et des aires cérébrales*

gauche. Les deux hémisphères communiquent entre eux par l'intermédiaire du corps calleux.

Le **cortex** est la partie la plus superficielle du cerveau. Il est constitué de substance grise et mesure quelques millimètres d'épaisseur. C'est la composante la plus sophistiquée du système nerveux car il permet une intégration et un contrôle de la plupart des voies nerveuses ; en outre, il supervise toutes les actions conscientes : la motricité volontaire, qui dépend de l'aire motrice primaire, située dans le lobe frontal ; la sensibilité (aire sensitive primaire dans le lobe pariétal), la vision (lobe occipital), le langage (aire de Broca, frontale, qui permet la production du langage, et aire de Wernicke, temporale postérieure, permettant la compréhension). Le lobe frontal est également le « chef d'orchestre » du cerveau, il permet la planification et l'élaboration de stratégies en vue d'exécuter des tâches complexes. La face interne du lobe temporal contient quant à elle l'hippocampe, centre essentiel de la mémoire, qui est atteint notamment dans la maladie d'Alzheimer.

Au centre du cerveau, on trouve les **noyaux gris centraux**, qui jouent un rôle important dans le tonus et la rapidité des mouvements. Ils font partie du système dit « extrapyramidal », atteint dans la maladie de Parkinson. Le thalamus joue également le rôle de relais de toutes les voies sensitives. L'hypothalamus, situé sous celui-ci, contribue à la régulation des fonctions végétatives (contrôle de la température, de la faim, de la soif, etc.)

Tronc cérébral

Le tronc cérébral (*cf.* Fig. 7.2) est situé entre le cerveau et la moelle épinière ; il contient les noyaux des nerfs crâniens. C'est un centre vital et réflexe important, il joue un grand rôle dans le maintien de la vigilance, la régulation de la pression artérielle, les fonctions cardiaques et respiratoires, la déglutition. Il est constitué de trois parties, de haut en bas : le **mésencéphale**, le pont ou **protubérance annulaire** et le **bulbe rachidien**. L'atteinte de chacun de ces trois niveaux s'accompagne de signes cliniques différents.

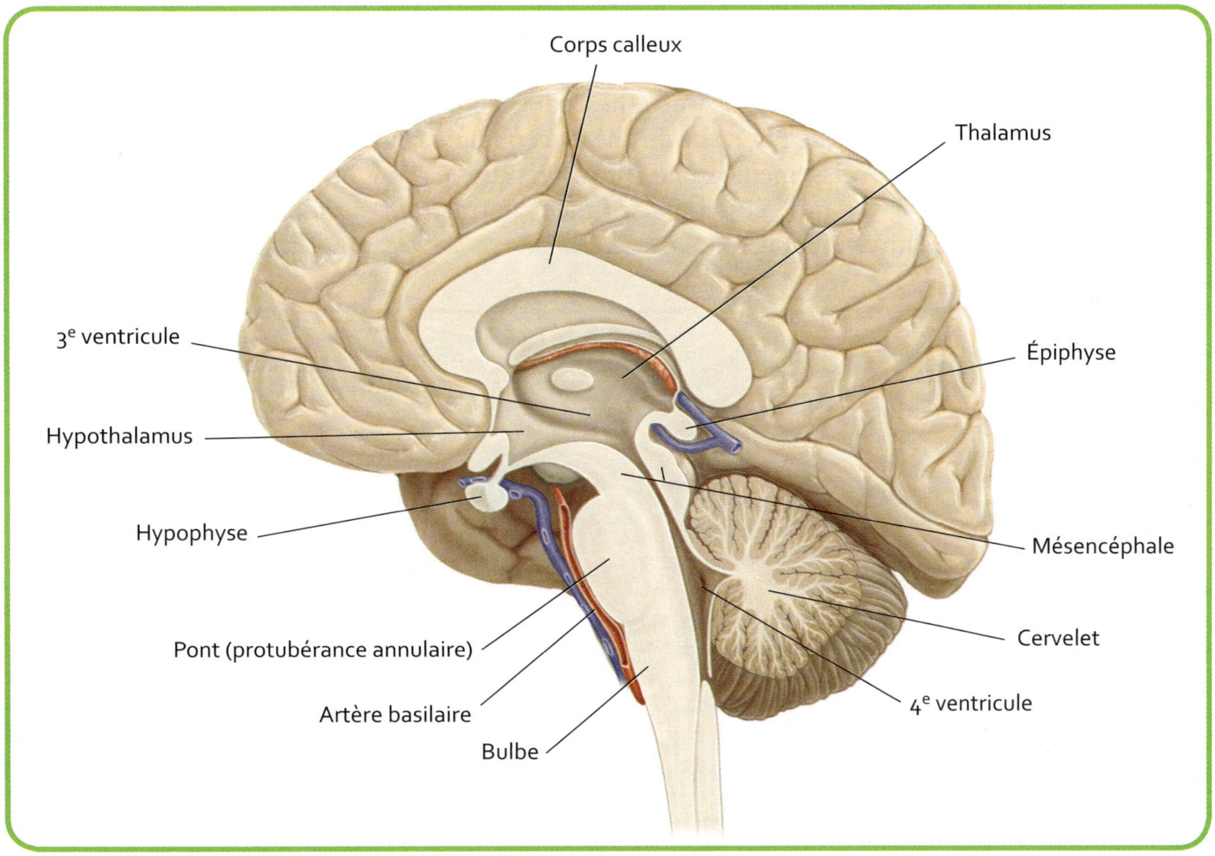

Figure 7.2 : *L'encéphale (coupe sagittale)*

Cervelet

Le cervelet est situé en arrière du tronc cérébral ; il assure la coordination et la précision des gestes, le maintien de la posture et du tonus musculaire, il contribue à l'articulation des mots.

Sur le plan physiologique, il est essentiel de savoir que **les voies motrices et sensitives croisent la ligne médiane** (décussation) : cela explique pourquoi un patient ayant une lésion cérébrale gauche présente un déficit de l'hémicorps droit. La ligne médiane est une droite verticale imaginaire séparant le corps en deux parties symétriques. La difficulté vient du fait que les grandes voies nerveuses croisent la ligne médiane à des niveaux différents. L'examen physique pourra ainsi orienter l'examinateur concernant la topographie de la lésion. Par exemple, le faisceau moteur (pyramidal) croise la ligne médiane à la partie inférieure du bulbe rachidien. Une lésion située au-dessus de celui-ci entraînera un déficit moteur controlatéral à la lésion (c'est-à-dire du côté opposé à la lésion), une lésion en dessous du bulbe sera responsable d'un déficit moteur homolatéral (c'est-à-dire du même côté que la lésion).

La vascularisation encéphalique est assurée par quatre artères (*cf.* Fig. 7.3) :

- en avant, les deux artères carotides, qui donnent naissance aux deux artères cérébrales moyennes (également appelées sylviennes) et aux deux artères cérébrales antérieures.
- en arrière, les deux artères vertébrales se rejoignent au niveau de la protubérance pour former l'artère basilaire, qui se divise ensuite en deux artères cérébrales postérieures.

Ces réseaux artériels sont reliés par le **polygone de Willis**, qui est un cercle vasculaire situé en avant du mésencéphale et qui, en cas d'occlusion artérielle ou de rétrécissement (sténose), va prendre le relais afin de vasculariser la partie du cerveau qui n'est plus irriguée, permettant parfois d'éviter un accident vasculaire cérébral.

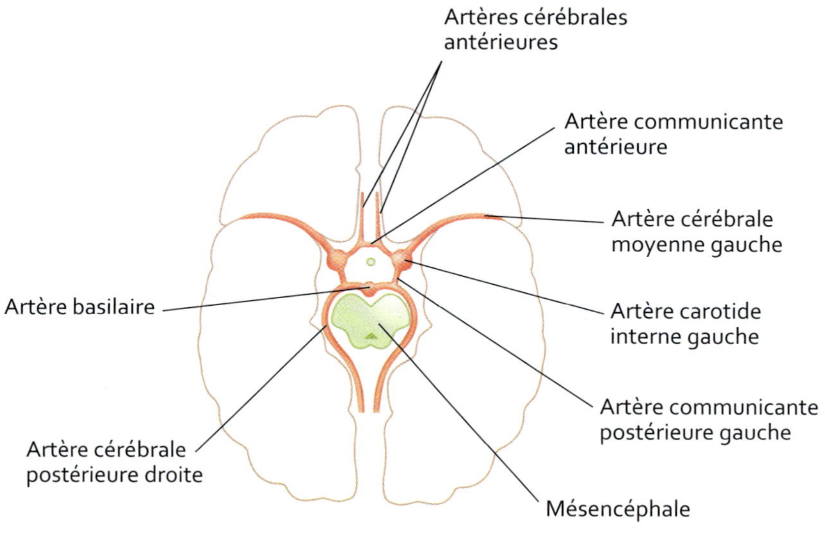

Figure 7.3 : *Polygone de Willis (cerveau vu par en dessous)*

Moelle épinière

La moelle épinière (*cf.* Fig. 7.4) débute sous le bulbe rachidien et se termine au niveau du disque intervertébral L1-L2. Les voies motrices et sensitives cheminent en son sein. C'est un centre réflexe (notamment concernant les réflexes ostéo-tendineux : voir description de l'arc-réflexe plus haut).

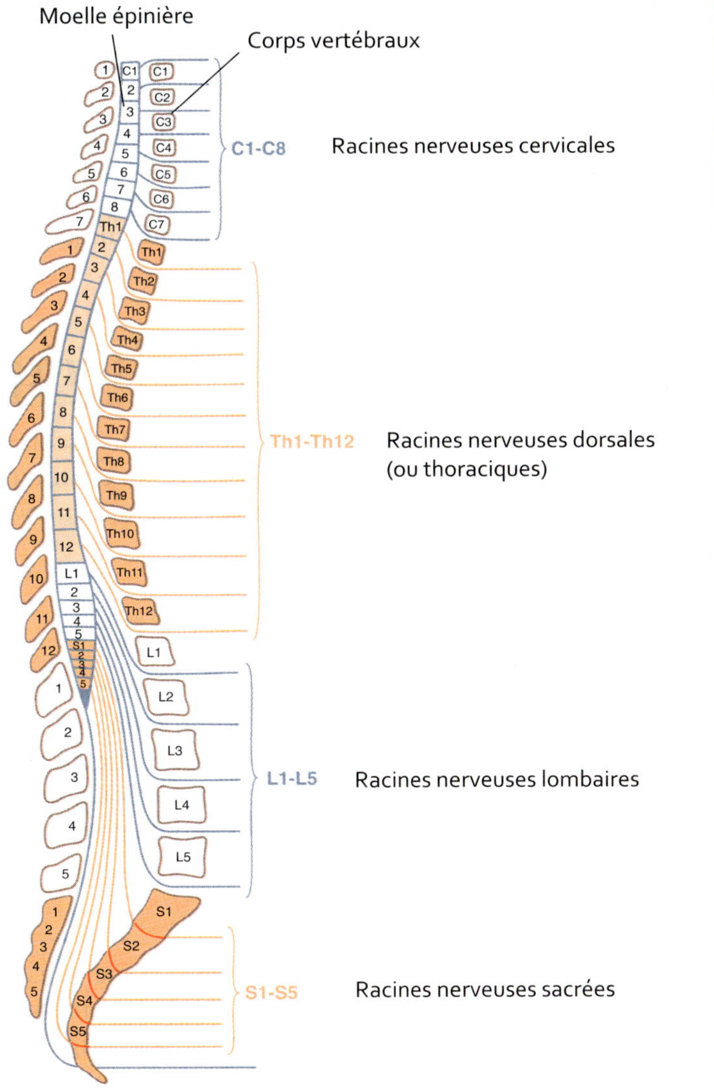

Figure 7.4 : *Racines nerveuses sortant de la moelle épinière (coupe sagittale)*

Important

La moelle est plus courte que le rachis lombaire ! Une lésion nerveuse située sous le disque intervertébral L1-L2 correspond à une atteinte du système nerveux périphérique.

Engourdissement, fourmillement, impression de moins bonne sensibilité

Ces symptômes peuvent regrouper un nombre considérable d'affections, des simples paresthésies du réveil liées à une mauvaise position nocturne, aux pathologies neurologiques les plus diverses. En cas de troubles de la sensibilité, le patient peut parfois présenter des douleurs d'origine neurogène, à type de décharges électriques, de froid douloureux, de brûlures.

PQRST

Questions	Justifications
P : Dans quelles circonstances êtes-vous gêné ? Est-ce le premier épisode ?	**P** : Certains troubles de la sensibilité surviennent plus particulièrement dans certaines positions, comme par exemple pour le syndrome du canal carpien.
Q : Distinguez-vous bien le chaud et le froid lors de la toilette ? Avez-vous des douleurs dans cette zone ?	**Q** : La sensibilité aux températures lors de la toilette permet de dépister simplement une hypoesthésie thermoalgique et d'estimer sa topographie cutanée. Cela est important car certaines pathologies neurologiques donnent une atteinte uniquement thermoalgique (par exemple, certaines compressions médullaires, etc.).
R : Dans quelle partie du corps ressentez-vous ces troubles ? des deux côtés ou d'un seul ? Y a-t-il d'autres régions touchées ?	**R** : On peut parfois s'aider d'un schéma sur lequel le patient dessinera les zones touchées.
S : Avez-vous ressenti d'autres symptômes ? Êtes-vous gêné pour marcher ? Avez-vous des troubles de l'équilibre ? Êtes-vous plus instable les yeux fermés (par exemple, debout dans la douche lors du shampooing) ? Avez-vous constaté une diminution de votre force (parésie) ? des difficultés pour uriner ?	**S** : Une atteinte de la sensibilité profonde (proprioception) est souvent responsable de troubles de l'équilibre, qui se majorent les yeux fermés.

Questions	Justifications
T : Depuis quand ressentez-vous ces troubles ? Sont-ils apparus brutalement ou progressivement ? Sont-ils permanents ? Comment évoluent ces troubles ? Y a-t-il eu une amélioration ? une aggravation ? Depuis quand ?	**T** : Là encore, l'installation brutale doit faire évoquer un mécanisme vasculaire. Il est également important de ne pas négliger des troubles sensitifs évolutifs, permanents et d'extension rapide (qui peuvent se rencontrer notamment dans le syndrome de Guillain Barré, inflammation aiguë des racines et nerfs périphériques, nécessitant un traitement urgent).

PQRST

Vertige

C'est un terme imprécis qu'il faut essayer de clarifier.
Au sens strict, un vertige est une impression subjective de déplacement soit des objets autour du patient, soit du patient dans l'espace.

Questions	Justifications
P : Que voulez-vous dire par « vertige » ? Est ce que ça tourne autour de vous ? Vous sentez-vous comme dans un manège (vertige rotatoire) ou plutôt comme dans un bateau (tangage) ? Êtes-vous gêné pour marcher ? Y a-t-il une position où le vertige s'arrête ?	**P** : Il est important de faire préciser au patient si le vertige est rotatoire (vertige vrai, souvent d'origine ORL, par exemple : maladie de Ménière) ou non (sensations vertigineuses, souvent d'origine neurologique).
Q : Le vertige est-il intense ou modéré ?	**Q** : Cela aura des conséquences directes sur l'autonomie du patient en cas d'hospitalisation
R : Avez-vous tendance à tomber ? Est-ce toujours du même côté ? Si oui, lequel ?	**R** : Dans les vertiges par atteinte de l'oreille interne, le patient a tendance à chuter toujours du même côté.

PQRST

PQRST

Questions	Justifications
S : Avez-vous ressenti d'autres symptômes ? des bourdonnements d'oreille (acouphènes) ? Une baisse de l'audition (hypoacousie) ? Avez-vous des nausées ? une faiblesse d'un membre ? des troubles de la sensibilité ? une vision double (diplopie) ?	**S** : Un vertige peut être secondaire à une lésion du tronc cérébral, il est donc essentiel de rechercher d'autres signes neurologiques, comme un déficit moteur ou sensitif, une diplopie (vision double)…
T : Depuis quand ressentez-vous ce vertige ? **Est-il apparu brutalement ou progressivement ?** Est-il permanent ? Comment évolue-t-il ? Y a-t-il eu une amélioration ? une aggravation ? Depuis quand ?	**T** : Là encore, un début brutal fait évoquer une origine vasculaire, plus précisément un AVC du tronc cérébral ou du cervelet. La durée du (ou des) vertige(s) peut être également importante pour en rechercher la cause.

Troubles de la parole

Il peut s'agir d'une dysarthrie (trouble de l'articulation, sans trouble du langage) ou d'une aphasie (trouble du langage, à l'oral et à l'écrit). Au minimum, deux items doivent être évalués : la *fluence spontanée* (noter si le patient parle beaucoup, peu ou pas du tout) et la *compréhension* (compréhension conversationnelle, et des ordres simples : demandez par exemple au patient de désigner la fenêtre, son nez, etc.).

Important

➩ Vous ne devez pas faire de geste lors de ces épreuves, sous peine de tester la fonction visuelle plutôt que le langage !

Schématiquement, une aphasie non fluente avec compréhension relativement préservée fait évoquer une aphasie de type Broca (atteinte de l'aire frontale de production du langage), une aphasie fluente avec compréhension très altérée fait évoquer une aphasie de type Wernicke (atteinte de l'aire temporale postérieure de compréhension du langage).

PQRST

Questions au patient et à son entourage	Justifications
Q : La façon de parler et le débit de parole ont-ils changé selon vous ?	**Q** : Cela permet de compléter l'évaluation de la fluence et d'une dysarthrie, en tenant compte de l'état antérieur du patient.
S : Y a-t-il eu d'autres symptômes ? une faiblesse d'un membre ? une déviation de la bouche ? une baisse de la sensibilité (hypoesthésie) ?	**S** : Une aphasie ou une dysarthrie peut être secondaire à de nombreuses affections neurologiques, pouvant être responsables de symptômes associés, que le patient ou son entourage ne mentionne pas spontanément. Une aphasie et une dysarthrie peuvent être associées.
T : Depuis quand le patient parle-t-il ainsi ? Est-ce apparu brutalement ou progressivement ? Comment évolue ce trouble ? Est-ce permanent ? Y a-t-il eu une amélioration ? une aggravation ? Depuis quand ?	**T** : Là encore, un début brutal fait évoquer une origine vasculaire.

Important

Pour tout déficit neurologique d'apparition récente, deux questions sont fondamentales :

Le mode d'installation, brutal ou non :

- Comment ont débuté les troubles ? Qu'étiez-vous en train de faire à ce moment-là ?
- Votre symptôme est-il apparu de manière brutale (c'est-à-dire d'une seconde à l'autre) ? ou progressive ?

L'heure du déficit : datant de moins de 4 h 30 ou non :

- Depuis combien de temps avez-vous remarqué ces troubles ?
- Qui a constaté les symptômes en premier : vous ou vos proches ?
- À quelle heure ?

Justifications

Tout déficit neurologique d'apparition brutale évoque un AVC, dont le diagnostic ne sera cependant posé que par le médecin. En cas de déficit brutal de moins de

4 h 30, il faut prévenir *immédiatement* un médecin car s'il s'avère que ce déficit est lié à un accident vasculaire cérébral *ischémique*, un traitement en urgence est possible pour essayer de dissoudre le caillot sanguin (thrombolyse). Avant la thrombolyse, une imagerie cérébrale sera réalisée afin de vérifier l'absence d'hématome cérébral, qui contre-indiquerait ce traitement.

Particularités

Certains patients décrivent leur déficit comme d'apparition brutale alors que le début a été progressif, par anxiété de ne pas savoir quoi répondre exactement à la question ou parce qu'ils ne s'en souviennent pas bien. En cas de déficit brutal, le patient se souvient le plus souvent de ce qu'il était en train de faire précisément, voire de l'heure exacte, qu'il faut noter.

Maux de tête (céphalées)

Beaucoup de céphalées sont bénignes ; cependant certaines révèlent une pathologie grave et urgente.

PQRST

Questions	Justifications
P : Y a-t-il eu un facteur déclenchant ? (traumatisme, accident…) Avez-vous déjà eu des maux de tête similaires ? (*cf*. cas clinique n° 2)	**P** : Il est indispensable de savoir si le patient est migraineux connu (diagnostiqué par un médecin), et en ce cas, si les céphalées ressemblent à ses crises migraineuses habituelles. Une céphalée d'une intensité jusqu'alors inconnue du patient doit alerter l'infirmière.
Q : Sur une échelle visuelle analogique (EVA), quelle est l'intensité de la douleur ?	**Q** : L'EVA permet une mesure reproductible de l'intensité de la douleur et aide à suivre l'évolution de chaque patient. Une même douleur peut cependant être perçue de manière très différente par deux patients distincts.
R : Montrez-moi où se situe exactement la douleur ?	**R** : Une crise migraineuse touche le plus souvent un hémicrâne.

PQRST

Questions	Justifications
S : Avez-vous ressenti d'autres symptômes ? un claquement à l'intérieur de la tête ? une faiblesse d'un membre ? des troubles de la sensibilité ? de la vision ? des nausées / vomissements ? des douleurs dans le cou (cervicalgies) ? Avez-vous pris votre température ? Êtes-vous gêné par la lumière (photophobie), le bruit (phonophobie) ?	S : La sensation d'un claquement à l'intérieur de la tête est signe de gravité (ex : rupture d'anévrisme...). Des céphalées récentes, intenses, accompagnées d'une fièvre doivent faire évoquer une méningite.
T : Depuis quand ressentez-vous ces maux de tête ? Sont-ils apparus brutalement ou progressivement ? Sont-ils permanents ? Comment évoluent-ils ? Y a-t-il eu une amélioration ? une aggravation ? Depuis quand ?	T : Là encore, le mode d'installation est une partie fondamentale de l'entretien clinique : des céphalées brutales ou en « coup de tonnerre » sont un critère de gravité.

Troubles de la mémoire

Il faut avant tout s'assurer que l'état de vigilance du patient est normal. Les troubles de la mémoire se rencontrent lors d'atteintes des fonctions cognitives (« fonctions supérieures ») mais il peut également s'agir d'oublis bénins (non pathologiques), ou même d'un syndrome dépressif.
Les fonctions cognitives comprennent entre autres l'orientation temporo-spatiale, la mémoire, le langage, la planification de tâches, le calcul, l'attention, le jugement. L'infirmière doit pouvoir interroger, d'une part, le patient et, d'autre part, son entourage.

PQRST

Questions au patient et à son entourage	Justifications
P : En quoi êtes-vous gêné ? Perdez-vous des objets ? Vous êtes-vous déjà perdu ? Connaissez-vous la date du jour ? Savez-vous où vous êtes ?	**P** : Le plus souvent, un patient qui ressent une gêne et consulte de lui-même présente des troubles mnésiques moins inquiétants qu'un patient qui ne se plaint de rien et consulte à la demande de son entourage.
Q : Avez-vous eu des oublis qui ont eu des conséquences graves ?	**Q** : Cela est très important car des mesures de protections juridiques sont parfois nécessaires.
R : Êtes-vous gêné davantage pour acquérir de nouveaux souvenirs (amnésie antérograde) ou pour évoquer les anciens (amnésie rétrograde) ?	**R** : Dans la grande majorité des affections neurologiques, les souvenirs anciens sont mieux préservés que le processus de mémorisation des faits récents.
S : Avez-vous constaté d'autres symptômes ? des difficultés pour le calcul ? Cherchez-vous parfois vos mots (manque du mot) ? Essayez de décrire votre humeur actuellement.	**S** : L'infirmière peut être face à un patient qui présente des troubles mnésiques isolés, ou bien un tableau d'atteinte cognitive plus globale (démence...).
T : Depuis quand avez-vous constaté ces troubles ? Comment évoluent-ils ? Y a-t-il eu une amélioration ? une aggravation ?	**T** : On doit essayer de faire préciser par l'entourage l'ancienneté des troubles, souvent minimisée par le patient.

Santé mentale

L'entretien infirmier dans le domaine des troubles mentaux a pour but d'instaurer une relation de confiance, de recueillir des informations et des signes cliniques, et d'apporter un soulagement au patient. Seule l'expérience permettra d'avoir une attitude adaptée et de trouver le juste équilibre entre écoute et interventions. Contrairement à l'examen neurologique, où un signe physique peut directement orienter vers une atteinte précise du système nerveux, certaines caractéristiques sémiologiques en psychiatrie sont partagées par plusieurs pathologies. Les exemples donnés entre parenthèses ne sont pas exhaustifs. L'infirmière doit savoir recueillir et décrire précisément les signes cliniques psychiatriques afin de pouvoir réaliser des transmissions optimales entre soignants et médecins, en utilisant un langage commun. L'entretien peut débuter de manière ouverte, puis dans un deuxième temps on peut intervenir davantage afin d'essayer de préciser les points cliniquement importants.

Il est nécessaire d'analyser l'état mental actuel, qui a amené à consulter, mais également le fonctionnement mental habituel (personnalité, etc.), en interrogeant l'entourage.

On cherchera à recueillir les éléments suivants, en veillant à ne pas dévier vers un entretien clinique de type policier, et sans heurter le patient :

- antécédents psychiatriques personnels et familiaux ;
- consommation de stupéfiants et d'alcool (favorisant certaines pathologies et pouvant induire une résistance aux traitements) ;
- traitement actuel (certains médicaments étant contre-indiqués avec les psychotropes).

Éléments biographiques :

- déroulement de l'enfance et de l'adolescence, ce qui peut permettre de retrouver des signes précoces de troubles psychiatriques ;
- événements marquants au cours de la vie (décès, deuil, violences) ;
- profession, niveau d'études ;
- entourage (essayer d'évaluer la quantité et la qualité du lien social et familial, en vue d'anticiper le devenir du patient, recherche d'un dysfonctionnement familial pour lequel une prise en charge est parfois possible) ;
- vie sentimentale et sexuelle ;
- loisirs.

Présentation physique du patient

Normale : hygiène correcte, mimique adaptée à la situation.

Particularités : la notion de présentation normale ou anormale est subjective et dépend du contexte, de l'éducation et du milieu socioprofessionnel du patient.

Anormale :

- incurie (le patient ne se lave plus, ne change plus d'habits : dépression, schizophrénies) ;
- hypermimie ou mimique exagérée (euphorie d'un état maniaque, théâtralisme d'une patiente histrionique) ;
- hypomimie ou amimie : visage inexpressif, figé (mélancolie) ;
- discordance entre le vécu affectif et la mimique (par exemple, expression par la parole d'une souffrance intense contrastant avec un visage souriant : schizophrénie)

État psychomoteur

Normal : absence d'agitation, activité motrice adaptée à la situation.

Anormal :

- anxiété, angoisse : émotion désagréable avec anticipation craintive (d'un danger), tension motrice (tremblements, contractures), manifestations

neurovégétatives (sueurs, pollakiurie, diarrhée), voire oppression thoracique et gêne respiratoire (névroses, etc.) ;
- agitation psychomotrice, agressivité (état maniaque, délire paranoïaque) ;
- ralentissement psychomoteur (dépression, psychoses) ;
- impulsions : actes brusques, imprévisibles, souvent agressifs, que le patient n'arrive pas à réfréner (personnalité dite « borderline ») ;
- compulsions : actes contraignants, que le patient ne peut s'empêcher de réaliser en dépit de la conscience qu'il a de leur absurdité, par exemple rituels de lavage, vérifications (troubles obsessionnels compulsifs) ;
- stéréotypies : mouvements répétés quasi indéfiniment ; par exemple, balancement d'avant en arrière (psychoses).

Langage (en santé mentale)

Normal : l'appréciation d'un langage normal en santé mentale relève principalement du jugement de l'examinateur.

Anormal :
- à différencier d'une aphasie (voir plus haut) ;
- logorrhée : excès de parole en quantité et débit (état maniaque) ;
- mutisme : absence de parole ;
- palilalie : répétition itérative d'une syllabe ou d'un mot (schizophrénie) ;
- écholalie : répétition des derniers mots de l'interlocuteur (schizophrénie) ;
- soliloque : dialogue avec un interlocuteur imaginaire ;
- néologismes : création de mots (schizophrénie).

Troubles de la pensée

Normal

Aucun des éléments ci-après n'est présent.

Anormal

Troubles du cours de la pensée

- barrage : arrêt brusque du discours, puis reprise quelques secondes plus tard (schizophrénie) ;
- fading : variations inattendues de l'intensité de la voix au cours d'une phrase (schizophrénie) ;
- tachypsychie : fuite des idées, accélération de la pensée (état maniaque) ;
- bradypsychie : ralentissement du cours de la pensée (dépression).

Troubles du contenu de la pensée

- phobie : peur angoissante déclenchée par un objet ou une situation spécifique et dont le patient a conscience du caractère pathologique ; cela peut concerner le fait d'être au sein d'une foule (agoraphobie), d'être enfermé (claustrophobie), d'agir ou de parler en public (phobie sociale) ;

- obsessions : idées s'imposant au patient (doutes, scrupules) et qu'il ressent comme absurdes mais n'arrive pas à vaincre ; elles sont souvent accompagnées de compulsions comme, par exemple, dans la névrose obsessionnelle ;
- délire : discours anormal, en opposition avec la réalité, souvent irrationnel, non critiqué par le patient (délire paranoïaque, schizophrénie, mélancolie délirante) ;
- hallucinations : perceptions sans objet à percevoir ; elles peuvent être visuelles, auditives, sensitives (bouffée délirante aiguë, schizophrénie…).

Humeur (thymie)

Normale : le patient est capable de ressentir de la joie ou de la peine, de façon adaptée aux situations rencontrées.

Anormale :

- état maniaque : humeur exaltée, euphorie, excitation exagérée, accélération psychomotrice ;
- dépression : douleur morale permanente, autodépréciation, pessimisme, sentiment de culpabilité.

Évaluation du risque suicidaire : le rôle de l'infirmière est ici très important, car elle a souvent contact avec le patient avant le médecin, ce qui peut permettre de dépister précocement les patients à risque élevé de passage à l'acte.

Les principaux facteurs de risque suicidaire sont :

- antécédent personnel de tentative de suicide, notamment violente ;
- antécédent familial de suicide, surtout violent ;
- projet précis et cohérent de passage à l'acte ;
- existence d'une pathologie chronique incurable ;
- délire ;
- toxicomanie ;
- isolement socio-familial et affectif, précarité ;
- refus d'une prise en charge médicale.

Il faut préciser que la majorité des passages à l'acte sont le fait de personnes de sexe masculin.

Par ailleurs, les patients présentant un syndrome dépressif sévère ont souvent une inhibition psychique et motrice, qui peut s'atténuer vers la troisième semaine après l'introduction d'un traitement antidépresseur (« levée d'inhibition »), avant que l'humeur ne s'améliore. Il s'agit d'une courte période où le risque de passage à l'acte suicidaire est plus important.

Sommeil

Normal : Sommeil réparateur.

Particularités : le nombre d'heures de sommeil nécessaires varie en fonction de chaque individu.

Anormal :

- insomnies : il faut distinguer les insomnies d'endormissement, les réveils nocturnes et l'insomnie du petit matin (pouvant évoquer une mélancolie) ;
- hypersomnie, somnolence diurne (devant faire rechercher une origine neurologique, un syndrome des apnées du sommeil).

Conduites alimentaires

Normal : consommation de nourriture de manière adaptée aux besoins physiologiques.
Anormal :
- anorexie : diminution des quantités ingérées, soit involontairement (perte d'appétit), soit volontairement (restriction alimentaire) ;
- accès boulimique : ingestion massive, impérieuse d'aliments, suivie de culpabilité et parfois de vomissements volontaires ;
- potomanie : besoin permanent de boire des quantités démesurées d'eau, sans cause organique sous-jacente (sans cause organique sous-jacente, comme un diabète insipide, décompensation d'un diabète sucré).

Sexualité

Normale : cette notion varie selon le contexte social, culturel, religieux.
Anormale :
- perversions sexuelles ou paraphilies : anomalies de choix du partenaire (zoophilie, pédophilie) ou du moyen de satisfaction (sadomasochisme, fétichisme) ;
- dysfonctionnements sexuels : impuissance, éjaculation précoce, frigidité.

4 Examen physique

L'infirmière fera en sorte de toujours réaliser l'examen dans le même ordre afin de ne pas oublier d'étape importante. Par ailleurs, au fur et à mesure qu'elle acquiert de l'expertise, l'infirmière pourra sélectionner l'ordre dans lequel se fait l'examen. Si, par exemple, le patient se fatigue rapidement, il vaudra peut-être mieux débuter par l'examen de la sensibilité qui nécessite une grande coopération de sa part. À elle seule, l'observation du patient peut déjà donner beaucoup d'indices.

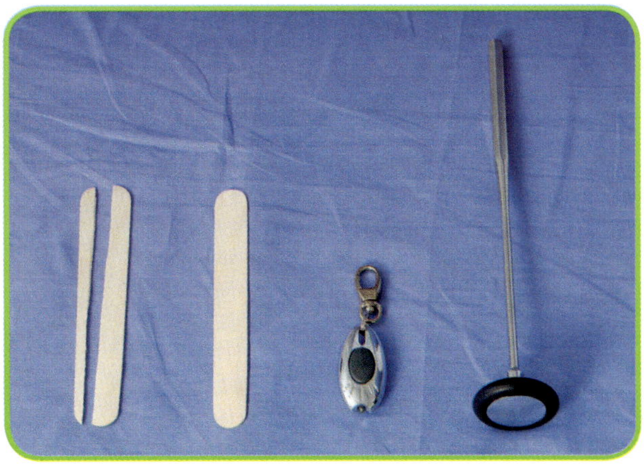

Figure 7.7 : *Matériel*

Matériel nécessaire à l'examen neurologique (Fig. 7.7) :
- des abaisse-langues en bois à usage unique ;
- une petite lampe ;
- un marteau à réflexes.

Niveau de conscience, orientation temporo-spatiale

À l'état de conscience normale, le patient a les yeux ouverts et il peut interagir avec son environnement ; il est bien orienté dans le temps et l'espace, il connaît son nom. Si, au contraire, le patient est somnolent, difficilement réveillable, c'est un signe de gravité. On peut évaluer le niveau de conscience à l'aide du score de Glasgow (*cf.* tableau 1). On note si le patient peut ouvrir les yeux (spontanément, à la parole ou à la douleur) et si sa réponse verbale est orientée, confuse, incohérente, incompréhensible, ou si le patient est mutique. La réponse motrice s'évalue ensuite en demandant au patient d'obéir à des ordres simples. Si cela est impossible, l'examinateur devra réaliser une stimulation douloureuse (exercer une pression avec son ongle sur un ongle d'une main du patient) et observer la réponse au niveau du membre supérieur stimulé : orientée, évitement, décortication, décérébration, aucune réponse. Le score de Glasgow est coté de 15 (vigilance normale) à 3 (coma aréactif). Un score inférieur à 8 traduit un risque vital majeur et immédiat. Ce test est cependant mal adapté aux patients aphasiques ou mutiques, qui peuvent avoir une conscience normale, sans pouvoir communiquer verbalement.

Tableau 1. Score de Glasgow

Ouverture des yeux (E)/4	4 = spontanée 3 = à la parole 2 = à la douleur 1 = pas d'ouverture des yeux
Réponse verbale (V)/5	5 = orientée 4 = confuse : désorientation temporo-spatiale mais phrases intelligibles 3 = inappropriée : seuls quelque mots sont intelligibles 2 = incompréhensible : sons intelligibles 1 = rien
Réponse motrice (M)/6	6 = obéit aux ordres simples 5 = réponse orientée : localise la douleur (ex. : tente d'éloigner la source de douleur à l'aide de la main libre) 4 = évitement (ex. : retire la main douloureuse) 3 = décortication : flexion stéréotypée du membre supérieur, enroulement 2 = décérébration : extension stéréotypée du membre supérieur, enroulement 1 = rien

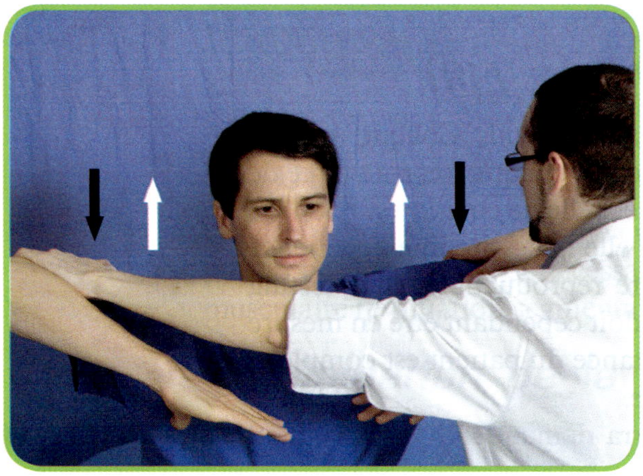

Figure 7.13 : *Abduction des épaules contre résistance*

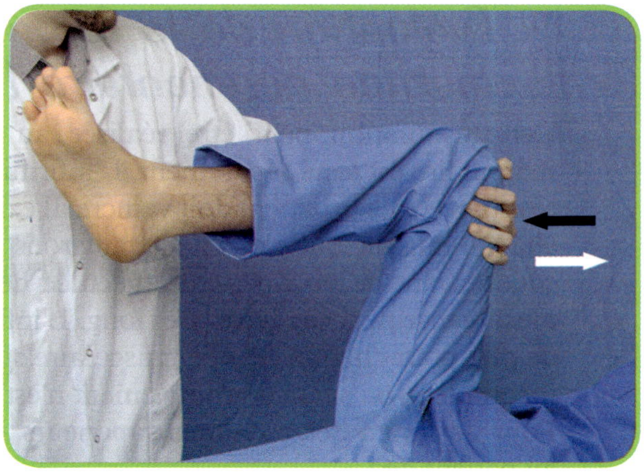

Figure 7.14 : *Flexion de la cuisse contre résistance*

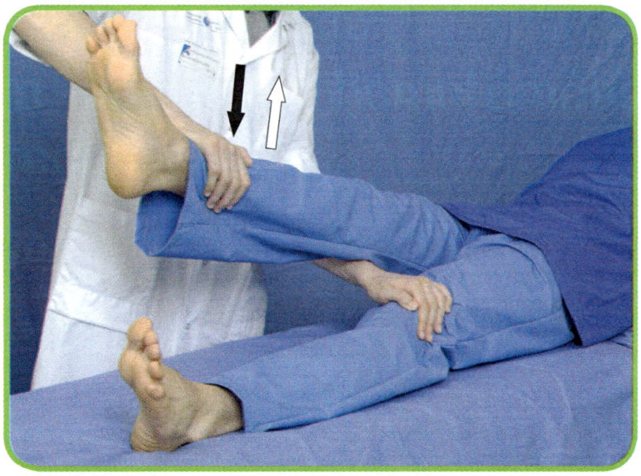

Figure 7.15 : *Extension de la jambe contre résistance*

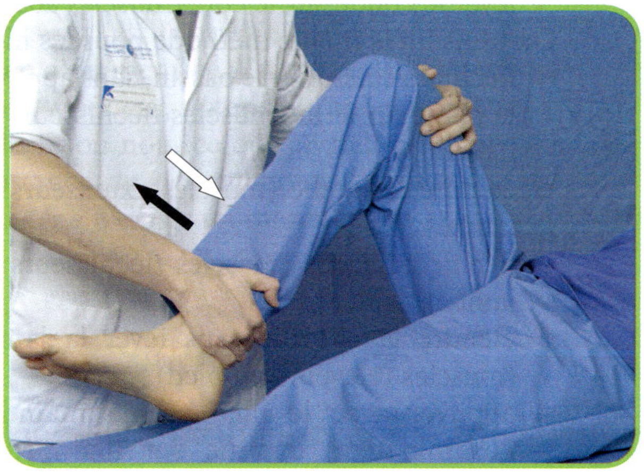

Figure 7.16 : *Flexion de la jambe contre résistance*

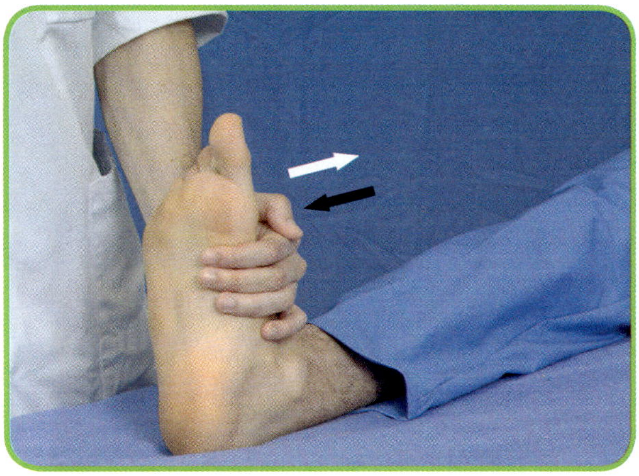

Figure 7.17 : *Flexion dorsale du pied contre résistance*

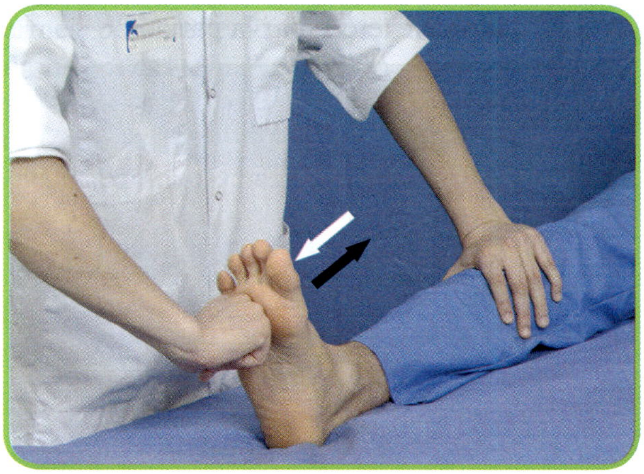

Figure 7.18 : *Flexion plantaire du pied contre résistance*

Motricité faciale

Le visage est normalement assez symétrique, cependant une asymétrie peut exister de manière constitutionnelle, il est alors utile de demander à l'entourage s'il y a eu une modification récente. Une paralysie faciale unilatérale est parfois spontanément visible.

La première difficulté consiste à préciser quel est le côté paralysé. En cas de doute, notez-le (*cf.* cas clinique n° 1). Le visage est attiré vers le côté sain. Par exemple, dans une paralysie faciale gauche, la bouche sera déviée vers la droite lors du sourire.

Il est ensuite important de noter s'il existe une paralysie à la fois de la moitié supérieure et de la moitié inférieure du visage (paralysie faciale de type périphérique) ou uniquement de la moitié inférieure du visage (paralysie faciale de type central).

On examine la motricité du territoire facial inférieur en demandant au patient de serrer et montrer simultanément les dents (Fig. 7.19), puis dans un deuxième temps de gonfler fortement les joues.

La motricité du territoire facial supérieur s'évalue en demandant au patient de fermer fortement les yeux (Fig. 7.20), puis de hausser fortement les sourcils.

En cas de paralysie faciale marquée, il est possible que le patient ne puisse pas fermer l'œil du côté paralysé ; il est impératif de le signaler et d'appliquer des soins protecteurs régulièrement (collyres, occlusion nocturne) en raison du risque d'ulcération de la cornée.

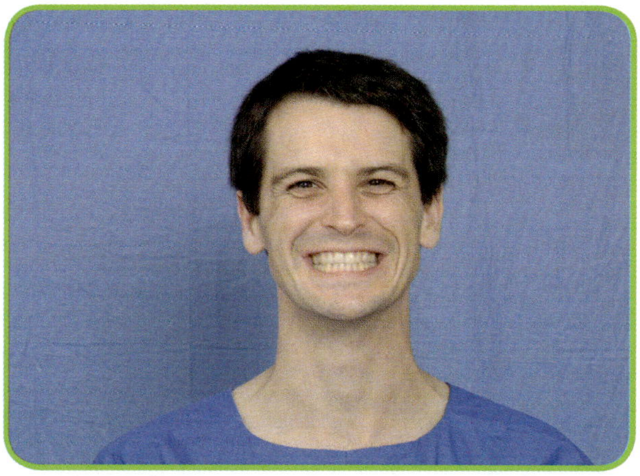

Figure 7.19 : *Motricité faciale inférieure*

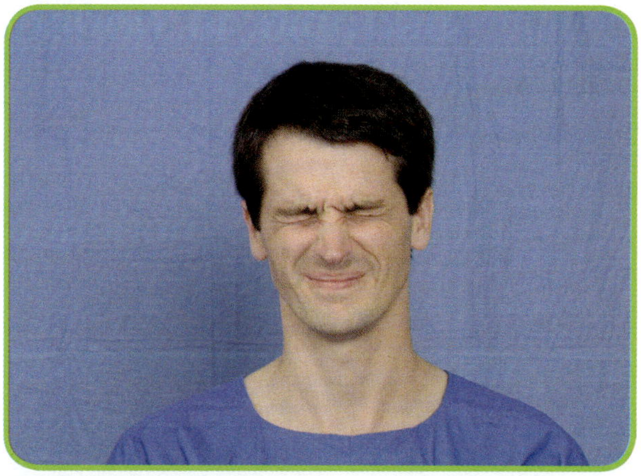

Figure 7.20 : *Motricité faciale supérieure*

Réflexes

Réflexes ostéo-tendineux (ROT)

Ce sont des réflexes d'étirement, qu'on provoque en percutant un tendon à l'aide d'un marteau à réflexes. Les principaux réflexes ostéo-tendineux sont décrits dans le tableau 2. Il en existe d'autres, qui sont plus difficiles à mettre en évidence et ont moins d'importance clinique.

Tableau 2. Réflexes ostéo-tendineux

Nom du réflexe	Modalités d'examen	Réponse attendue
Membres supérieurs		
Bicipital (Fig. 7.21)	L'examinateur percute son pouce placé sur le tendon du biceps, bras semi-fléchi.	Contraction du biceps brachial, flexion de l'avant-bras.
Tricipital (Fig. 7.22)	En position assise, l'examinateur maintient le bras du patient en abduction, laissant tomber l'avant-bras à 90°. Percuter le tendon tricipital juste au-dessus du coude.	Contraction du triceps brachial, extension de l'avant-bras.
Membres inférieurs		
Rotulien (Fig. 7.23)	Genou semi-fléchi (ou jambes pendantes), percuter le tendon rotulien.	Contraction du quadriceps, extension de la jambe.
Achilléen (Fig. 7.24)	Patient allongé, tenir le pied du patient de manière à fléchir la cheville et le genou. Percuter le tendon d'Achille.	Contraction du triceps sural, extension de la cheville.

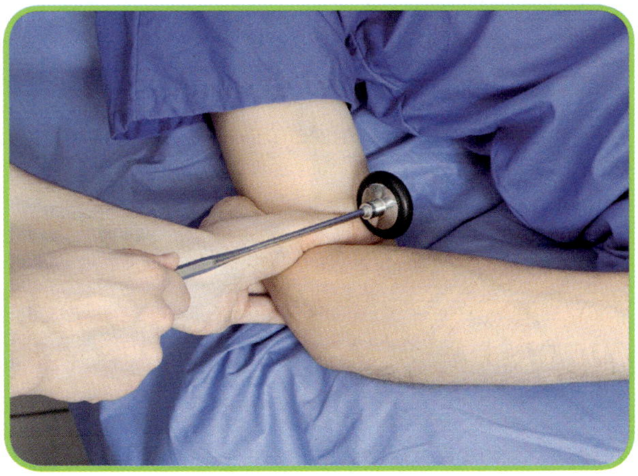

***Figure 7.21 :** Réflexe ostéo-tendineux bicipital*

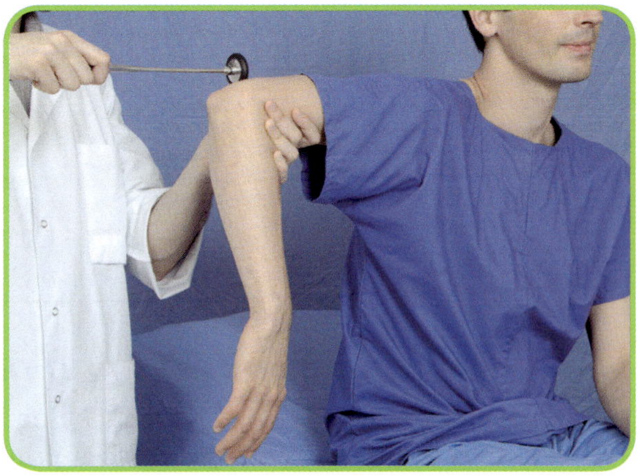

***Figure 7.22 :** Réflexe ostéo-tendineux tricipital*

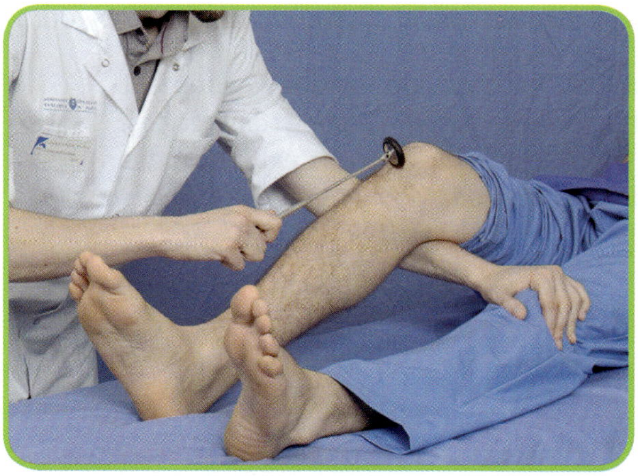

Figure 7.23 : *Réflexe ostéo-tendineux rotulien*

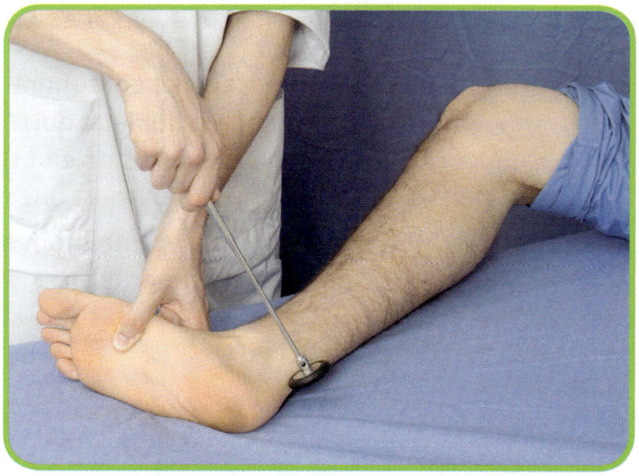

Figure 7.24 : *Réflexe ostéo-tendineux achilléen*

Le patient doit être parfaitement relâché lors de l'examen. À l'état normal, les réflexes sont tous présents et symétriques. Cependant, certains patients ont de manière physiologique des réflexes globalement vifs, d'autres, des réflexes globalement faibles.

On considère comme anormales les situations suivantes :

- réflexes exagérés, très vifs : en faveur d'une atteinte du faisceau pyramidal (sclérose en plaques, accidents vasculaires cérébraux, etc.) ;
- réflexes abolis : en faveur d'une atteinte du système nerveux périphérique (neuropathie diabétique, éthylique, etc.) ;
- asymétrie des réflexes chez un même patient.

N. B. : La diminution d'un réflexe est également considérée comme pathologique, mais l'affirmer est parfois difficile (par exemple, est-ce le réflexe droit qui est diminué ou le gauche qui est trop vif ?), c'est pourquoi on pourra noter simplement qu'une asymétrie existe.

Réflexes cutanés plantaires

C'est l'un des éléments les plus importants de l'examen neurologique. Le patient doit être prévenu des modalités de réalisation du test, et le plus détendu possible.

À l'aide d'une pointe émoussée, de préférence à usage unique (par exemple, abaisse-langue en bois cassé en deux), gratter le bord externe de la plante du pied, du talon jusqu'au cinquième orteil, puis poursuivre le long de l'avant-pied (*cf.* Fig. 7.25). À l'état normal, on observe une flexion de tous les orteils : on parle de réflexe cutané plantaire en flexion, par opposition au signe de Babinski, qui est une extension « lente et majestueuse » du gros orteil, pouvant être associée à une abduction des autres orteils. La présence d'un signe de Babinski est toujours pathologique, signant une atteinte du faisceau pyramidal (sclérose en plaques, accident vasculaire cérébral, tumeur cérébrale ou médullaire, etc.).

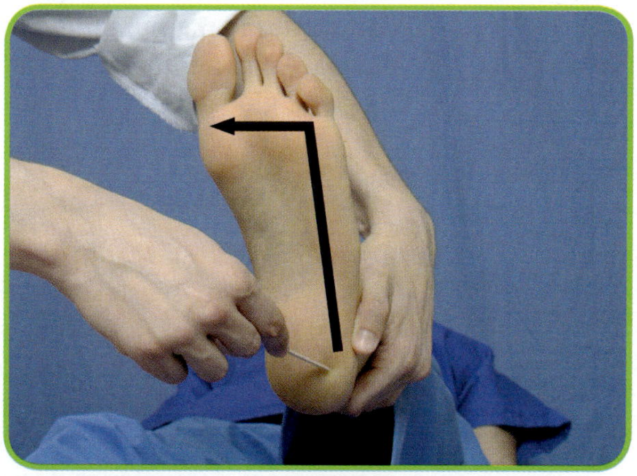

Figure 7.25 : *Réflexe cutané plantaire*

Important

- Il ne faut pas confondre le signe de Babinski avec une réaction d'évitement du patient à la douleur, qui n'a aucune signification pathologique : dans ce cas, l'extension du gros orteil est rapide et elle est associée à une extension des autres orteils ainsi qu'à une flexion dorsale du pied (mouvement de retrait).
- En l'absence de mouvement des orteils, les réflexes cutanés plantaires sont dits indifférents.

Sensibilité

L'évaluation de la sensibilité est assez difficile car subjective, elle dépend de la compréhension de la consigne, de la coopération du patient, de l'intensité de la piqûre. Il peut exister une certaine variabilité entre les examens successifs. Certaines zones sont naturellement moins sensibles que d'autres (peau plus épaisse), ce qui devra être pris en compte lors de l'interprétation des résultats.
La sensibilité de chaque moitié du visage (gauche et droite) est assurée par le cinquième nerf crânien (nerf trijumeau), qui comprend trois branches, innervant respectivement la région du front, de la joue, et du menton. L'examen de la sensibilité doit comporter l'ensemble du corps, y compris la face. On peut demander au patient de fermer les yeux pendant l'examen. Il faudra évaluer comparativement le côté gauche et le côté droit du corps du patient, de manière symétrique, et tester les trois modalités sensitives (tact fin, proprioception, piqûre). En cas d'hypoesthésie, il faut toujours décrire le type d'atteinte sensitive (globale, ou limitée à une ou deux modalités) et la topographie précise (on pourra s'aider d'un schéma).

Sensibilité au tact fin

Effleurer le patient avec les doigts, sur l'ensemble du corps, de bas en haut, de manière comparative (côté gauche par rapport au côté droit, mais aussi en comparant le membre inférieur et le membre supérieur du même côté). À l'état normal, le patient perçoit la stimulation tactile en tout point du corps avec une intensité globalement similaire.

Sensibilité proprioceptive ou profonde

On peut la tester simplement en évaluant la **sensibilité arthrokinétique** (conscience du sens de position des articulations, Fig. 7.26) : demander au patient de fermer les yeux, saisir son gros orteil par ses bords latéraux, le déplacer lentement vers le haut ou vers le bas. Demander au patient s'il sent le déplacement, puis si l'orteil est situé vers le haut ou vers le bas. Examiner ensuite le gros orteil controlatéral. Normalement, le patient doit pouvoir détecter un mouvement de quelques degrés et déterminer sans erreur si son orteil ou doigt est situé en haut ou en bas. Ce test n'est toutefois interprétable que si le patient a parfaitement compris la consigne et s'il est parfaitement détendu. Une atteinte de la sensibilité profonde peut être à l'origine de troubles de l'équilibre.

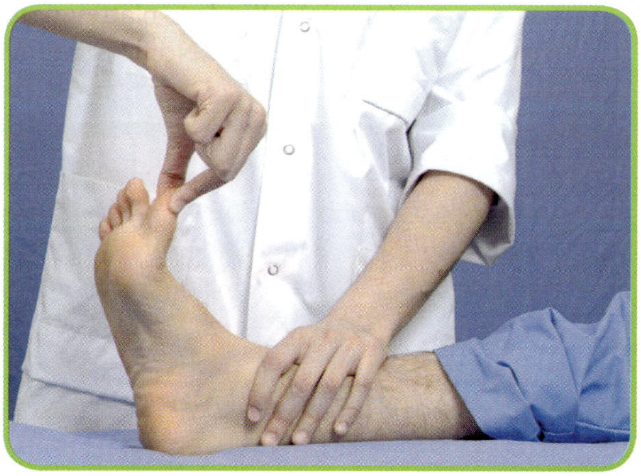

Figure 7.26 : *Sens de position du gros orteil*

Sensibilité thermoalgique

En pratique courante, on teste le plus souvent la **sensibilité douloureuse** seule : effectuer une piqûre superficielle, de manière comparative (côté gauche et droit, mais aussi en comparant le membre inférieur et le membre supérieur), sur l'ensemble du corps. Cet examen doit être réalisé après avoir prévenu le patient, sans provoquer de lésion cutanée, avec du matériel à usage unique (ex : abaisse-langue en bois cassé en deux). Le patient doit normalement percevoir la piqûre en tout point du corps avec une intensité similaire. Le test est réalisé alors que le patient a les yeux fermés.

Coordination

Le terme « ataxie » désigne une incoordination motrice, en l'absence de déficit moteur. On ne peut pas employer ce terme s'il existe un déficit moteur marqué. Une ataxie peut être due à une atteinte proprioceptive ou cérébelleuse.
Deux épreuves principales sont employées pour l'examen clinique.

Épreuve doigt-nez

Demander au patient de tendre le bras devant lui, poing fermé, index tendu. Il doit ensuite venir toucher le bout de son nez avec le bout de son index, de manière précise et rapide, puis revenir à la position de départ, et ainsi de suite. Examiner ensuite le membre supérieur controlatéral. Cette épreuve peut être réalisée yeux ouverts puis yeux fermés.
Normalement, le doigt vient toucher le bout du nez de manière précise. L'examen est considéré comme anormal s'il existe une incoordination d'un membre supérieur

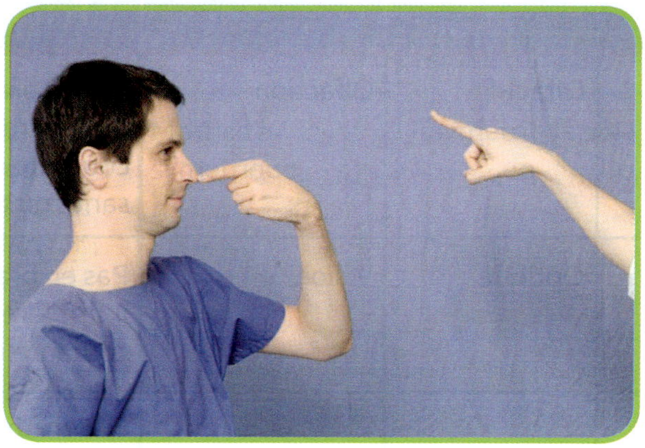

Figure 7.27 : *Épreuve doigt-nez*

	Nom du nerf	Rôle	Comment l'examiner	Normal	Anormal
VIII	Cochléo-vestibulaire	Audition Équilibre	Pas en pratique infirmière courante		
IX	Glosso-pharyngien	Sensibilité et motricité du pharynx	Réflexe nauséeux (bouche ouverte, appuyer un abaisse-langue sur le fond de la gorge) Contraction du voile du palais (bouche ouverte, faire « AAA ») Tester la déglutition	Réflexe nauséeux présent Contraction du voile du palais symétrique Test de déglutition : pas de fausse route à l'eau plate	**Abolition du réflexe nauséeux** Asymétrie de la contraction du voile Test de déglutition : si l'eau gélifiée ne passe pas (toux, fausse route), laisser le patient à jeun. Prévenir le médecin et informer la famille pour respecter cette consigne.
X	Pneumo-gastrique				
XI	Spinal	Innerve certains muscles du cou (rotation de la tête, haussement des épaules)	Pas en pratique infirmière courante		
XII	Grand hypoglosse	Motricité linguale	Tirer la langue	Langue non déviée	Langue déviée du côté paralysé

Motricité et sensibilité de la face

L'examen de la motricité et de la sensibilité de la face a déjà été traité plus haut dans ce chapitre.

Oculomotricité

L'oculomotricité se teste en demandant au patient de suivre des yeux le bout du stylo de l'infirmière, sans bouger la tête (*cf.* Fig. 7.29). Le stylo doit être déplacé dans les quatre grandes directions de l'espace (haut, bas, gauche, droite). Il faut noter si l'oculomotricité d'un œil est limitée, auquel cas dans quelle direction, et s'il existe une diplopie.

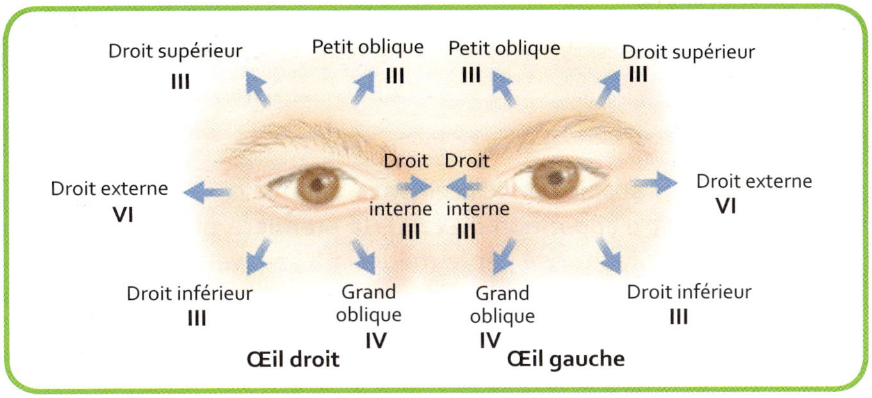

Figure 7.29 : *Champ d'action des muscles oculomoteurs*

Examen pupillaire

L'infirmière observera d'abord les pupilles au repos. À l'état normal, elles sont symétriques (isocores), de taille variable en fonction des conditions d'éclairage de la pièce. Une dilatation pupillaire est appelée **mydriase**, un rétrécissement **myosis**.

Il est nécessaire ensuite de tester la réactivité pupillaire à l'aide d'une lampe : en éclairant un œil, celui-ci passe normalement en myosis (réflexe photomoteur direct). Si ce n'est pas le cas, on dit que la pupille est aréactive. À l'état normal, si l'on éclaire un œil, l'autre œil passera également en myosis (réflexe photomoteur indirect ou consensuel). Une asymétrie pupillaire chez un patient ayant des céphalées ou un trouble de la vigilance est une grande urgence, d'autant plus qu'il existe une mydriase aréactive (engagement cérébral, rupture d'anévrisme…) : *cf.* cas clinique n° 3. Certains médicaments peuvent modifier le diamètre des pupilles, comme la morphine qui donne un myosis, mais ils n'entraînent pas d'asymétrie pupillaire.

Déglutition

L'évaluation des troubles de la déglutition est indispensable si le patient est à risque de faire des fausses routes (patient admis en unité neurovasculaire, patient âgé…). Celles-ci peuvent être fatales, le contenu de l'alimentation se retrouvant dans le larynx ou les poumons (pneumopathie d'inhalation). Pour tester la déglutition, le patient doit pencher sa tête en avant, ce qui permet de dégager l'œsophage et diminue le risque de passage de nourriture dans la trachée. Il doit boire doucement (attention en cas de troubles cognitifs). L'eau gélifiée est la plus facile à avaler, ensuite l'eau gazeuse et enfin l'eau plate. On testera donc la déglutition par étapes (eau gélifiée, puis, en l'absence de fausse route, eau gazeuse, puis eau plate).

Examen de l'équilibre en position debout

Important

➾ Devant une suspicion d'accident vasculaire cérébral (déficit neurologique récent d'apparition brutale), la première question à se poser est : « le patient est-il autorisé par le médecin à se lever ? ». En effet, dans ce contexte, verticaliser le patient peut aggraver ses troubles neurologiques s'il existe un rétrécissement (sténose) d'une artère, en diminuant l'apport du sang au cerveau.

Demander au patient de joindre les pieds, les yeux ouverts puis les yeux fermés. Noter s'il existe une instabilité (absente à l'état normal sauf chez certains sujets âgés). En cas d'instabilité debout pieds joints se majorant nettement quelques secondes après avoir fermé les yeux, on parle de signe de Romberg positif, qui traduit généralement une atteinte proprioceptive. Une tendance à la chute en arrière (appelée rétropulsion) peut également se produire.

Examen de la marche

Là encore, devant une suspicion d'accident vasculaire cérébral, la première question à se poser est : « Le patient est-il autorisé par le médecin à se lever ? » Par ailleurs, un trouble de la marche n'est pas toujours d'origine neurologique, mais peut être d'origine ostéo-articulaire, musculo-tendineuse, vasculaire locale…

L'infirmière demandera au patient de marcher naturellement sur quelques mètres, en s'assurant de pouvoir le retenir à tout moment s'il tombe. Observer la posture (patient droit ou au contraire fléchi, comme dans la maladie de Parkinson par exemple). Un patient normal marche à une vitesse convenable, sans risque de chute ni instabilité au demi-tour. Il existe de nombreux types de marche pathologique, et bien savoir les décrire nécessite beaucoup d'expérience. On peut constater notamment l'un ou l'autre des troubles suivants :

- membre inférieur raide, en extension, la pointe du pied touche le sol : **fauchage** (atteinte pyramidale unilatérale) ;
- nécessité de lever le(s) genou(x) de façon importante car le(s) pied(s) tombe(nt), déficit des releveurs du pied : **steppage** (atteinte motrice périphérique) ;
- nécessité d'écarter les pieds, marche instable, comme si le patient était ivre, démarche cérébelleuse ;
- amplitude des pas diminuée, marche très lente, attitude générale en flexion, demi-tour décomposé, rétropulsion : en faveur d'une atteinte « extrapyramidale » (syndrome parkinsonien). Chez le patient âgé, on observe de manière physiologique une diminution de l'amplitude des pas et un ralentissement de la marche.

5

Cas cliniques

Cas clinique n° 1

Il est dix-huit heures. Un patient de 55 ans est hospitalisé à la demande de son médecin traitant pour l'apparition d'un déficit moteur du bras droit ce matin à 10 h, qui se serait amélioré en une heure.

Guide pour l'entretien clinique

Quelles sont les questions pertinentes que l'infirmière devrait poser afin de préciser l'histoire de la maladie actuelle ?

T : Votre manque de force dans le bras est-il apparu brutalement ou progressivement ? Qu'étiez-vous en train de faire ? Pensez-vous que votre bras est revenu à l'état normal ?

P : Décrivez-moi exactement ce qui vous est arrivé ce matin ? Étiez-vous seul à ce moment-là ? Pouviez-vous bouger le bras ? Quels mouvements pouviez-vous faire, et lesquels étaient difficiles ? Avez-vous été gêné pour la marche ? Pour monter les escaliers ? Est-ce le premier épisode ?

Q : Combien de temps ont duré exactement les symptômes ?

R : Ce manque de force concernait-il les deux bras ou un seul ? Lequel ?

S : Avez-vous ressenti d'autres symptômes ? Une paralysie ou une déviation du visage ? Une diminution de la sensibilité ? Une douleur ? Aviez-vous du mal à marcher ? À parler ? Si oui, est-ce que vous aviez du mal à trouver vos mots ou bien plutôt des difficultés à les articuler ? Compreniez-vous tout ce que l'on vous disait à ce moment-là ? Avez-vous eu des palpitations ? Des douleurs dans la poitrine ?

Énumérez quelques questions pertinentes afin de compléter l'histoire de santé.

Recueil des antécédents médicaux et notamment des facteurs de risque vasculaire : hypertension artérielle, diabète, dyslipidémie, tabagisme, consommation d'alcool, antécédents personnels et familiaux d'AVC ou de maladie coronaire.

Chapitre 8
Systèmes digestif et urinaire

Marion Casadevall, médecin, ancien chef de clinique, Médecine interne, Hôtel-Dieu (AP-HP), France
Sophie Longpré, inf. M.Sc. IPSPL (cand.), professeure, Université du Québec à Trois-Rivières, Québec, Canada

Objectifs d'apprentissage

Après lecture de ce chapitre, vous serez en mesure de :

- ✔ intégrer les notions d'anatomie fonctionnelle de base utiles à l'examen des appareils digestif et urinaire
- ✔ réaliser un entretien clinique pertinent
- ✔ réaliser l'examen physique de l'abdomen
- ✔ évaluer la gravité des douleurs abdominales et reconnaître les situations urgentes

Les vomissements associés à des vertiges orientent vers un problème d'oreille interne (par exemple : vestibulite, vertige paroxystique bénin ou maladie de Ménière) ou bien vers une atteinte cérébelleuse (problème vasculaire ou infectieux).

Au début de la grossesse, les femmes peuvent présenter des vomissements alimentaires matinaux, associés à des nausées.

Important

Les vomissements alimentaires associés à un arrêt des matières et des gaz ainsi qu'un météorisme abdominal évoquent une occlusion abdominale. Le patient doit demeurer à jeun et le médecin doit être avisé d'urgence.

Les vomissements empêchant toute alimentation peuvent entraîner une déshydratation importante et des complications sévères. Ils nécessitent parfois une surveillance à l'hôpital.

Saignements digestifs : hématémèse, méléna et rectorragie

Hématémèse

Rejet de sang rouge ou rouge-noirâtre, par la bouche, au cours d'un effort de vomissement. Traduit un saignement de l'œsophage, de l'estomac (ulcère, varice œsophagienne…) ou du duodénum.

Méléna

Émission par l'anus de sang noir car digéré. La couleur est noire « comme du charbon », l'odeur nauséabonde est caractéristique. Peut survenir après un épisode d'hématémèse ou isolément. Traduit un saignement entre l'estomac et l'angle droit du côlon.

Rectorragie

Émission par l'anus de sang rouge, donc non digéré. Traduit un saignement entre l'angle colique droit et le rectum.

Attention ! Il faut distinguer les rectorragies de sang rouge que l'on voit au fond de la cuvette des toilettes et qui semblent mêlées aux selles et les rectorragies à type de stries de sang rouge à la surface des selles ou sur le papier hygiénique survenant après un effort de défécation : ces dernières sont souvent moins inquiétantes (hémorroïde ou fissure anale).

Toute hémorragie très importante, quel que soit le niveau digestif atteint, peut se traduire par des rectorragies.

Important

Saignements digestifs

Il faut savoir éviter les pièges :

- différencier l'**hématémèse** de l'épistaxis dégluti (saignement de nez dégluti que l'on recrache par la bouche) ou de l'**hémoptysie** (rejet de sang au cours d'un effort de toux) ;
- s'assurer qu'il ne s'agit pas de vomissements de vin, de café, de betterave... ;
- les traitements par complémentation en fer donnent une coloration noire aux selles qu'il ne faut pas confondre avec un méléna !

Il faut savoir évaluer :

- le retentissement hémodynamique : pression artérielle basse, tachycardie, pâleur, polypnée, trouble de conscience, oligurie ;
- l'abondance du saignement (en nombre de verres par exemple).

Il faut avertir immédiatement le médecin qui décidera de la conduite à tenir. En attendant le patient doit rester à jeun et doit être perfusé.

Constipation et diarrhée

Il faut se méfier de ce que les patients appellent diarrhée ou constipation, qui sont à interpréter en fonction des habitudes de chacun, et donc rester le plus objectif possible.

Constipation

C'est une diminution de la fréquence des selles et/ou une émission de selles dures par rapport au transit habituel.

PQRST

Questions	Justifications
P : Avez-vous récemment modifié votre alimentation (apport de fibres), votre hydratation, votre mode de vie (activité sportive, arrêt du tabac) ? Vous hydratez-vous régulièrement ? Prenez-vous de nouveaux médicaments (morphinique, antiparkinsonnien, fer) ? Avez-vous subi une opération digestive récemment ? Avez-vous des antécédents de colopathie fonctionnelle, de dysfonctionnement thyroïdien ?	P : Le mode de vie influe beaucoup sur le transit. Un apport important de fibres, une bonne hydratation ainsi que l'activité physique favorisent l'élimination intestinale. Certaines pathologies comme la colopathie fonctionnelle, l'hypothyroïdie ou certains médicaments (les opioïdes, le fer, les traitements antiparkinsoniens) peuvent favoriser la constipation. Suite à une chirurgie abdominale, le transit peut mettre du temps à se rétablir, d'où l'importance de la surveillance de la reprise des gaz en post-opératoire.

PQRST

Q : À quelle fréquence allez-vous à la selle ? Habituellement et actuellement ? La forme de vos selles a-t-elle changé ?	**Q** : Chaque personne a son transit propre, il est donc important de comparer les signes présentés par le patient à ses habitudes de transit.
S : Avez-vous des douleurs abdominales, un ballonnement abdominal ? Avez-vous des douleurs anales au moment de la défécation ? Avez-vous des gaz ? des bruits gastro-intestinaux ? Avez-vous des vomissements ? Avez-vous parfois du sang dans les selles ?	**S** : Des douleurs anales peuvent provenir d'hémorroïdes ou de fissures anales et être associées à des rectorragies de faible abondance sur le papier hygiénique. La présence plus importante de sang mélangé aux selles peut faire craindre un cancer.
T : Depuis quand êtes-vous constipé ? Avez-vous des diarrhées en alternance à la constipation ? Quand êtes-vous allé à la selle pour la dernière fois ?	**T** : Une constipation de longue date est plutôt fonctionnelle. Une constipation récente ou alternant avec des périodes de diarrhée, surtout chez les patients de plus de cinquante ans, peut faire craindre un cancer.

Diarrhée

C'est une augmentation de l'élimination fécale usuelle (supérieure à 300 g/24 h) soit par une augmentation de la fréquence des selles, soit par des selles plus liquides ou plus abondantes. On distingue les diarrhées aiguës qui débutent en général brutalement et durent moins de deux semaines et les diarrhées chroniques qui évoluent depuis plus d'un mois ou qui sont récurrentes.

PQRST

Questions	Justifications
P : Avez-vous voyagé récemment ? Avez-vous mangé des aliments douteux ? Est-ce favorisé par le stress, par la prise de certains aliments ? Avez-vous pris de nouveaux médicaments récemment (antibiotiques) ? Y a-t-il des personnes malades dans votre entourage ?	**P** : Une toxi-infection alimentaire (aliments ou eau) peut se manifester par des diarrhées. Des diarrhées provoquées par la prise de certains aliments (par exemple : produits laitiers) peuvent suggérer une intolérance (ici, au lactose). Une antibiothérapie peut provoquer des diarrhées : soit des diarrhées liées à une intolérance digestive aux antibiotiques (**ce qui ne veut pas dire allergie**), soit des diarrhées à *Clostridium difficile* (germe digestif sélectionné par les antibiotiques qui provoque des diarrhées glaireuses, verdâtres).

PQRST

Q : Quel est l'aspect de vos selles, liquides comme de l'eau (syndrome dysentrique), molles et d'aspect graisseux (stéatorrhées) ? Contiennent-elles des aliments non digérés ? De quelle couleur sont-elles ? blanches ? noires ? Les selles sont-elles nauséabondes ? Y a-t-il du sang ? Combien de fois par jour allez-vous à la selle ?	**Q** : L'aspect des selles peut renseigner sur l'origine de l'affection. Par exemple : – selles blanchâtres : obstructions biliaires ; – selles pâles, graisseuses et adhérentes : insuffisance pancréatique ; – présence de sang rouge clair sur le papier hygiénique : hémorroïdes ou fissures ; – présence de sang mélangé aux selles : cancer colique, maladie inflammatoire chronique intestinale (maladie de Crohn), rectocolite hémorragique ; – selles noires et nauséabondes : méléna.
S : Avez-vous des douleurs abdominales, de la fièvre ? Avez-vous vomi ? Avez-vous été très constipé avant l'apparition des diarrhées ? Avez-vous perdu du poids ?	**S** : Perte de poids en présence de diarrhées chroniques (maladie chronique inflammatoire intestinale, cancer…). Fièvre en présence d'une infection. Une diarrhée provoquée par un syndrome de côlon irritable n'est jamais associée à des rectorragies. Attention aux « fausses diarrhées de constipation » : une constipation prolongée peut entraîner une irritation de la muqueuse colique et une hypersécrétion mimant des diarrhées.
T : Depuis quand avez-vous des diarrhées ? Ont-elles débuté brutalement ou progressivement ? Avez-vous des diarrhées la nuit ?	**T** : Des diarrhées provoquées par le stress ou l'anxiété ne provoquent habituellement pas de diarrhée nocturne. Une diarrhée lors d'un syndrome de côlon irritable ne réveille pas le patient la nuit.

Important

L'alternance diarrhée/constipation, d'apparition récente mais durable, surtout chez les patients de plus de cinquante ans doit être explorée parce qu'elle peut faire évoquer un cancer colique.

Des diarrhées prolongées chez des patients jeunes, associées à un amaigrissement, des douleurs abdominales et des rectorragies peuvent évoquer une maladie chronique inflammatoire intestinale et nécessitent également d'être explorées.

Douleurs abdominales

C'est le signe d'alarme le plus fréquent d'un problème intra-abdominal. Comme pour toute douleur, on doit toujours préciser les points suivants.

État bucco-dentaire

État dentaire : la perte de dents ou des appareils dentaires inadaptés peuvent gêner l'alimentation.
Langue : sèche si le patient est déshydraté, blanche ou saburrale (en cas d'infection), noire (par exemple, mycose).

Peau

Coloration : pâleur cutanée et des conjonctives dans l'anémie. Ictère. Rougeur de la paume des mains et des pommettes (en cas d'alcoolisation chronique), ongles blancs (en cas d'insuffisance hépatique).
Cicatrices d'interventions chirurgicales antérieures.
Vergetures, qui peuvent indiquer des variations de poids rapides et importantes.
Lésions, éruptions : localisation, couleur, aspect des lésions. Présence d'angiomes stellaires : point rouge vasculaire central prolongé par de nombreuses ramifications en forme d'étoile. Ils se trouvent le plus souvent sur le torse ou le visage. Ils peuvent être liés à une insuffisance hépatique ou être physiologiques, chez les adolescents ou les femmes enceintes par exemple.
Réseau veineux sous-cutané : dilatation des veines de l'abdomen, en tête de méduse à partir de l'ombilic (par exemple, circulation veineuse collatérale de l'hypertension portale).

Forme de l'abdomen

Asymétrie, voussure : une asymétrie peut résulter d'une masse intra-abdominale, une voussure localisée peut faire évoquer une hernie, une distension gazeuse localisée.
Distension symétrique : une distension globale peut être liée à la présence de liquide dans l'abdomen (ascite) ou bien à la présence d'air (distension gazeuse liée à la constipation).
Pulsations vasculaires : les battements de l'aorte abdominale peuvent être visibles au niveau de l'épigastre chez les gens minces, ils peuvent être aussi révélateurs de la présence d'un anévrisme de l'aorte abdominale.
Ombilic : une voussure au niveau de l'ombilic peut être liée à une hernie ombilicale ou, s'il existe une distension générale, à la présence d'ascite.

Auscultation

L'auscultation se fait avant la palpation et la percussion, qui peuvent modifier les bruits abdominaux. Elle se fait à l'aide du diaphragme du stéthoscope posé en alternance sur les différentes régions de l'abdomen (Fig. 8.5).
À l'auscultation on recherche les **bruits hydro-aériques** qui sont perçus comme des gargouillis et qui traduisent le passage d'air et de liquide dans les intestins. Normalement, les bruits intestinaux sont perçus toutes les 5 à 15 secondes. Leur absence pendant **plus d'une minute** pourrait craindre une immobilité intestinale, comme lors d'un iléus paralytique, d'un syndrome occlusif, d'une

péritonite. Des bruits hydro-aériques majorés ou hyperactifs peuvent s'entendre en cas de diarrhée ou en cas de lutte du tube digestif contre un obstacle (comme au début d'une obstruction intestinale).

Important

Vérification du bon positionnement d'une sonde naso-gastrique dans l'estomac :

on pose son stéthoscope sur l'épigastre du malade et, à l'aide d'une grosse seringue, on insuffle 20 à 30 mL d'air dans la tubulure de la sonde, d'un seul coup. La perception nette de gargouillis indique que la sonde est bien placée dans l'estomac. Attention, en plus du contrôle clinique du bon positionnement de la sonde naso-gastrique, il est obligatoire (médico-légal) de réaliser une radiographie de contrôle avant de débuter toute alimentation par la sonde.

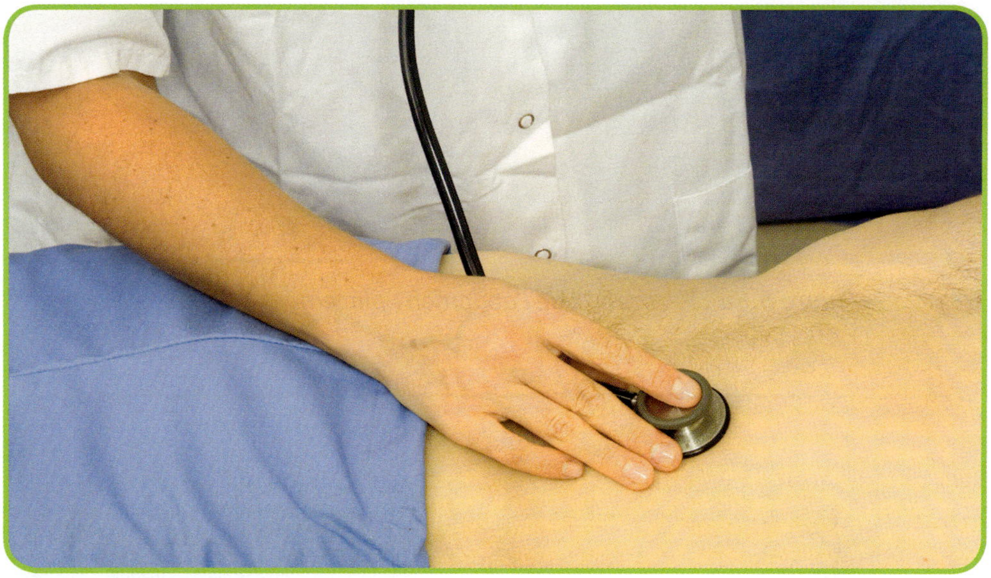

Figure 8.5 : *Auscultation des bruits hydro-aériques de l'abdomen*

Percussion

La percussion permet d'évaluer la répartition et la quantité des gaz dans l'abdomen, de mettre en évidence une masse ou la présence de liquide intra-abdominal. La percussion abdominale s'effectue de façon systématique dans toutes les régions de l'abdomen en terminant par les zones douloureuses. On procède en plaçant le majeur de la main non dominante à plat sur l'abdomen, les autres doigts de cette main sont légèrement écartés et avec l'extrémité du majeur de la main dominante, on percute d'un coup sec les deuxièmes phalanges des doigts de la main posée.

Un **tympanisme** (son creux) indique la présence d'air dans le tube digestif.

Une **matité** (son sourd et mat) circonscrite peut correspondre à un organe (foie, rate), à une masse abdominale anormale ou à la présence de liquide dans l'abdomen.

S'il y a du liquide dans l'abdomen (ascite), celui-ci est globalement distendu (l'importance de la distension est fonction de la quantité de liquide), l'ombilic peut être déplissé et la percussion met en évidence une matité déclive c'est-à-dire qui fluctue en fonction de la position du patient.

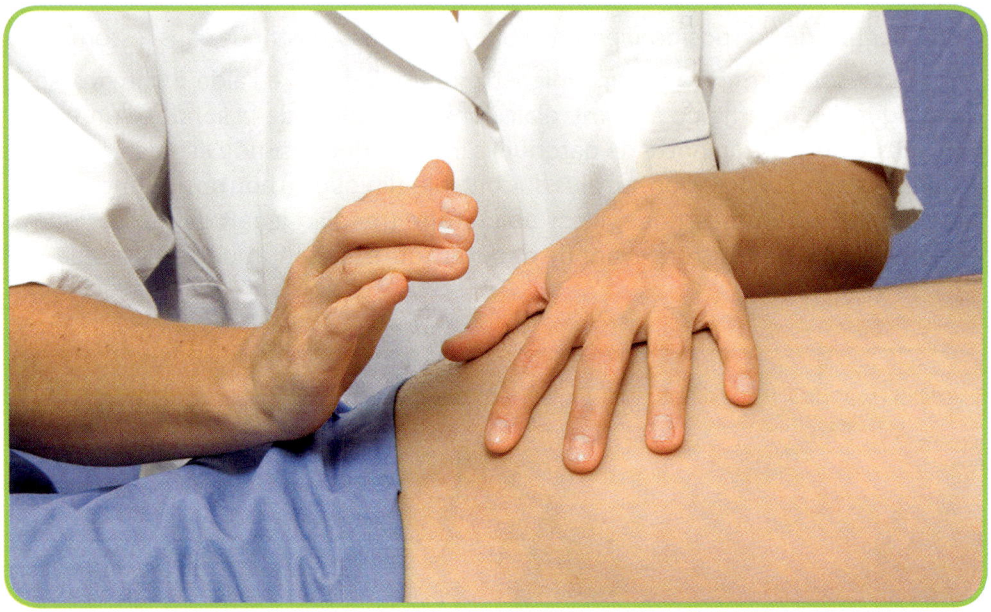

Figure 8.6a : *Percussion de l'abdomen : placement des mains*

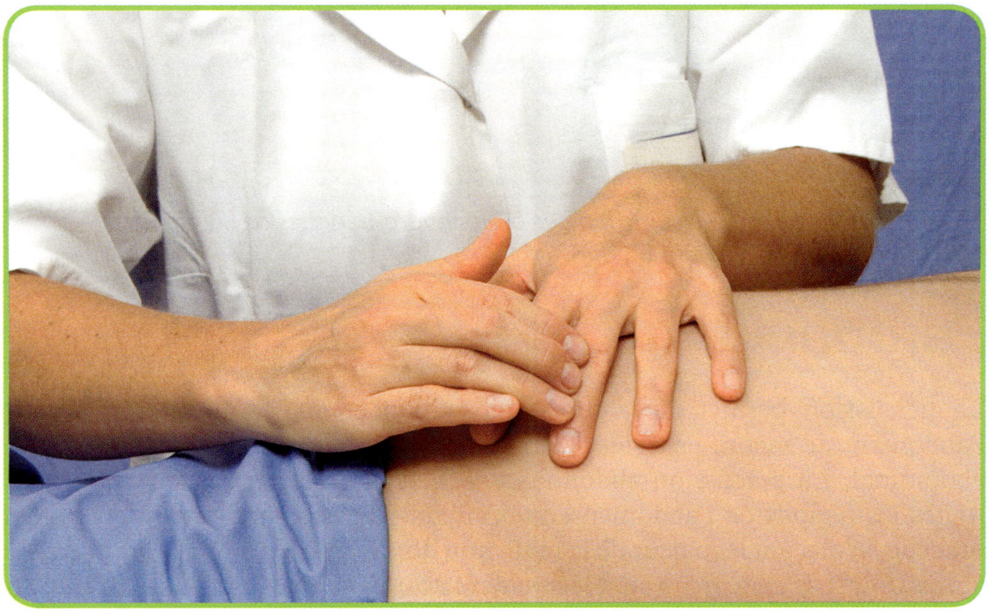

Figure 8.6b : *Percussion de l'abdomen*

Important

Le syndrome occlusif doit être évoqué devant l'association de plusieurs signes :

- douleurs abdominales diffuses à type de crampe, intenses ;
- distension abdominale et tympanisme ;
- vomissements incoercibles, parfois fécaloïdes ;
- arrêt des matières et des gaz.

C'est une urgence.

Palpation

La palpation superficielle s'effectue toujours avant la palpation profonde, en commençant toujours par les zones les moins douloureuses.

Palpation superficielle

La main droite, doigts joints, est placée à plat sur l'abdomen. La palpation superficielle est douce avec une dépression de la paroi abdominale d'environ 1 cm. L'ensemble de l'abdomen est évalué.

Peau

Normale : lisse, homogène, sans lésion. Se laisse pincer entre pouce et index et revient à sa position normale.
Anormale : pli cutané persistant (témoin de déshydratation), œdème sous-cutané prenant le godet (aspect épaissi de la peau qui, quand on appuie avec le doigt, garde une marque).

Paroi musculaire

Normale : tonique, élastique, indolore.
Anormale :

- distendue, météorisée ?
- présence de voussure ? hernie inguinale, ombilicale ?
- présence de douleur ?

Palpation profonde

La palpation profonde nécessite une dépression de la paroi abdominale de 5 à 8 cm. Elle s'effectue comme la palpation superficielle, main à plat ou en s'aidant des deux mains, quadrant par quadrant.

Normale

Abdomen souple et indolore, pas de masse palpée.

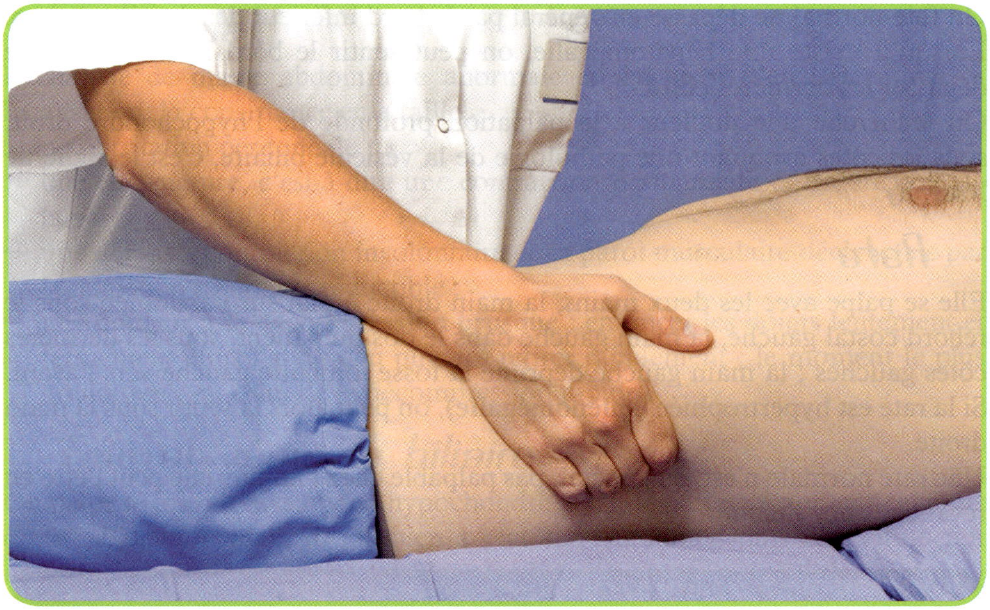

Figure 8.9 : *Palpation du rein gauche*

On recherche également une douleur à l'ébranlement des fosses lombaires. L'ébranlement se fait sur un patient assis, en percutant les fosses lombaires avec le bout des doigts.

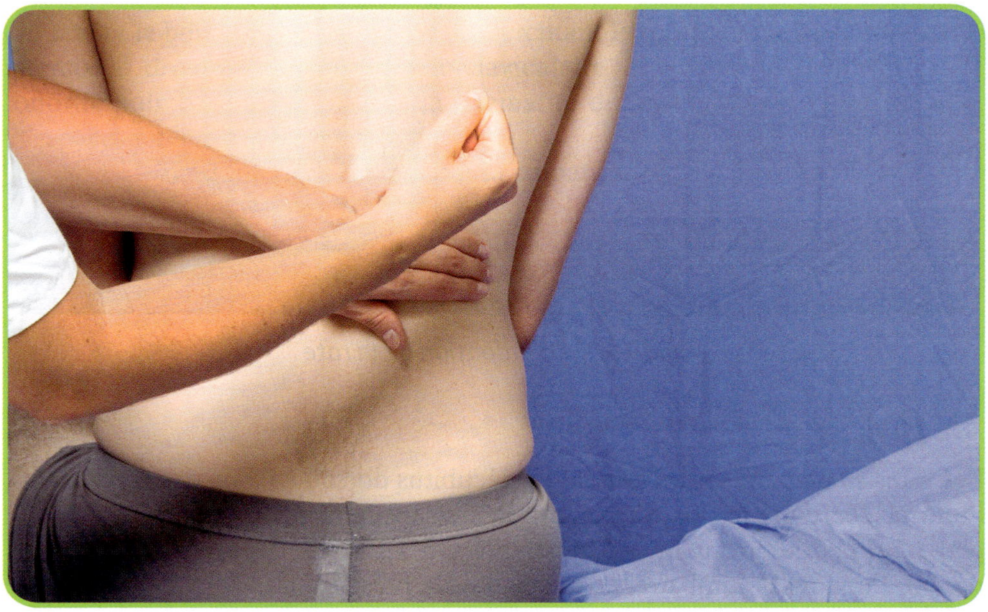

Figure 8.10 : *Ébranlement du rein gauche*

Vessie

Elle se situe en arrière du pubis et n'est normalement pas palpable. L'examen recherche une douleur à la palpation profonde (en cas de **cystite**) ou la présence d'un globe vésical. Un **globe vésical** désigne une vessie distendue par une accumulation anormale d'urine (500 à 600 mL) sans évacuation spontanée possible par le patient. La palpation retrouve une voussure sus-pubienne associée à une matité à la percussion.

Important

La présence d'un globe vésical doit être signalée immédiatement au médecin, il faudra poser un sonde urinaire ou un cathéter sus-pubien en urgence.

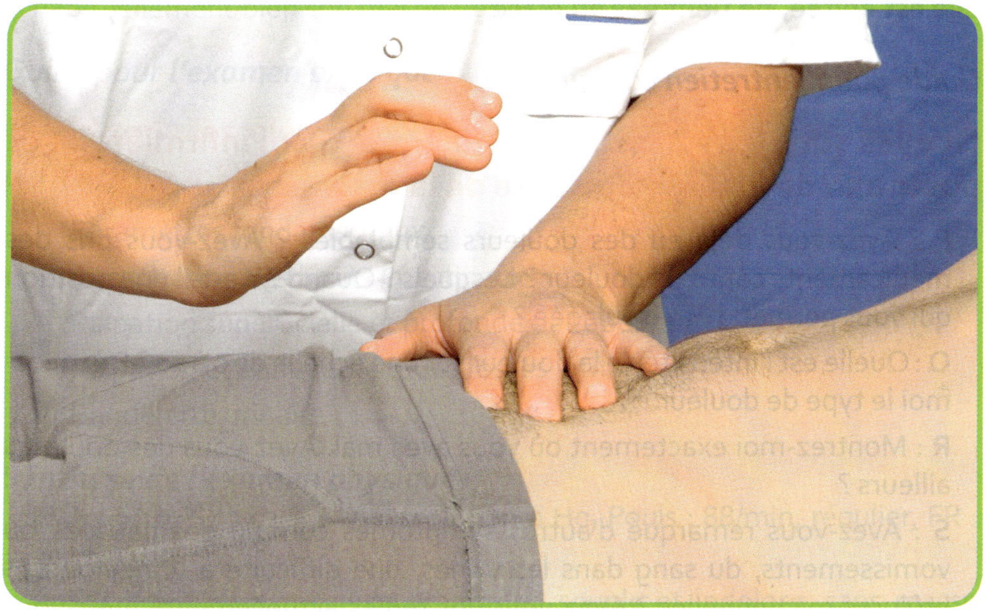

Figure 8.11 : *Recherche d'un globe vésical*

Commentaires

Les urgences à éliminer en cas de colique néphrétique sont la présence de signe d'infection ou d'anurie associée, ce qui nécessiterait un drainage des urines en urgence.

Dans notre cas, il n'y a pas d'anurie, les brûlures mictionnelles et la pollakiurie sont des signes d'irritation mais on n'a pas d'argument pour une infection car il n'y a pas de fièvre ni de leucocyte/nitrite à la bandelette urinaire. L'hématurie est très fréquente au cours de la colique néphrétique.

Cas clinique n° 2

Comme tous les matins, vous allez voir Mme M., 75 ans, pour son injection d'insuline à domicile. À votre arrivée, c'est son mari qui ouvre la porte. Mme M., ce matin, a de la fièvre et des douleurs abdominales qui ont débuté hier et se sont aggravées dans la nuit. M. M. vient d'appeler le médecin traitant qui est très occupé aujourd'hui, celui-ci a demandé si vous pouviez le rappeler pour lui décrire la situation.

Guide pour l'entretien clinique

Quelles sont les questions pertinentes que l'infirmière peut poser afin de préciser l'histoire de la maladie actuelle ?

P : Les douleurs ont-elles été déclenchées par quelque chose ? Votre épouse a-t-elle pris des traitements contre la douleur ? Quoi ? Quand ?

Q : Quel est le type de la douleur ? Peut-elle évaluer son intensité entre 0 et 10 sur une échelle EVA ?

R : Peut-elle montrer le siège de la douleur avec un seul doigt ? Y a-t-il d'autres douleurs ailleurs ?

S : A-t-elle des symptômes associés ? Diarrhées, constipation, fièvre, nausées, vomissements? Quand est-elle allée à la selle pour la dernière fois ? A-t-elle des gaz ? Sent-elle des mouvements intestinaux ?

T : La douleur est-elle apparue progressivement ou brutalement ? Depuis combien de temps a-t-elle mal ? La douleur est-elle intermittente ou constante ?

Synthèse de l'entretien clinique

Mme M. vous dit qu'elle a, depuis hier, des douleurs de la fosse iliaque gauche. Elle a pris du Spasfon et du Paracétamol hier, ce qui a permis de calmer les douleurs. Cette nuit, elle a eu de la fièvre et les douleurs abdominales ont empiré. Elle a déjà eu des douleurs abdominales il y a quelques années et le docteur lui avait parlé de diverticules. Pas de nausée ni de vomissement. Pas de selle depuis hier et pas de gaz depuis ce matin.

Guide pour l'examen physique

Suite à cet entretien, quels seraient les éléments d'examen physique pertinents à effectuer par l'infirmière ?

- Paramètres fondamentaux et glycémie capillaire
- Inspection de l'abdomen
- Percussion de l'abdomen
- Auscultation des bruits intestinaux
- Palpations superficielle et profonde de l'abdomen
- Test de la décompression rapide

Résultats

- température : 38,5 °C ; TA : 120/60 mm Hg ; FC : 17/min, régulier ; EVA : 6/10 ; glycémie capillaire : 8,30 mmol/l.
- abdomen distendu dans son ensemble, météorisé. Absence de bruits hydro-aériques à l'auscultation. Tympanique à la percussion. Douleur à la décompression rapide et contraction involontaire de la fosse iliaque gauche à la palpation profonde.

Synthèse de l'examen physique et transmission téléphonique au médecin

- Tableau de douleurs abdominales, fébriles évoluant depuis hier, avec défense de la fosse iliaque gauche sans contracture et signe d'irritation péritonéale (douleur à la décompression rapide).
- Associé à un syndrome occlusif : pas de selle depuis hier, pas de gaz depuis ce matin, abdomen distendu, météorisé, tympanisme à la percussion, absence de bruits hydro-aériques.
- Sans signe de mauvaise tolérance hémodynamique : pas de signe de choc ; TA : 120/60 ; FC : 17/min ; pas de marbrure ni cyanose.
- Chez une patiente de 75 ans diabétique : terrain fragilisé du fait de l'âge et du diabète qui peut favoriser les infections. De plus l'infection risque également de déséquilibrer le diabète. Glycémie capillaire : 8,30 mmol/l.
- Antécédents de diverticulose colique.

C'est une urgence qui ne pourra pas être prise en charge à domicile. Il faut adresser la patiente aux urgences le plus vite possible. Vous allez aider M. M. à appeler une ambulance.

Important

La patiente vous dit qu'elle a soif et vous demande si elle ne peut pas boire un peu ?

Si la patiente doit être opérée en urgence, il faut qu'elle reste strictement à jeun. Vous avez vérifié la glycémie qui est correcte, la patiente n'a pas besoin de s'alimenter. Il faut noter dans le dossier l'heure du dernier repas.

Aux urgences, une voie veineuse sera posée, un protocole d'insuline mis en route en fonction des glycémies ainsi qu'un traitement antalgique par voie intraveineuse et un avis chirurgical en urgence.

La patiente vous demande de faire quand même son injection d'insuline rapide avant le départ, elle a peur que son diabète soit déséquilibré. Que faites-vous ?

La réponse est : « Non! »

Elle doit rester à jeun pour l'instant (elle pourrait être opérée en urgence), donc elle risque de faire une hypoglycémie importante si on fait l'injection d'insuline rapide alors qu'elle ne mange pas.

Cas clinique n° 3

M. L., 60 ans, sans domicile fixe, est amené par les pompiers aux urgences pour malaise sur la voie publique ; il a vomi une fois dans le camion des pompiers, c'était un vomissement alimentaire. Il est visiblement alcoolisé mais parfaitement conscient et orienté. Il est installé sur un brancard en attendant de voir l'infirmière d'accueil et d'orientation. Brutalement, il se met à vomir. Il y a du sang rouge dans les vomissements.

Examen physique ciblé

Quelle est votre attitude immédiate ? Quels sont les paramètres les plus importants à évaluer ?

– Avertir le médecin immédiatement.

– Installer le patient dans un box de surveillance rapprochée.

– Évaluer la tolérance clinique et rechercher la présence de signe de choc périphérique : état de conscience, signes vitaux : FC, TA, respiration (fréquence respiratoire, saturation en O_2), coloration des téguments.

Synthèse de l'examen physique ciblé

– TA: 100/50 mm Hg ; FC : 120/min ; FR : 16/min ; saturation : 95 % en air ambiant.

– Pas de marbrure, extrémités chaudes.

– Pas de trouble de conscience.

Les gestes à réaliser en urgence selon les protocoles médicaux

– Pose d'une voie veineuse en urgence (sérum physiologique).
– Bilan sanguin en urgence : NFS, groupe-rhésus 1re et 2e déterminations, RAI, hémostase (TP, TCA), bilan hépatique.
– Patient laissé à jeun.
– Mise en place rapide d'une sonde naso-gastrique pour lavage gastrique à l'eau claire (à température ambiante).

Commentaire

La présence de sang dans la sonde naso-gastrique affirme le diagnostic d'hématémèse. Il faut conserver les vomissements et liquide de lavage gastrique pour essayer d'évaluer l'abondance du saignement.

Quels sont les éléments de l'examen clinique qui pourraient faire évoquer une cirrhose ?

Des signes d'insuffisance hépatique :

– Angiomes stellaires.
– Ictère.
– Ongles blancs, hippocratisme digital.
– *Foetor hepaticus* : haleine odeur de pomme pourrie.
– Trouble de conscience (encéphalopathie hépatique).
– Astérixis ou *flapping* : se recherche en demandant au patient de tendre les bras en avant. Il existe une perte de tonus brutale et brève des mains.

Des signes d'hypertension portale :

– Ascite.
– Circulation veineuse collatérale.
– Hépatomégalie et hypertrophie de la rate (splénomégalie).
– *N. B.* : les varices œsophagiennes, non visibles à l'examen clinique, sont également un signe d'hypertension portale.

Terrain :

– Notion d'alcoolisme chronique.

Le lendemain matin, l'aide-soignant vous appelle car le patient vient d'avoir des selles noires très nauséabondes. Qu'en pensez-vous ?

C'est un méléna. Il s'agit de sang digéré par le patient suite aux saignements gastro-œsophagien. C'est habituel après un épisode d'hématémèse. En revanche, sa persistance doit faire craindre la poursuite du saignement et doit de toute façon être signalée au médecin.

(Voir aussi Cas clinique en situation d'urgence n° 1.)

Ce qu'il faut retenir

- ✔ Faire raconter aux patients leurs symptômes permet de recueillir des informations essentielles et pertinentes.
- ✔ Il est important de respecter un ordre précis pour l'examen physique de l'abdomen soit : l'inspection, l'auscultation, la percussion et finalement la palpation.
- ✔ La palpation de la région douloureuse doit toujours se faire à la fin de l'examen.
- ✔ Les troubles digestifs qui entraînent déshydratation et perte de poids importante peuvent être graves.
- ✔ Toute douleur abdominale fébrile doit faire rechercher des signes d'irritation péritonéale.
- ✔ Toute hémorragie digestive doit être considérée comme une urgence et nécessite la prise en charge immédiate du patient.

Chapitre 9
Le système locomoteur

Marion Casadevall, médecin, ancien chef de clinique, médecine interne,
Hôtel-Dieu (AP-HP), France
Fabienne Sanson, infirmière, cadre de santé,
hôpital Cochin (AP-HP), France

Objectifs d'apprentissage

Après lecture de ce chapitre, vous serez en mesure de :

- ✔ intégrer les notions d'anatomie fonctionnelle de base utiles à l'examen de l'appareil locomoteur ;
- ✔ réaliser un entretien clinique pertinent ;
- ✔ réaliser l'examen physique de l'appareil locomoteur ;
- ✔ faire la différence entre une douleur inflammatoire et une douleur mécanique.

1 Introduction

La fonction locomotrice répond aux besoins fondamentaux de l'homme : mobilité, communication, nutrition. Le système locomoteur est étroitement lié au système nerveux qui correspond en quelque sorte à son « circuit électrique ». Quand l'un ou l'autre de ces deux systèmes fonctionne mal ou plus du tout, le retentissement sur les gestes de la vie quotidienne peut être majeur et devenir un réel handicap.
L'appareil locomoteur est constitué de plusieurs structures : **os, articulations, muscles, nerfs et vaisseaux**. La connaissance des bases de l'anatomie humaine est indispensable pour bien appréhender l'examen clinique de l'appareil locomoteur. C'est pourquoi l'anatomie fonctionnelle, l'entretien clinique puis l'examen physique seront exposés successivement dans ce chapitre.

2 Anatomie fonctionnelle

Les différentes structures de l'appareil locomoteur

Os

On distingue plusieurs types d'os : les **os longs** (comme l'humérus), les **os courts**, les **os plats** (l'omoplate), les **os sésamoïdes** (os du poignet). Voir figure 9.1.
Les os longs sont formés d'une partie centrale, la **diaphyse**, et de deux extrémités, les **épiphyses**. La diaphyse se compose d'une partie périphérique cylindrique et, en son centre, de la **cavité médullaire** (dans laquelle se trouve la moelle osseuse où a lieu la fabrication des cellules sanguines). À l'exception des surfaces articulaires qui sont recouvertes de **cartilage**, l'os est entouré d'une membrane fibro-élastique très innervée appelée **périoste**.

Le tissu osseux est composé de **cellules osseuses** et d'une **substance intercellulaire** minéralisée. Il est le siège d'un remodelage permanent : certaines cellules synthétisent l'os (**ostéoblastes**), d'autres le détruisent (**ostéoclastes**). Des **sels minéraux** (comme phosphore, calcium et magnésium) sont nécessaires à la fabrication de l'os ainsi que la **vitamine D** qui permet le transport et la fixation du calcium. Dans certaines pathologies, comme l'hyper-parathyroïdie, l'hyperthyroïdie ou l'ostéoporose, l'équilibre entre construction et destruction osseuse est rompu au détriment de la constitution de l'os qui est alors fragilisé.

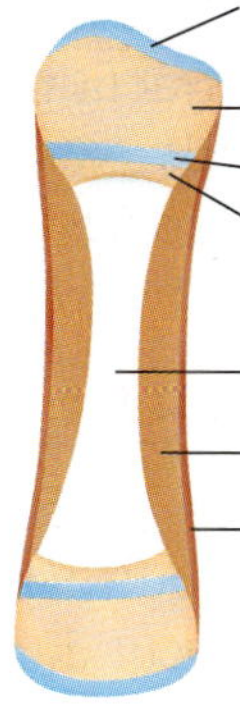

Figure 9.1 : *Constitution d'un os long*

En revanche, en cas de fracture, c'est l'activité des ostéoblastes qui est prédominante, ce qui permet la reconstruction de l'os.

Important

L'**ostéoporose** est une maladie courante qui se caractérise à la fois par une diminution de la densité osseuse et par des anomalies de l'architecture de l'os. Elle peut se compliquer de fractures osseuses comme les fractures du col du fémur, les fractures du poignet ou les tassements vertébraux. Les **facteurs favorisant** l'ostéoporose sont l'**âge**, la **ménopause**, un **traitement prolongé par corticoïde**, une **immobilisation prolongée**, une **carence en vitamine D ou en calcium**, un **faible poids**, les **maladies endocriniennes** (dysthyroïdie, hyperparathyroïdie, hypogonadisme, etc.).

Articulations

Il existe trois types d'articulation : les articulations immobiles comme la jointure des os du crâne, les articulations semi-mobiles comme la symphyse pubienne ou la colonne vertébrale et les articulations mobiles comme l'épaule, la hanche, les genoux.

La **membrane synoviale** recouvre l'intérieur de la cavité articulaire et élabore le **liquide synovial** (liquide transparent, jaunâtre et visqueux) qui permet un meilleur glissement articulaire. En cas d'inflammation de la synoviale, il y a une hyperproduction de liquide synovial et formation d'un épanchement articulaire. Certaines articulations sont renforcées par une **capsule articulaire** (par exemple, l'épaule) ou par des **ligaments** (par exemple, le genou). Une entorse correspond à la distension des structures ligamentaires lors d'un traumatisme.

Muscles

Par leur contraction, les muscles permettent la mobilisation des segments osseux sur lesquels ils s'insèrent, ainsi que les mouvements, le maintien de la posture et la stabilisation des articulations.

Vaisseaux

L'os est très vascularisé. Cette vascularisation est assurée par une **artère nourricière** qui pénètre dans l'os au niveau du périoste. En cas de fracture osseuse, on peut donc perdre beaucoup de sang (ex : fracture du col fémoral).

Nerfs - Unité motrice

Une **unité motrice** est formée d'un neurone moteur de la moelle épinière et de toutes les fibres musculaires qu'il innerve (de cinq à plus de mille). Voir le chapitre 7, « Système nerveux et état mental ». Le bon fonctionnement des muscles nécessite l'intégrité du muscle lui-même mais aussi des structures nerveuses auxquelles il est rattaché. Un examen neurologique doit donc toujours être réalisé en parallèle à l'examen de l'appareil locomoteur.

Anatomie générale

Squelette

Les os s'articulent entre eux pour former le squelette sur lequel s'insèrent les muscles, les tendons et les ligaments. C'est une charpente, constituée de 206 os, qui soutient l'organisme et protège les organes qu'elle entoure. On distingue le **squelette axial** et le **squelette des membres**.

N.B. : Il existe une « nouvelle » et une « ancienne » nomenclature en anatomie. Vous devez utiliser la nouvelle nomenclature, mais bien souvent, l'ancienne nomenclature est encore en usage, elle est donc notifiée en deuxième position entre parenthèses.

Squelette axial

Colonne vertébrale

La colonne vertébrale ou **rachis** est composée de quatre régions (cervicale, dorsale, lombaire et sacrée) et du **coccyx**. Le **rachis cervical** est composé de sept vertèbres : C1 ou **atlas**, C2 ou **axis** puis C3 à C7. L'atlas s'articule avec les os du crâne.

Le **rachis dorsal** est composé de douze vertèbres (D1 à D12). Le **rachis lombaire** est composé de cinq vertèbres (L1 à L5), il assure le soutien de l'ensemble du rachis et est articulé avec les os du bassin. Le corps vertébral de L5 est le plus

massif du rachis. Le **sacrum** est formé de cinq vertèbres (S1-S5) et le **coccyx** de quatre vertèbres soudées entre elles.
De profil, la colonne vertébrale n'est pas rectiligne, elle présente des courbures physiologiques (Fig. 9.2). On parle de **lordose** quand il existe une convexité vers l'avant (cambrure), de **cyphose** quand il existe une convexité vers l'arrière (bosse). Physiologiquement, on observe une lordose dans les régions cervicale et lombaire et une cyphose dans les régions dorsale et sacrée. En revanche, de face, la colonne vertébrale doit être linéaire, sans courbure (dans le cas contraire, on parle de scoliose).

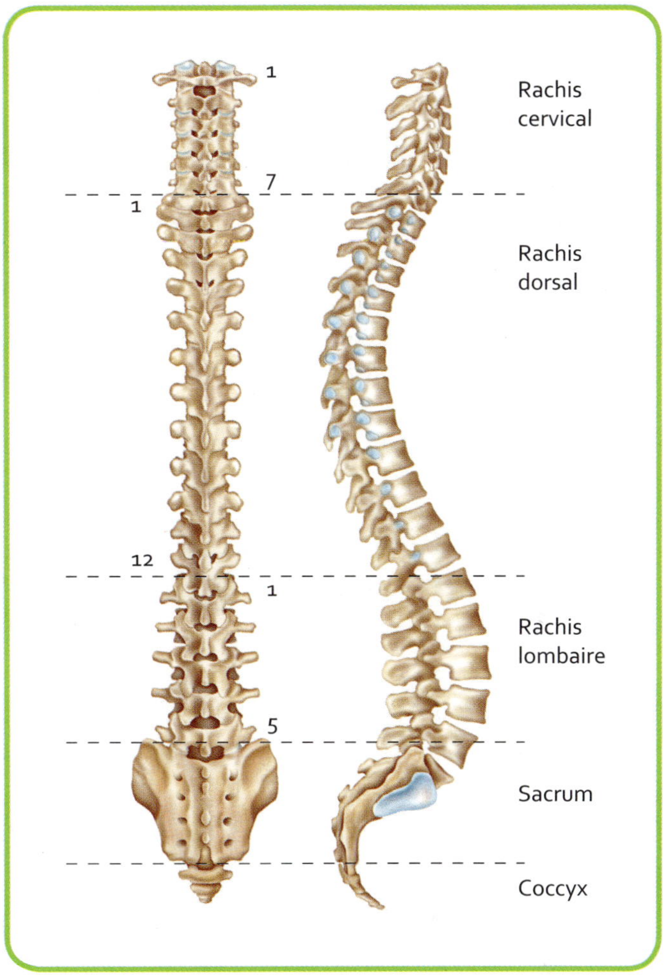

Figure 9.2 : *Colonne vertébrale. Vue dorsale et vue latérale d'ensemble*

Vertèbres

Chaque vertèbre est formée (Fig. 9.3) :
- d'un corps vertébral, partie antérieure en forme de cylindre ;
- d'un arc postérieur qui comprend, d'avant en arrière : le pédicule, les apophyses articulaires supérieures et inférieures, l'apophyse transverse, la lame et l'apophyse épineuse (que l'on peut palper en relief dans le dos).

Entre les vertèbres se trouvent les **disques intervertébraux** qui jouent un rôle « d'amortisseur ».
Le **canal rachidien** est formé par la superposition des vertèbres, il est limité en avant par les corps vertébraux et en arrière par l'arc postérieur. C'est dans ce canal rachidien que se trouve la **moelle épinière**. À chaque étage, entre les vertèbres, par les **trous de conjugaison**, les racines nerveuses quittent la moelle épinière pour aller en périphérie.
Quand ces racines sont irritées ou comprimées, cela déclenche une douleur, on parle de « radiculalgie ». Par exemple, en cas de hernie discale, un disque intervertébral fait saillie dans le canal rachidien et peut comprimer une racine nerveuse, il entraîne des douleurs lombaires (lombalgie) et éventuellement une radiculalgie (par exemple, douleur sciatique).

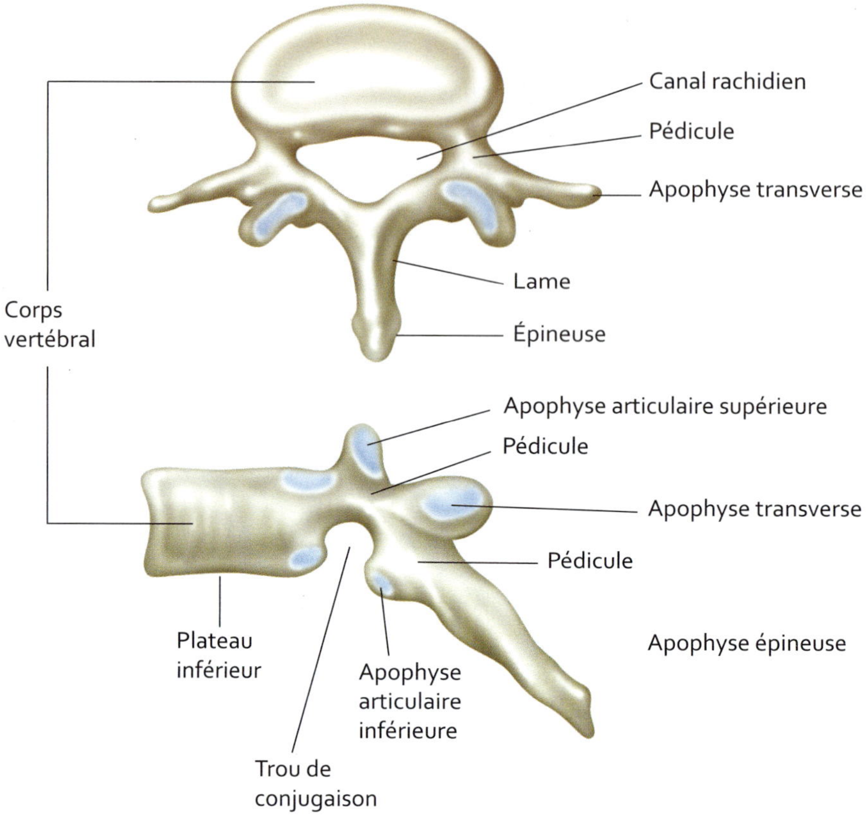

Figure 9.3 : *Vertèbre dorsale.*
A : vue supérieure. B : vue latérale.

Moelle osseuse et moelle épinière

Attention à ne pas confondre la **moelle osseuse** qui se trouve à l'intérieur des os et dont le rôle est la fabrication des cellules sanguines et la **moelle épinière** qui se trouve dans le canal rachidien formé et dont le rôle est l'innervation de l'ensemble du corps.

Cage thoracique

Protégeant le cœur, les poumons et les gros vaisseaux, la cage thoracique (Fig. 9.4) est formée :

- en avant par le **sternum** et les **clavicules** ;
- en arrière par les **scapula** (omoplates) et le **rachis** ;
- latéralement, par les **côtes** (12 paires dont 2 flottantes).

Il y a douze paires de côtes qui s'articulent entre le rachis, en arrière, et le sternum, en avant. Les deux dernières sont dites « flottantes » car elles ne vont pas jusqu'au sternum.

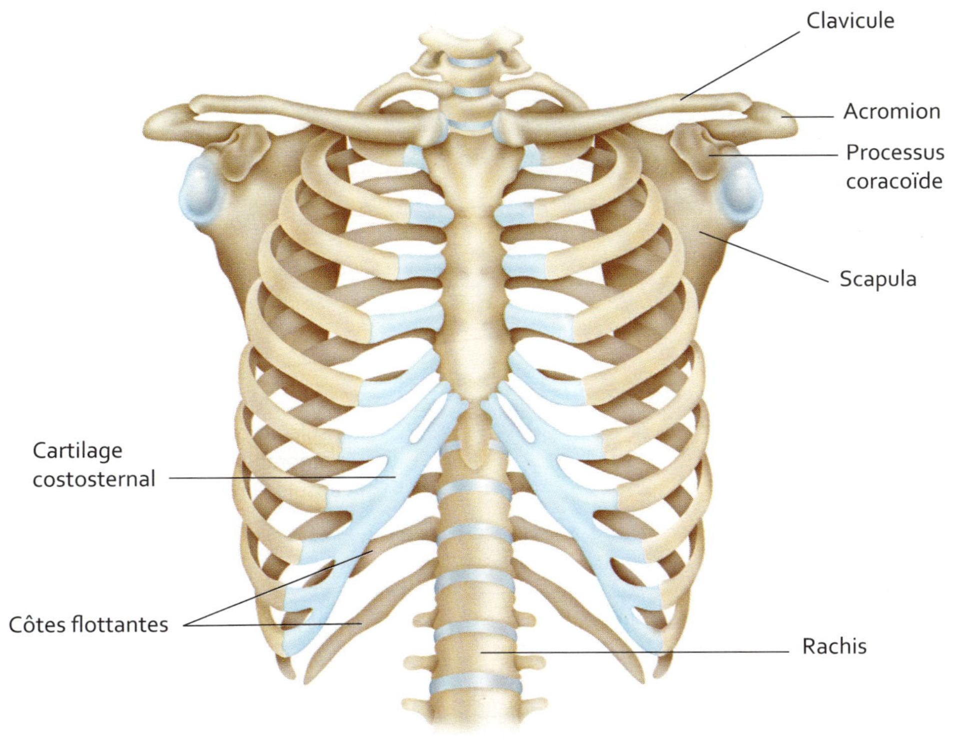

***Figure 9.4 :** Cage thoracique et ceinture scapulaire*

Squelette des membres

Membre supérieur

Ceinture scapulaire – épaule

La ceinture scapulaire est formée par : la **clavicule**, la **scapula** (ou omoplate), l'**humérus**. La scapula s'articule avec l'humérus (art. **scapulo-humérale**) et avec la clavicule au niveau de l'**acromion** (art. **acromio-claviculaire**, Fig. 9.4).

La **coiffe des rotateurs** est constituée de cinq muscles se prolongeant par leurs tendons qui s'attachent tout autour de la tête humérale et stabilisent l'articulation scapulo-humérale.

La tendinite d'un ou plusieurs tendons de la coiffe des rotateurs est probablement une des pathologies les plus fréquentes de l'épaule. Elle est le plus souvent due à des mouvements répétés ou à un faux mouvement de l'épaule et se traduit par des douleurs ainsi qu'une limitation des mouvements de l'épaule.

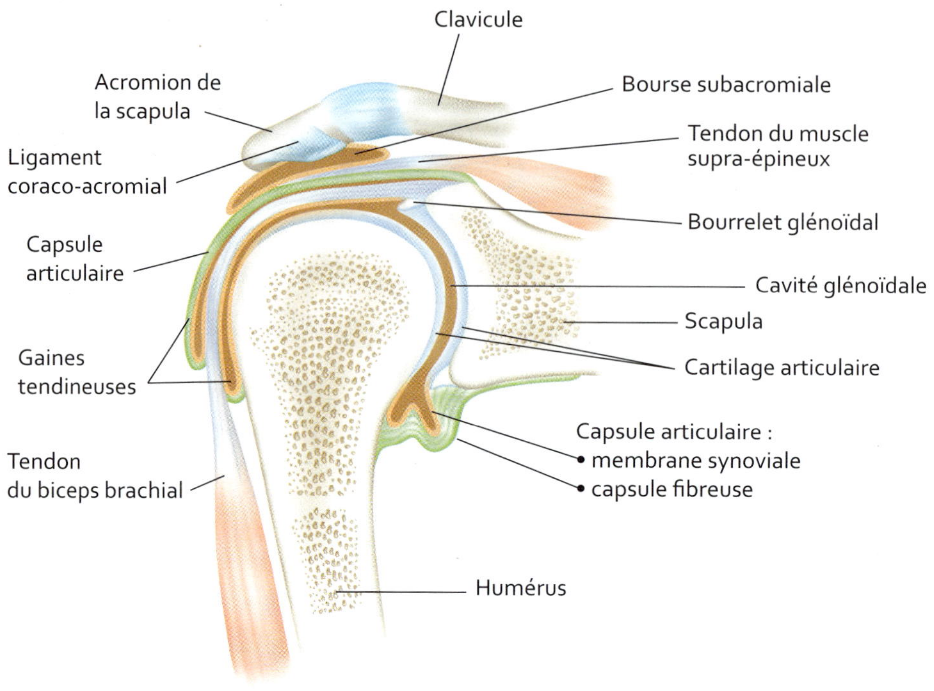

Figure 9.5 : *Coiffe des rotateurs. Vue postérieure*

Bras et avant-bras

L'os du bras est l'**humérus**, il s'articule à sa partie supérieure avec la scapula et, à sa partie inférieure, avec les deux os de l'avant-bras : le **radius** et l'**ulna** (appelé aussi **cubitus**). L'extrémité supérieure de l'ulna forme l'arrondi du coude (c'est l'**olécrâne**). Voir figures 9.6 et 9.7.

Poignet, main, doigts

Le **carpe** est le squelette du poignet, il est formé de huit os. La paume de la main est formée par cinq os appelés **métacarpes**. Enfin, les doigts sont formés de **phalanges** qui sont au nombre de trois par doigt (P1, P2, P3) sauf pour le pouce qui n'en a que deux (Fig. 9.6).

L'examen attentif de la main, notamment des **articulations métacarpo-phalangiennes** et **interphalangiennes proximales et distales** est particulièrement important dans les maladies inflammatoires (polyarthrite rhumatoïde) où il convient de noter, pour évaluer la sévérité de la maladie, les douleurs et gonflement de chacune de ces articulations.

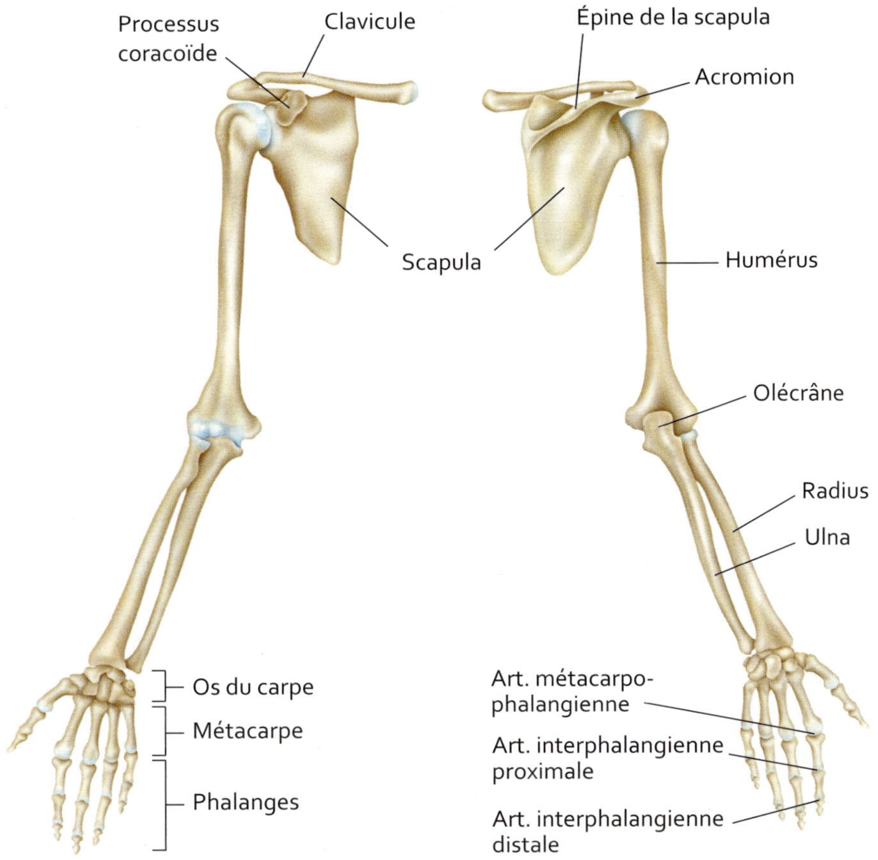

***Figure 9.6 :** Membre supérieur. Vue de face (à gauche) et de dos (à droite)*

Membre inférieur

Ceinture pelvienne

La ceinture pelvienne relie les membres inférieurs au squelette axial. Elle est constituée de deux **os iliaques** qui s'articulent en avant par la **symphyse pubienne** et en arrière par le **sacrum** (Fig. 9.7). L'articulation de la hanche est remarquable par sa force et sa stabilité puisqu'elle doit supporter le poids du corps. C'est aussi une des articulations souvent touchées par l'arthrose, ce qui peut devenir très handicapant pour la marche et nécessite parfois la pose d'une prothèse totale de hanche.

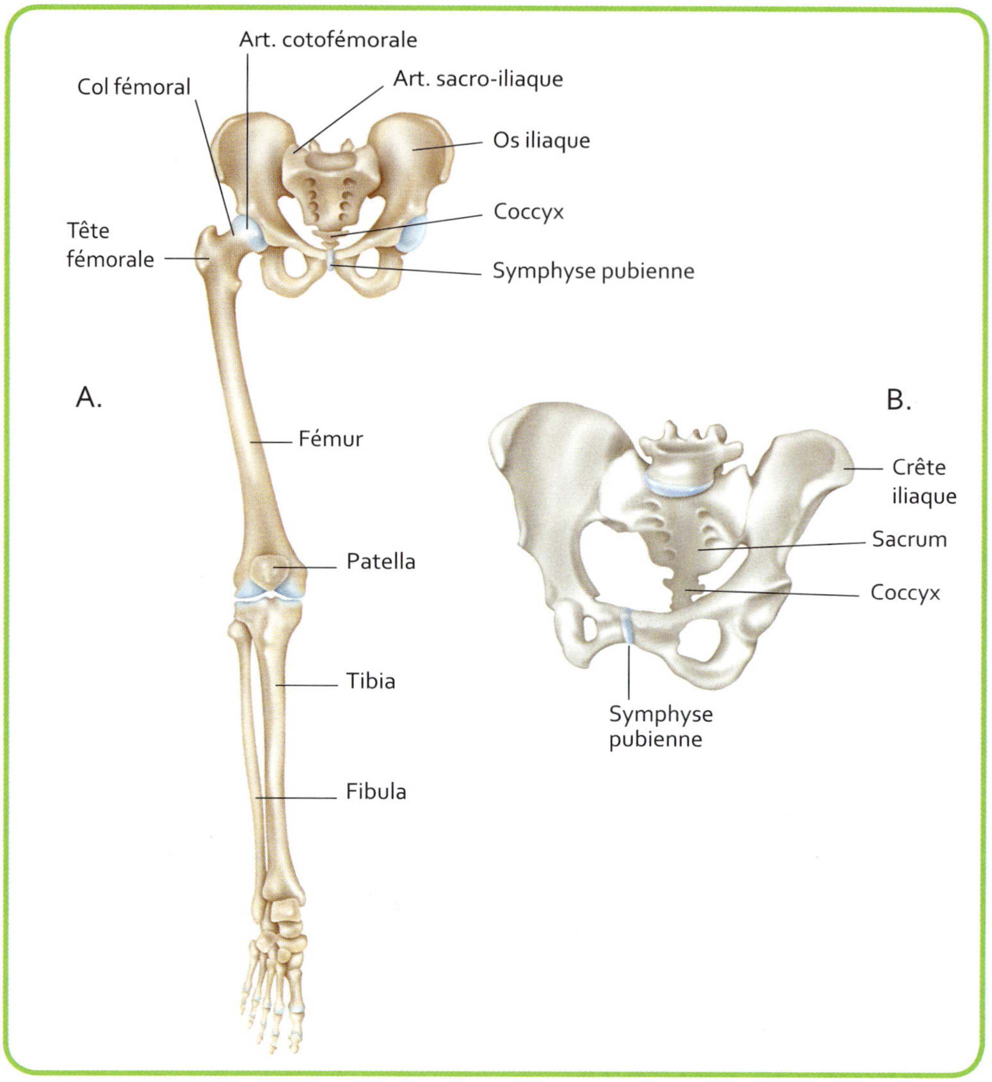

Figure 9.7 : *A. Bassin et membre inférieur droit (vue de face).*
B. Vue du bassin

Cuisse

L'os de la cuisse est le plus long du corps, c'est le **fémur**. Il s'articule à son extrémité supérieure avec l'os iliaque (**tête fémorale**) et à son extrémité inférieure avec le **tibia**. Voir figure 9.7.
La fracture du col fémoral avec les fractures des poignets et les tassements vertébraux sont des fractures fréquemment liées à l'**ostéoporose** et redoutées chez les patientes âgées en cas de chute.

Jambe

La jambe est formée de deux os : le **tibia** et la **fibula** (ou **péroné**), située à la face latérale externe de la jambe. Seul le tibia supporte la quasi-totalité du poids du corps, en cas de fracture de la fibula, il n'est pas toujours nécessaire de plâtrer. Voir figure 9.7.

Genou

L'articulation du genou est formée en haut par le fémur, en bas par le **plateau tibial** (extrémité supérieure du tibia), et en avant par la **patella** (ou **rotule**). Les **ligaments collatéraux** (de part et d'autre du genou), les **ligaments croisés** (dans l'articulation) et le **tendon patellaire** (à l'avant, qui comprend la rotule) renforcent la capsule articulaire (Fig. 9.8). Les **ménisques latéral et médial**, structures fibro-cartilagineuses qui se trouvent dans l'articulation servent à en améliorer la congruence.

Les **entorses du genou** sont fréquentes chez les sportifs (ski, sport de combat, foot). Elles sont dues le plus souvent à un traumatisme en torsion, en plein appui du pied au sol. On parle d'entorse bénigne lorsqu'il y a élongation des fibres ligamentaires sans rupture et d'entorse grave s'il y a rupture d'un ou plusieurs ligaments.

Les autres pathologies fréquentes du genou sont les atteintes des ménisques (qui se traduisent par des douleurs articulaires, un épanchement articulaire et parfois un blocage complet de l'articulation en flexion) et l'arthrose (qui entraîne douleur à la marche, à la montée des escaliers, blocage et gonflement articulaire).

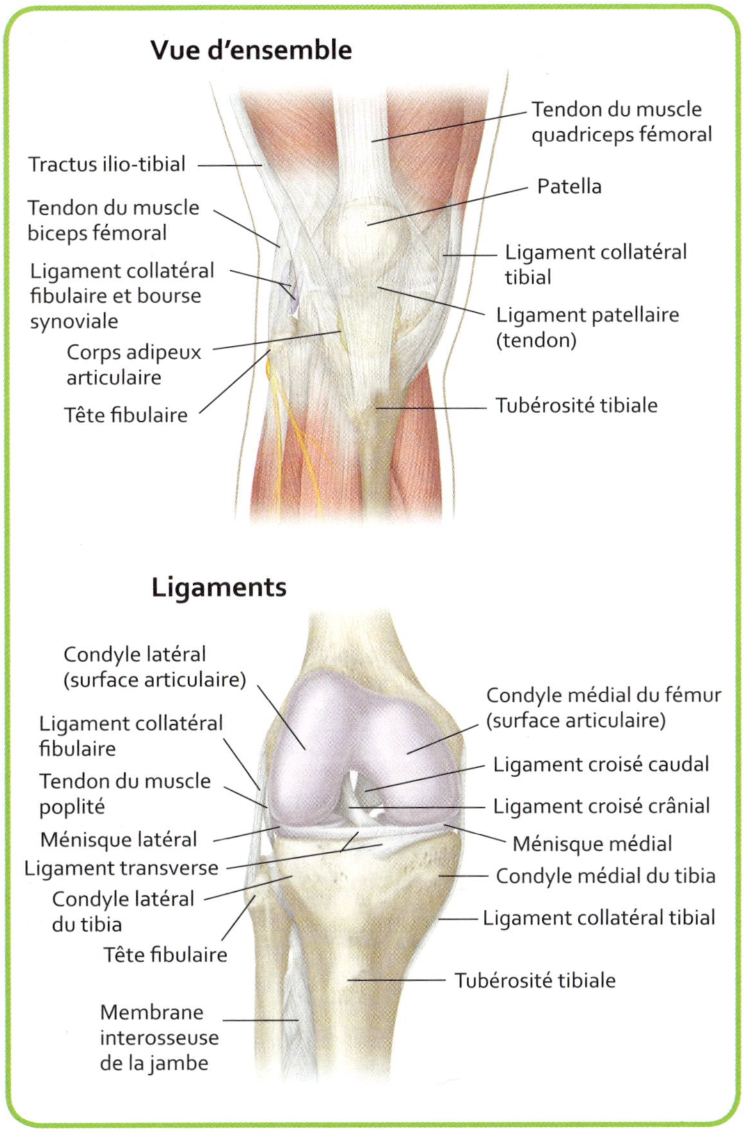

Figure 9.8: *Genou : vue de face. Vue d'ensemble et ligaments (genou droit)*

Cheville

L'articulation de la cheville est formée du **tibia** et de la **fibula** qui reposent sur le **talus** (ou **astragale**). De chaque côté de la cheville se trouvent des ligaments et des tendons qui permettent une bonne stabilité de l'articulation. La **malléole médiale** (ou **interne**), qui correspond à l'extrémité inférieure du tibia est un peu plus haute que la **malléole latérale** (ou externe) qui est l'extrémité inférieure de la fibula.

C'est le **ligament collatéral latéral** (ou ligament latéral externe) qui est le plus souvent atteint en cas d'entorse de cheville après un faux mouvement du pied en inversion. Comme pour les entorses de genou, on parle d'entorse bénigne s'il y a seulement une élongation du ligament et d'une entorse grave en cas de rupture ligamentaire ou si elle est associée à un arrachement osseux au point d'insertion. Voir figure 9.9.

Pied

Le **tarse** est formé de sept os dont le **talus** *(astragale)* et le **calcanéus** (ou calcanéum) qui sont les deux os du talon. Cinq **métatarses** forment l'avant-pied. Les orteils sont composés chacun de trois phalanges sauf l'**hallux** (ou gros orteil) et le cinquième orteil qui n'en ont que deux (Fig. 9.9).

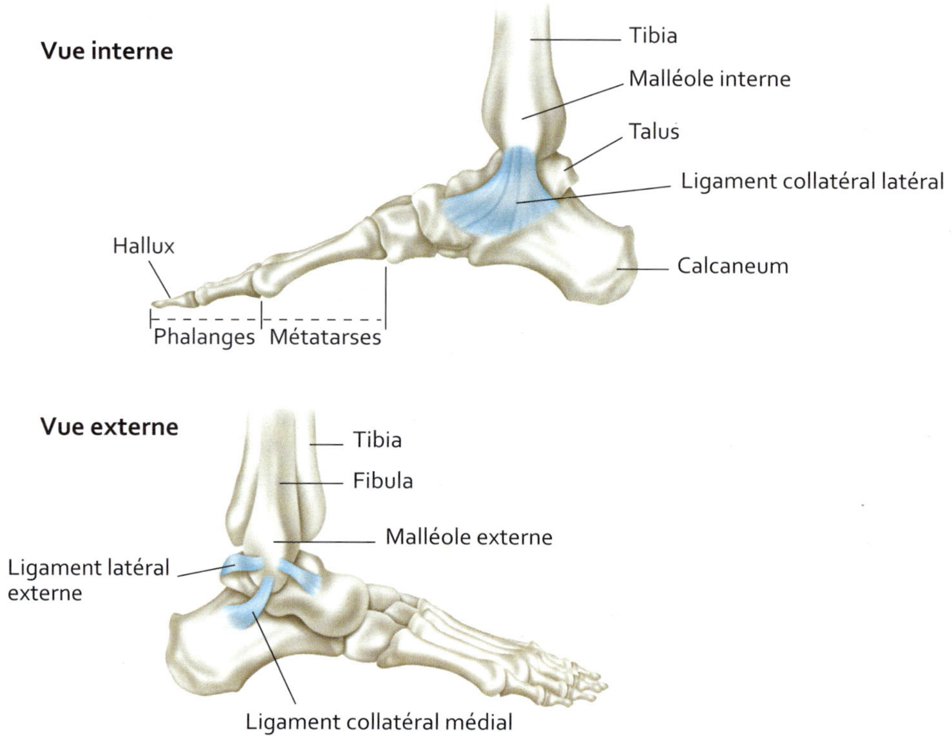

Figure 9.9 : *Cheville et pied. Vues latérales interne et externe*

3 Entretien clinique

Les atteintes de l'appareil locomoteur concernent à la fois des problèmes mécaniques souvent liés à des traumatismes mais aussi à des maladies inflammatoires chroniques, plus générales, qui touchent non seulement les articulations mais aussi plusieurs autres organes ou systèmes. Il est donc important de prendre en compte cette spécificité dans l'entretien clinique.

Recueil des antécédents

On notera particulièrement les éléments suivants.

Antécédents personnels médicaux et chirurgicaux :

- antécédent de traumatisme, fracture, chirurgie orthopédique ;
- antécédent de douleur articulaire ou rachidienne ;
- antécédent dans l'enfance de dysplasie de hanche, synovite aiguë transitoire (rhume de hanche) ou d'ostéochondrite ;
- antécédent de maladie cutanée (notamment psoriasis), de maladie chronique intestinale (maladie de Crohn) ou de problèmes oculaires (uvéite) qui peuvent être liées à des maladies inflammatoires chroniques articulaires.

Allergie à des médicaments ou à l'iode, indispensable à connaître avant la réalisation d'imagerie (scanner).

Antécédents familiaux :

- antécédent familial de maladie inflammatoire articulaire chronique (polyarthrite rhumatoïde, spondylarthrite ankylosante, lupus) ;
- antécédent familial de dysplasie de hanche (famille originaire de Bretagne) ;
- notion de maladie chronique intestinale (maladie de Crohn) ;
- arthrose.

Mode de vie

On notera particulièrement :

- **profession** (station debout prolongée, contorsions régulières, travail à caractère répétitif, travail de force) ;
- **activité physique** (sports, mouvements répétitifs pouvant entraîner des microtraumatismes) ou sédentarité ;
- **lieu de vie** (étage, avec ou sans ascenseur), aide à domicile ;
- **habitudes alimentaires** (consommation de produits laitiers) ;
- **poids et histoire du poids** (qui ont une implication dans l'arthrose du genou, par exemple) ;
- **consommation de tabac et alcool** qui favorisent l'ostéoporose.

Traitement actuel

Il faut s'intéresser aussi bien aux traitements de fond (et à leur observance) qu'aux traitements instaurés récemment, à leur efficacité (notamment sur les douleurs), à leurs éventuels effets secondaires (ulcère de l'estomac, problèmes rénaux liés aux traitements anti-inflammatoires utilisés contre la douleur et souvent en vente libre).

Il faut noter les traitements par corticoïdes qui, pris au long cours, sont un des facteurs favorisants de l'ostéoporose.

Les traitements par aspirine et antivitamine K (AVK) sont à noter. Ils favorisent les hémorragies intra-articulaires et peuvent être contre-indiqués avec les anti-inflammatoires non stéroïdiens (AINS) souvent utilisés en rhumatologie. Les AVK contre-indiquent certaines infiltrations.

Motifs courants de consultation

Douleur

Comme pour toute douleur, on doit toujours obtenir des précisions avec le PQRST.

PQRST*

Questions	Justifications
P : Ce qui déclenche la douleur (faux mouvement, traumatisme et sa cinétique, port de charge lourde, torsion) ? Ce qui l'aggrave ou la calme (repos, marche, chaud ou froid) ? La douleur est-elle spontanée ? La douleur est-elle calmée par des médicaments ?	**P** : Les douleurs articulaires mécaniques, contrairement aux douleurs inflammatoires sont calmées par le repos et exacerbées par les mouvements. Les douleurs inflammatoires sont calmées par le froid et pas spécifiquement exacerbées par les mouvements. Les douleurs musculaires sont calmées par le chaud qui permet une relaxation des muscles (par exemple en cas de contractures des muscles paravertébraux des lombalgies). Par exemple, les patients atteints de spondylarthrite ankylosante sont améliorés de façon spectaculaire par les AINS.
Q : Quel est le type de la douleur (brûlure, décharge électrique, picotement, fourmillement, crampe) ? La douleur est-elle apparue progressivement ou brutalement? Quelle est son intensité ? Quel est son retentissement sur la vie quotidienne, au travail ?	**Q** : Pour quantifier l'intensité de la douleur, on utilise souvent les échelles visuelles analogiques (EVA, *cf.* chapitre 4 « Métrologie ») ; on évalue également leur retentissement sur les activités quotidiennes En effet, les douleurs aiguës et plus encore les douleurs chroniques peuvent avoir un impact sur la qualité de vie des patients aussi bien dans leur vie personnelle que professionnelle avec parfois des conséquences graves (perte d'emploi, nécessité de reclassement professionnel, isolement social et syndrome dépressif).

* Pour l'explication de la méthode PQRST, reportez-vous au chapitre 2.

PQRST

Questions	Justifications
R : Quel est le siège de la douleur ? Y a-t-il des irradiations ? un trajet douloureux ? Pouvez-vous montrer le siège de la douleur ou le trajet douloureux avec le doigt ?	**RST** : On distingue la douleur : – **Mécanique** : douleur déclenchée par l'effort, maximale en fin de journée, calmée la nuit et par le repos, sans réveil nocturne sauf au moment des changements de position. Il existe parfois un dérouillage après une période d'immobilisation mais qui est court (moins de 10 min). – **Inflammatoire** : douleur spontanée, à début progressif, augmentant la nuit, parfois réveillant les patients (surtout en fin de nuit). L'intensité est maximale au réveil et il y a un « dérouillage matinal », c'est-à-dire qu'il faut du temps le matin au réveil, pour que les articulations raides la nuit soient plus mobiles et moins douloureuses. Il est en général de plus d'une demi-heure. Ces douleurs sont partiellement soulagées par le repos et peu ou pas influencées par l'effort. – **Mixte** : on parle d'horaire mécanique inflammatoire ou mixte quand les deux types de symptômes sont associés.
S : Avez-vous des symptômes associés ? Gonflement articulaire, rougeur, limitation du mouvement d'une articulation ? Dérouillage matinal ? Fièvre, altération de l'état général ou perte de poids ? Atteinte cutanée associée (psoriasis, éruption en aile de papillon sur les pommettes...) ?	
T : Son rythme, son évolution dans le temps ? La douleur est-elle maximale le jour ou la nuit ? Réveille-t-elle la nuit ? Depuis combien de temps avez-vous mal ? La douleur est-elle intermittente ou constante?	

Raideur et impotence fonctionnelle

L'impotence fonctionnelle est la limitation des mouvements usuels, elle est d'origine ostéo-articulaire ou neurologique. Le retentissement sur la vie quotidienne doit être évalué et l'impotence fonctionnelle doit être chiffrée par rapport à la mobilité habituelle : on note le périmètre de marche, le nombre de marches d'escalier que le patient peut monter.

La raideur est un manque de souplesse, douloureux ou non. Elle est responsable d'une limitation de l'amplitude des mouvements qu'il est en général possible de vaincre plus ou moins douloureusement.

Le blocage est la fixation temporaire ou permanente d'une articulation dans une attitude irréductible.

4 Examen physique

Matériel nécessaire : marteau réflexe pour l'examen neurologique associé.
Précautions à prendre :
- se réchauffer les mains avant l'examen ;
- commencer par la palpation des zones les moins douloureuses ;
- examiner le patient en sous-vêtements.

Important

Pour que l'examen physique soit optimal et le moins désagréable possible pour le patient, il faut qu'il soit décontracté au mieux. Il faut donc s'assurer que les mains de l'examinateur sont chaudes et on examinera d'abord les zones non douloureuses pour terminer par les zones douloureuses. Il est important de se mettre dans les meilleures conditions possibles en respectant ces quelques règles d'examen.

Le but de l'examen ostéo-articulaire standard est d'examiner le rachis et les articulations périphériques : inspection, palpation, percussion et manœuvres spécifiques pour chaque articulation. Il est toujours **bilatéral et comparatif** ; en outre, il est absolument nécessaire d'effectuer un examen neurologique pour compléter l'examen locomoteur en recherchant les réflexes ostéotendineux, étudiant la force motrice (évaluation musculaire) et la sensibilité (*cf.* chapitre 7, Système nerveux et état mental).
L'examen étudie la **statique** (repos) et la **cinétique** (mouvement) sur un patient allongé puis debout. L'étude de la marche complète l'examen.

Examen général

L'examen physique commence par l'inspection où on vérifie l'intégrité de la peau, l'absence de signe d'inflammation, l'aspect normal des articulations, des os et des muscles. La palpation complète l'inspection, elle est normalement indolore. On termine par une étude dynamique plus spécifique.
Plus loin, on abordera d'abord l'examen général d'une articulation, ce qui permettra d'être systématique dans l'examen physique. On s'intéressera ensuite à l'examen plus spécifique de certaines articulations.

Inspection

Aspect général, faciès figé d'une personne douloureuse, altération de l'état général, position antalgique.

On inspecte :

- **la peau** : éruption cutanée, nodules, plaie ;
- **les muscles** : amyotrophie (diminution du volume des muscles) ou au contraire hypertrophie (volume augmenté d'un muscle) ou encore tuméfaction (grosseur anormale) ;
- **les articulations** : déformation, gonflement articulaire, rougeur ;
- **les os** : relief osseux anormal, tuméfaction ou déformation.

Palpation/Percussion

Palpation osseuse à la recherche de douleur à la pression osseuse, examen d'une tuméfaction (consistance, adhérence au plan superficiel et profond, chaleur, douleur). **Pression des muscles** à la recherche de douleur musculaire (myalgie). **Palpation des articulations** à la recherche de points douloureux (interlignes articulaires), d'un gonflement, d'un épanchement intra-articulaire (présence de liquide dans une articulation), de signes d'inflammation locale (rougeur, chaleur, douleur).

Important

Arthralgie signifie douleur articulaire (qu'il y ait ou non un épanchement articulaire).

Une arthrite est une inflammation de la synoviale articulaire. Elle est aiguë ou chronique et peut toucher une ou plusieurs articulations (mono- ou polyarthrite). Elle se présente sous forme d'arthralgie d'**allure inflammatoire** avec raideur et impotence fonctionnelle. L'examen physique retrouve un gonflement articulaire avec des signes locaux d'inflammation (rougeur, chaleur, douleur). Au stade tardif, les arthrites peuvent déformer les articulations, conséquence de la destruction articulaire liée à l'inflammation chronique.

L'arthrose est liée à une altération du cartilage articulaire due au vieillissement et à des troubles de la mécanique articulaire. Les arthralgies liées à l'arthrose sont d'**horaire mécanique** et les signes inflammatoires sont en général absents sauf au moment des « poussées ». La raideur et l'impotence fonctionnelle apparaissent tardivement quand le cartilage articulaire est détruit.

Un épanchement articulaire peut être présent en période inflammatoire, quel que soit le problème sous-jacent.

Tableau 1. Étude dynamique articulaire

Définition des différents mouvements dans l'espace	
Flexion	mouvement qui ferme une articulation
Extension	mouvement qui ouvre une articulation
Abduction	mouvement qui éloigne de l'axe médian du corps
Adduction	mouvement qui rapproche de l'axe médian du corps
Rotation externe	mouvement qui tourne le membre vers l'extérieur
Rotation interne	mouvement qui tourne le membre vers l'intérieur
Pronation	rotation interne de l'avant-bras
Supination	rotation externe de l'avant-bras
Antépulsion	projection du membre en avant
Rétropulsion	projection du membre en arrière
Inversion	rotation interne du pied
Éversion	rotation externe du pied

Important

L'étude des amplitudes articulaires par **mobilisation passive** (mobilisation de l'articulation par l'examinateur, le patient se laissant faire) et par **mobilisation active** (mobilisation de l'articulation par le patient seul, sans intervention de l'examinateur) est importante pour déterminer le mécanisme d'une douleur articulaire. En effet, une mobilisation active contracte les muscles et étire les tendons alors que la mobilisation passive se fait en relaxation, les douleurs tendineuses et musculaires disparaissant de ce fait.

Examen spécifique par articulation

Le membre supérieur

Épaule

Inspection/Palpation

On inspecte les principaux reliefs osseux (luxation ou autre) et musculaires (amyotrophie), on recherche une attitude anormale, une tuméfaction, un épanchement, etc.
On recherche des points douloureux en palpant les différentes structures osseuses et articulaires.

Mobilité active

Mouvement d'élévation antérieure ou antépulsion, élévation postérieure ou rétropulsion, abduction, adduction, rotation externe et interne (main derrière le dos). Voir figures 9.10 à 9.13.

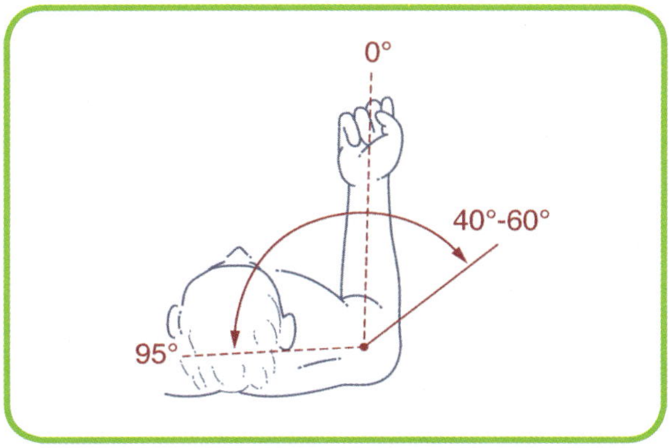

Figure 9.10 : *Mouvement de l'épaule. Vue supérieure. Rotation externe, rotation interne.*

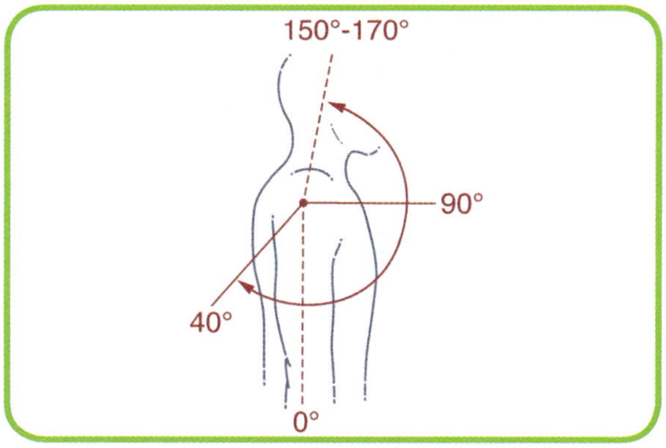

Figure 9.11 : *Mouvement de l'épaule. Vue de profil. Antépulsion, rétropulsion.*

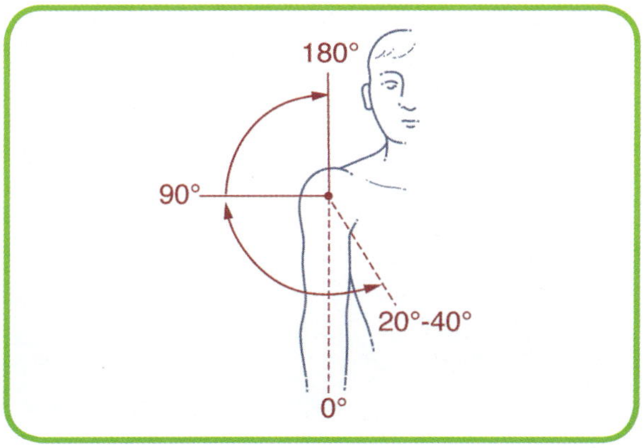

Figure 9.12 : *Mouvement de l'épaule. Vue de face. Adduction, abduction.*

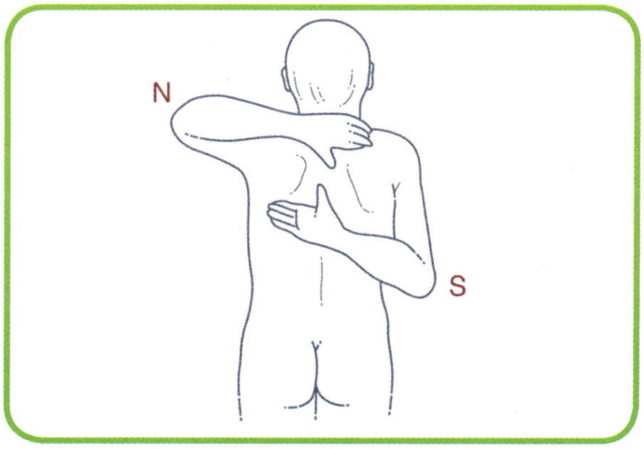

Figure 9.13 : *Mouvement global de l'épaule. On demande au patient de toucher avec ses mains l'omoplate controlatérale.*

La plupart des mouvements de la vie quotidienne mettent en jeu la mobilité globale de l'épaule qu'on étudie en demandant au patient de toucher l'omoplate controlatérale comme indiqué sur la figure 9.13.

Mobilité passive

Les mouvements décrits précédemment sont reproduits par mobilisation du bras avec l'aide de l'examinateur et sans effort de la part du patient : antépulsion, rétropulsion, abduction, rotation externe et interne. On confronte mobilités actives et passives, ce qui permet de préciser une origine musculo-tendineuse.

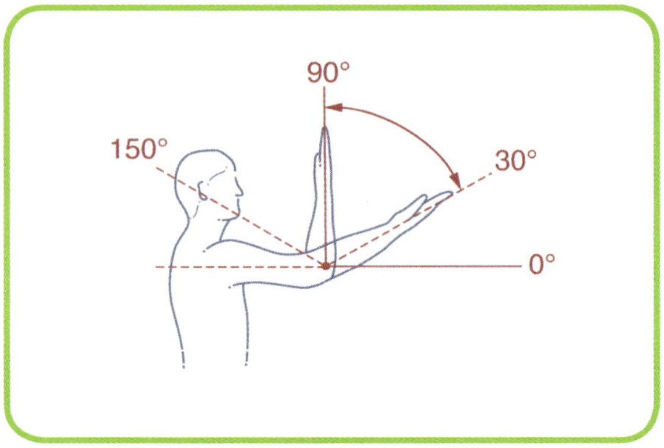

Figure 9.14 : *Mouvements du coude. Vue de profil. Flexion, extension.*

Coude

Inspection/palpation des reliefs osseux et musculaires en soutenant l'avant-bras du patient pour le soulager au maximum, à la recherche de douleur, nodule ou gonflement.

Mobilité active/passive : étude des mouvements de flexion-extension et de pronation-supination. Voir Fig. 9.14 et 9.15.

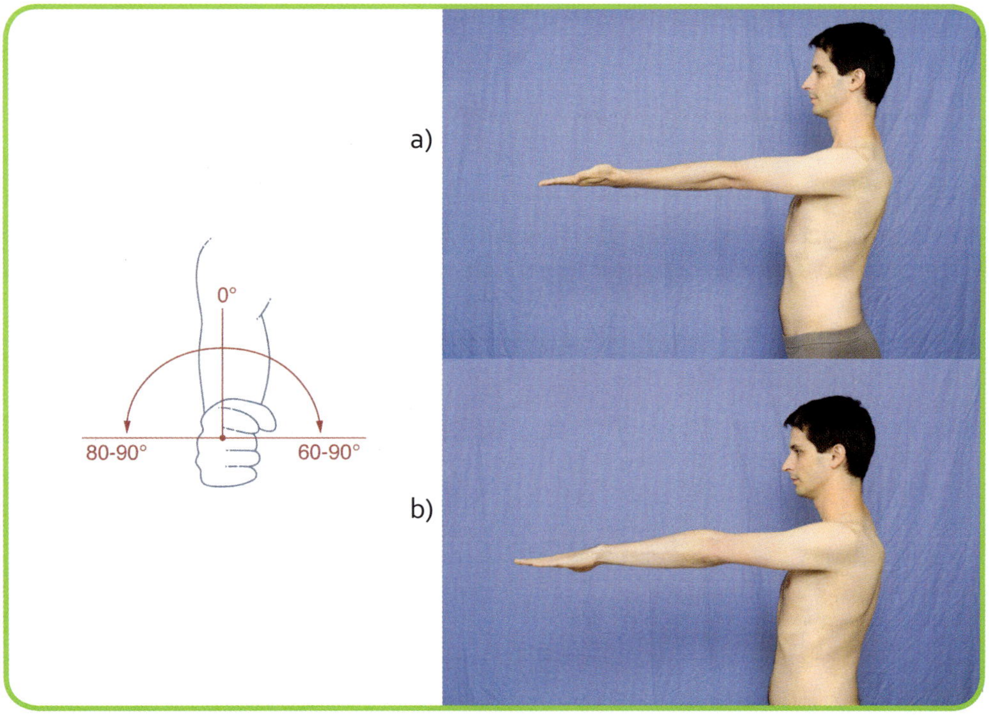

Figure 9.15 : *Mouvement du coude et du poignet : a) supination ; b) pronation.*

Poignet et main

Inspection

On recherche :

- une déformation du poignet ou des doigts ;
- une tuméfaction du poignet ou des doigts, généralisée (doigts boudinés ou en saucisse) ou localisée au niveau des articulations (arthrite) ;
- une amyotrophie des reliefs musculaires de la main, notamment des **éminences thénar et hypothénar**.

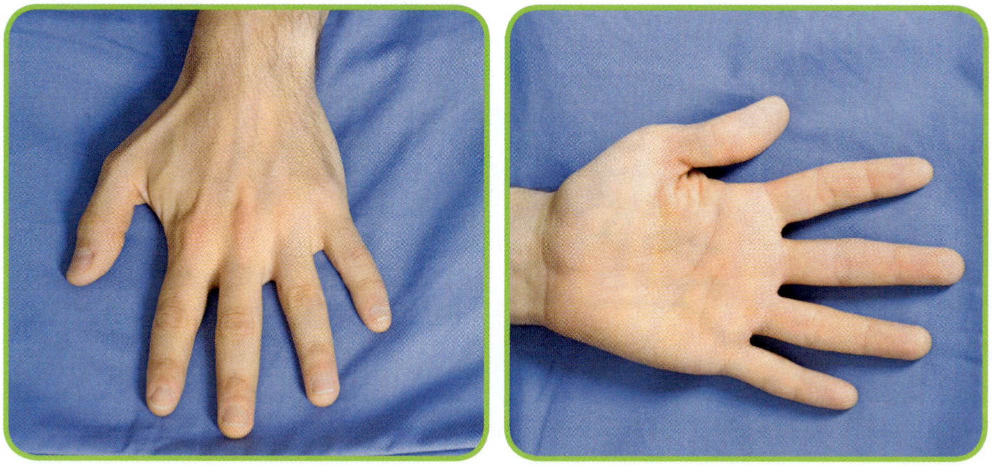

Figures 9.16 et 9.17 : *Main face dorsale et palmaire*

Palpation

Palpation de toutes les articulations à la recherche d'un gonflement articulaire douloureux ou non ; inflammatoire ou non.

Mobilité active/passive

On teste la mobilité du poignet : flexion, extension, inclinaison radiale (vers l'extérieur) ou cubitale (vers l'intérieur). On teste la flexion, l'extension, l'écartement des doigts, les mouvements du pouce (flexion, extension, abduction, adduction et opposition aux autres doigts).

Important

Le syndrome du canal carpien est une compression du nerf médian au niveau de la base du carpe. Le nerf médian donne la sensibilité du pouce, de l'index, du majeur et d'une partie de l'annulaire ainsi que la motricité des muscles du pouce. La compression de ce nerf donne des fourmillements (*paresthésies*) des trois premiers doigts de la main, souvent de recrudescence nocturne, qui cèdent lorsqu'on remue les mains. Au stade avancé, il peut y avoir une atrophie des muscles de l'éminence thénar.

Cette symptomatologie peut être reproduite :

➾ à la percussion de la base du carpe avec la pointe des doigts ou le marteau réflexe, c'est le **signe de Tinel** (Fig. 9.18) ;

➾ en demandant au patient de mettre ses deux mains dos à dos, poignet fléchi à 90° pendant deux minutes : c'est le **test de Phalen** (Fig. 9.19).

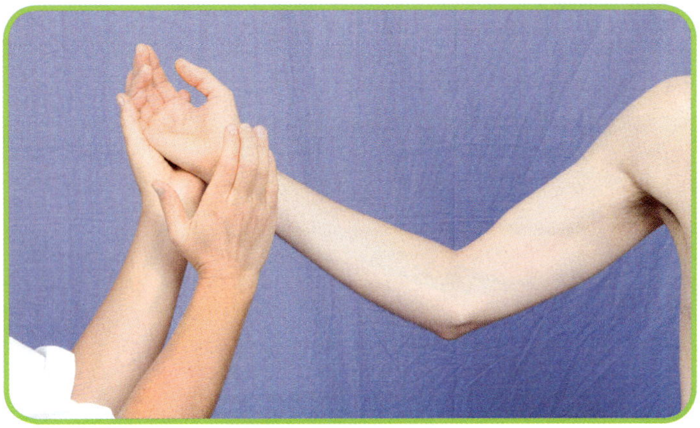

Figure 9.18 : *Test de Tinel*

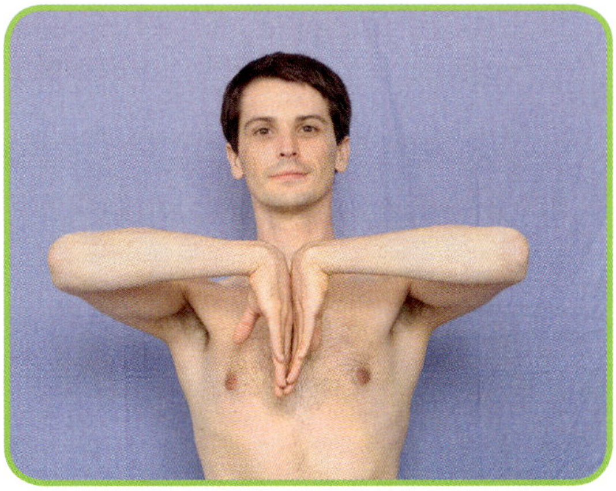

Figure 9.19 : *Test de Phalen*

Membre inférieur

Articulation sacro-iliaque

Les articulations sacro-iliaques sont peu mobiles. On essaie de reproduire les douleurs sacro-iliaques en positionnant le malade allongé sur le ventre (**manœuvre du trépied**, Fig. 9.20) ou sur le dos et en imprimant une forte pression sur les ailes iliaques. Le déclenchement de la douleur à l'appui monopodal (le patient en appui sur une seule jambe) est aussi une façon de tester ses articulations. Elles sont souvent atteintes dans les spondylarthropathies.

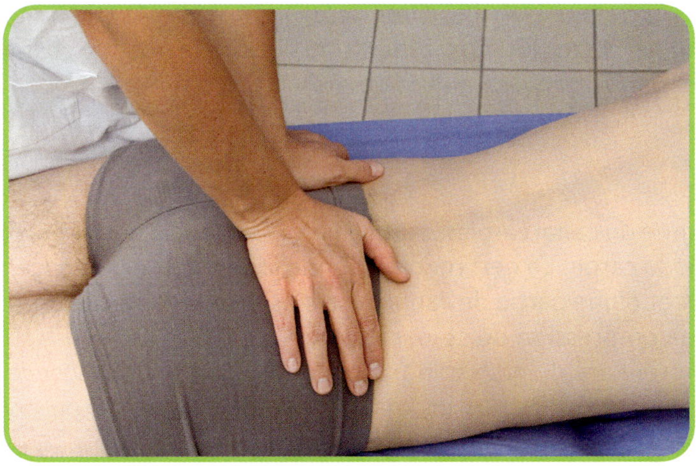

Figure 9.20 : *Manœuvre du trépied*

Hanche - Articulation coxo-fémorale

Concernant les membres inférieurs, la douleur de hanche est une des plaintes les plus fréquentes en pratique courante.

Inspection/Palpation

On repère les reliefs de l'articulation de la hanche. On recherche une bascule du bassin associée à des anomalies de la courbure rachidienne, une inégalité de taille des membres inférieurs, des points douloureux.

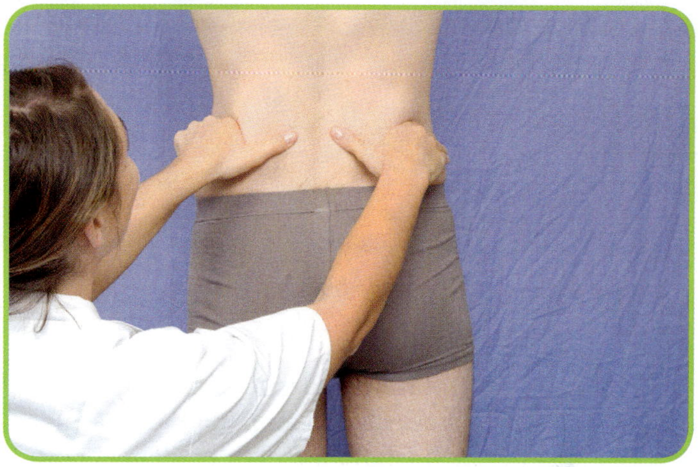

Figure 9.21 : *Repère des épines iliaques*

Mobilité active/passive

Les différents mouvements sont étudiés de façon passive puis active.
Flexion : patient allongé sur le dos, mouvement de flexion du genou pour le ramener vers la poitrine.
Extension : membre inférieur tendu.

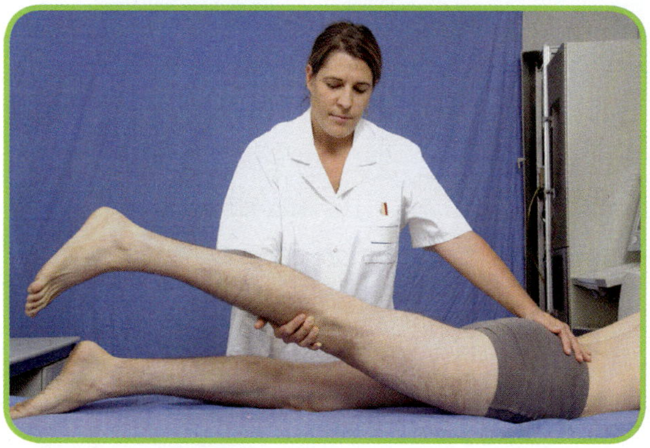

Figure 9.22 : *Extension de hanche*

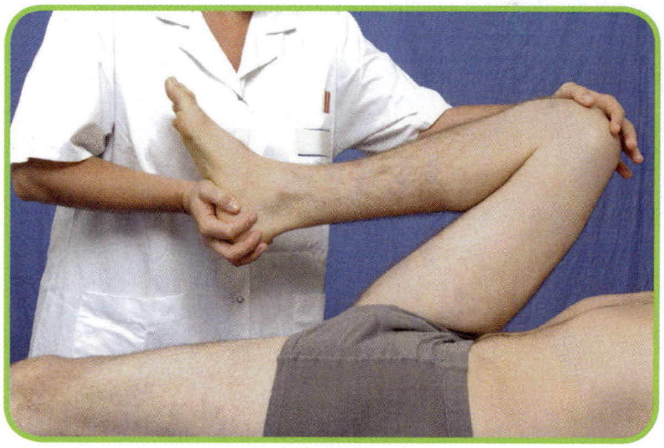

Figure 9.23 : *Flexion du genou sur la hanche*

Abduction et adduction

Le patient est allongé sur le dos, on maintient le bassin avec une main et on imprime à la jambe, un mouvement d'abduction (vers l'extérieur) ou d'adduction (vers l'intérieur).

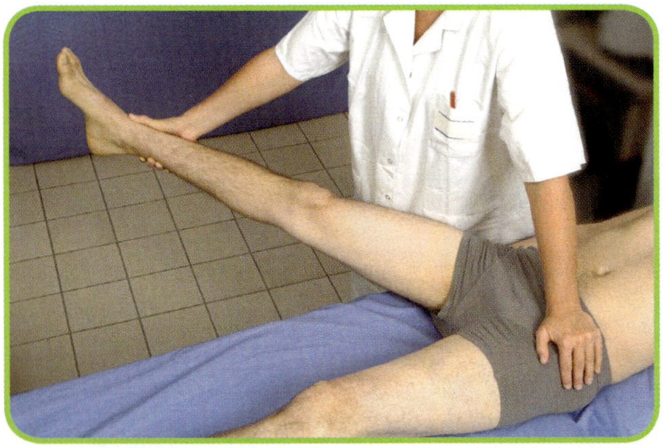

Figure 9.24 : *Abduction de hanche*

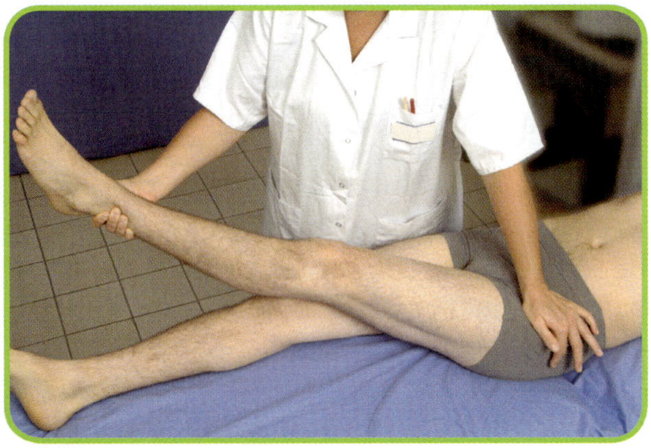

Figure 9.25 : *Adduction de hanche*

Rotations interne et externe

On demande au patient de fléchir la hanche et le genou à 90°. On fait pivoter le membre inférieur en dehors pour tester la rotation interne et en dedans pour tester la rotation externe de la hanche. La rotation externe moyenne est de 35°, la rotation interne est de 45°.

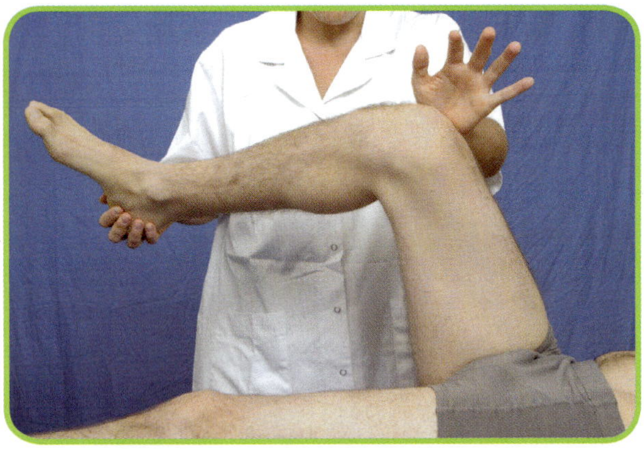

Figure 9.26 : *Rotation externe*

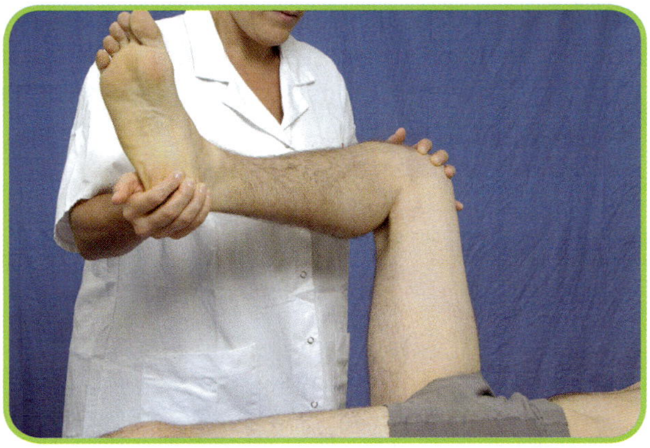

Figure 9.27 : *Rotation interne*

Important

Une douleur de hanche peut se traduire uniquement par son irradiation au genou ; donc, en cas de douleur du genou, il faut toujours examiner la hanche.

Genoux

Inspection/Palpation

Le patient étant en position debout, on recherche une déformation osseuse comme le *Flessum*, le *Genu varum* ou le *Genu valgum* :

- ➾ ***Genu varum*** (Fig. 9.28) : déviation de l'axe de la jambe vers l'intérieur de l'axe de la cuisse associée à une proéminence du genou vers l'extérieur ;
- ➾ ***Genu valgum*** (Fig. 9.29): déviation de l'axe de la jambe vers l'extérieur de l'axe de la cuisse associée à une proéminence du genou vers l'intérieur ;
- ➾ ***Flessum*** : limitation anormale de l'extension d'une articulation.

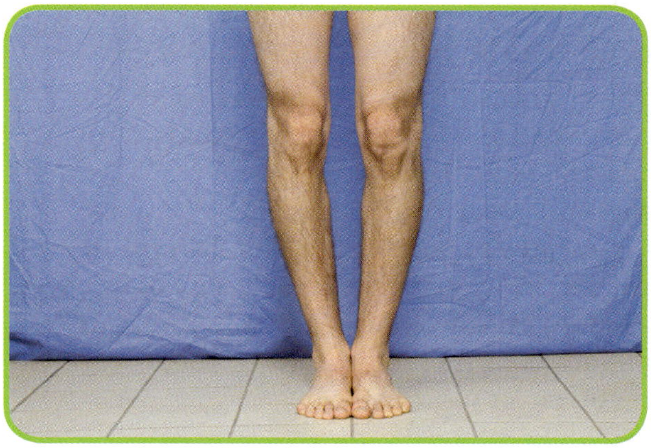

Figure 9.28 : *Genu varum*

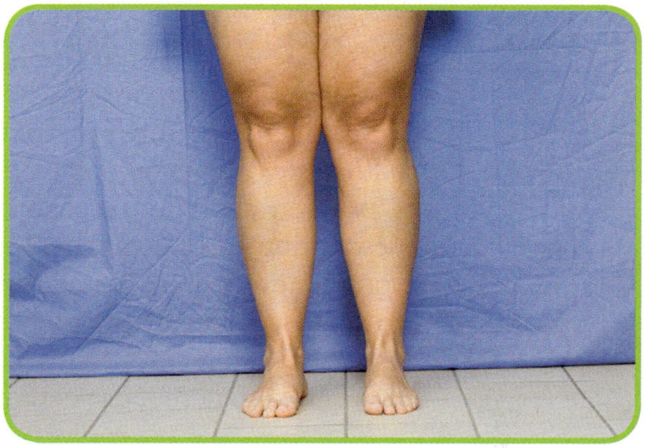

Figure 9.29 : *Genu valgum*

Le patient est en position assise. L'inspection recherche une inégalité de longueur des membres inférieurs, localise les reliefs osseux et articulaire, recherche la présence d'un gonflement articulaire, des signes locaux d'inflammation (rougeur, chaleur, douleur).
À la palpation, on recherche des zones douloureuses, on apprécie les contours de la rotule, le **tendon patellaire** ; de part et d'autre, les **plateaux tibiaux internes et externes** ; plus bas, la **tubérosité tibiale**, les zones d'insertion des ligaments collatéraux latéral et médial (Fig. 9.30). L'examen est toujours comparatif.

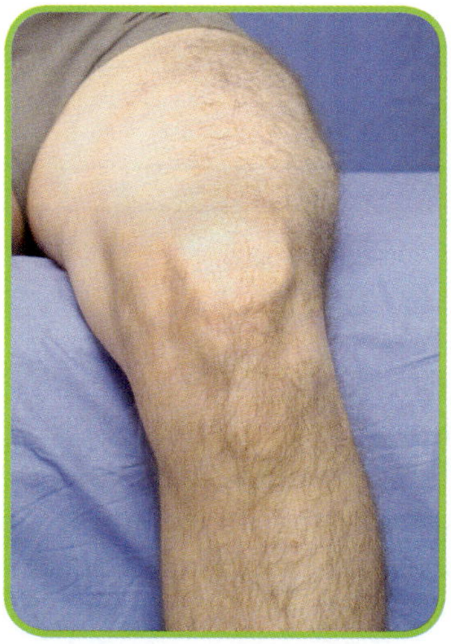

Figure 9.30 : *Genou de face*

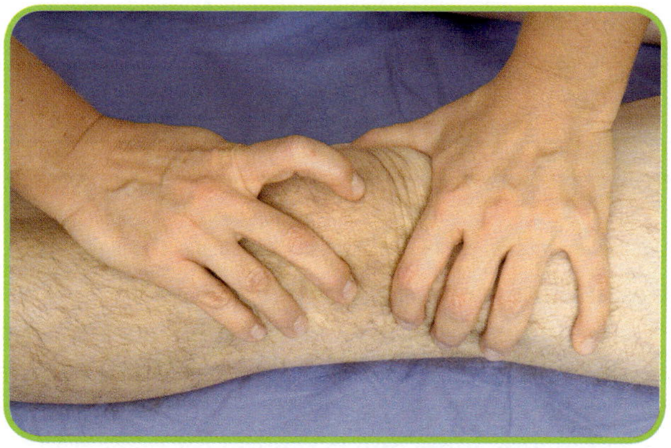

Figure 9.31 : *Recherche d'un choc rotulien (épanchement articulaire)*

En position allongée, on inspecte la présence d'un épanchement intra-articulaire par la recherche d'un **choc rotulien** (Fig. 9.31) : on empaume l'articulation avec les deux mains, on refoule avec la main supérieure le liquide intra-articulaire vers la rotule ; avec l'index de la main inférieure, on appuie sur la face antérieure de la rotule ; s'il y a du liquide, quand la rotule percute l'extrémité inférieure du fémur, elle produit un choc.

Mobilité active/passive et étude spécifique du genou

Les principaux mouvements du genou sont la flexion, l'extension et les mouvements de rotations interne et externe (qu'on étudie en demandant au patient de tourner le pied en dedans puis en dehors).
L'examen clinique du genou est difficile et long, il n'en sera fait ici qu'une description très simplifiée. Toutefois, il est très important pour l'infirmière de comprendre qu'un bon interrogatoire sur les caractéristiques de la douleur ressentie par le patient et des signes associés est souvent presque suffisant pour analyser l'origine des algies. C'est pourquoi nous reprenons quelques questions de l'entretien clinique spécifique au genou en les justifiant.

PQRST

Questions	Justifications
Avez-vous des douleurs ? Pouvez-vous les localiser avec un doigt ? Apparaissent-elles à l'effort ou au repos ? Sont-elles augmentées à la montée des escaliers ? Avez-vous eu des gonflements articulaires du genou ? Sentez-vous une instabilité du genou ? Avez-vous la sensation que le genou se dérobe lorsque vous marchez ? Entendez-vous des craquements ? Avez-vous des blocages ?	Le siège des douleurs du genou doit être déterminé avec précision car il permet de les rattacher à leur cause.

Les atteintes méniscales

Ces atteintes se traduisent par :
- des douleurs le plus souvent internes, au niveau de l'interligne articulaire ;
- des douleurs lors du mouvement de flexion-rotation ;
- des **blocages** qui correspondent à la limitation de l'amplitude articulaire en extension, alors que la flexion est respectée ; ils surviennent souvent après un accroupissement prolongé ; ils peuvent être fugaces, durer plusieurs heures ou ne pas céder spontanément ;
- la notion de succession d'épisodes de douleur avec **gonflement articulaire**.

Il existe des manœuvres (qui ne sont pas du domaine de l'infirmière) permettant de mettre en évidence des lésions méniscales.

Les atteintes ligamentaires

Les traumatismes qui entraînent des lésions ligamentaires du genou sont le plus souvent des torsions survenant pied en appui au sol. Certains sports sont prédisposants à ce genre de lésions comme le football (rupture du ligament croisé antérieur par shoot dans le vide), les sports de combat, le ski. Il faut connaître le **mécanisme précis** et la **violence du choc**.
Les entorses se traduisent par une douleur sur le trajet du ligament étiré (douleur verticale sur le trajet des ligaments collatéraux latéral et médial).
Pour affirmer l'absence de rupture ligamentaire, on s'appuie d'une part sur les symptômes décrits par le patient lors du traumatisme et d'autre part sur l'examen physique avec la recherche de laxité ligamentaire, qui n'est pas non plus une pratique infirmière courante.

Les atteintes rotuliennes

Ces atteintes se traduisent par :
- des **douleurs rotuliennes** en position assise prolongée, pour la montée et surtout la **descente des escaliers**.
- des **pseudo-blocages rotuliens** ; ils donnent la sensation d'un mouvement interrompu lors des mouvements de flexion/extension.

Cheville et pied

Inspection/Palpation

On repère les malléoles latérale et médiale. On recherche une déformation articulaire, un gonflement, des signes locaux d'inflammation (rougeur, chaleur, douleur). À l'aide des pouces, on palpe tous les interlignes articulaires à la recherche de points douloureux.
On inspecte la voûte plantaire à la recherche d'un **pied plat** ou d'une **voûte trop creusée**.
On inspecte aussi les orteils qui peuvent être gonflés, boudinés, présenter des signes d'inflammation ou des déformations. On recherche des cors ou durillons qui sont des épaississements localisés de la peau au niveau des zones de frottement.

Important

L'*hallux valgus* est fréquent. C'est une déformation du premier orteil, caractérisée par une déviation du gros orteil en dedans qui passe au-dessus ou au-dessous du deuxième orteil. La tête du premier métatarsien fait alors saillie et peut devenir gênante au chaussage et à la marche. C'est une déformation fréquente chez la femme.

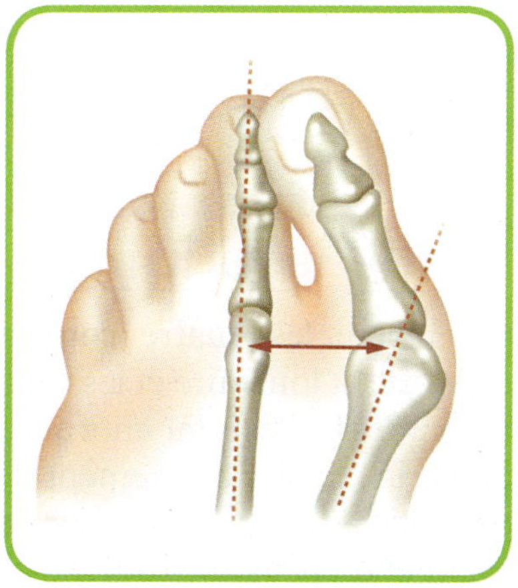

Figure 9.32 : *Hallux valgus*

Mobilité active/passive

Les principaux mouvements de la cheville sont la flexion dorsale du pied, l'extension et les mouvements d'éversion et inversion du pied (Fig. 9.33 et 9.34). On teste chacun des mouvements de la cheville à la recherche d'une douleur ou une limitation des amplitudes articulaires.
Les principaux mouvements des orteils sont la flexion/extension, qui, elles aussi, sont testées.

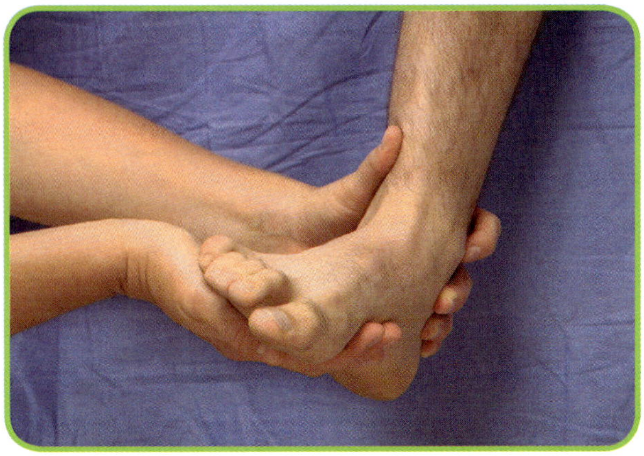

Figure 9.33 : *Éversion du pied*

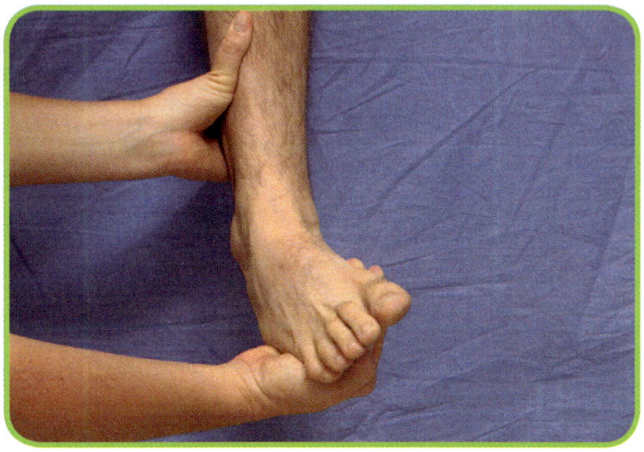

Figure 9.34 : *Inversion du pied*

L'entorse de cheville est fréquente, elle se produit le plus souvent après un traumatisme en torsion et inversion du pied. Le patient décrit une douleur aiguë au moment du traumatisme, parfois un craquement, mais l'impotence fonctionnelle n'est pas toujours immédiate ; le patient peut le plus souvent reprendre une activité après quelques minutes de douleur aiguë et c'est seulement plus tard (« à froid ») que l'impotence fonctionnelle apparaît.
L'examen physique peut retrouver une tuméfaction en regard de la malléole latérale (comme un « œuf de pigeon ») et un hématome apparaît parfois secondairement.
La palpation trouve des points douloureux, en dessous et en avant de la malléole latérale au point d'insertion des ligaments collatéraux latéraux.

Examen du rachis

Étude statique

On repère les quatre **courbures physiologiques** (Fig. 3.35) : les lordoses cervicale et lombaire et les cyphoses dorsale et sacrée. Quand ces courbures sont accentuées, elles sont anormales ou traduisent une position antalgique. De dos, on vérifie le bon alignement des épineuses dans l'axe du pli fessier et l'absence de scoliose. Pour sensibiliser l'examen, on demande au patient de se pencher en avant et on peut ainsi suivre la ligne des épineuses avec le doigt.

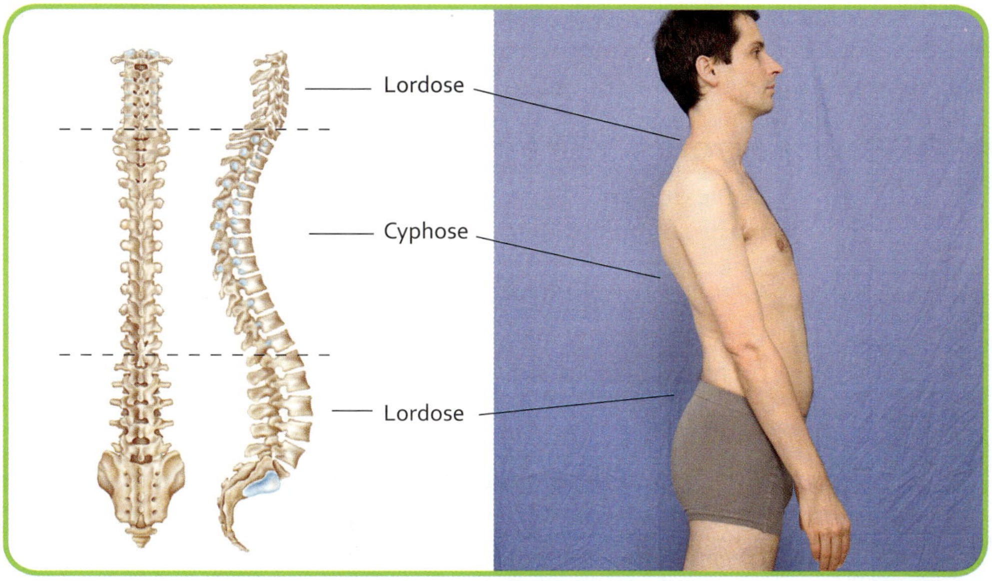

***Figure 9.35 :** Courbures physiologiques du rachis*

Debout, on vérifie la hauteur des épaules, des crêtes iliaques, l'absence de bascule du bassin (Fig. 9.35 et 9.21).
De dos, on repère facilement les vertèbres C7 et D1 qui sont très proéminentes et, en plaçant ses mains au niveau des ailes iliaques, on peut repérer L4 (Fig. 9.21).

Important

Ce repère est utile en cas de ponction lombaire (position du patch anesthésique). En effet, la ponction doit se faire au niveau où les racines sont libres dans le canal rachidien et non pas dans la moelle. En se plaçant au niveau de L4, on est sûr d'être au bon niveau.

Étude dynamique

C'est l'étude des mouvements du rachis : flexion antérieure, inclinaisons latérales, extension et rotation. On recherche une cassure, une raideur, une contracture globale ou localisée…

Rachis cervical

Étude de la flexion antérieure par la **distance menton-sternum** qui doit être à 0 cm (on touche le menton avec le sternum), des mouvements d'inclinaison latérale (incliner la tête jusqu'à essayer de toucher l'épaule avec l'oreille), des mouvements de rotation (tourner la tête en regardant au-dessus des épaules à droite et à gauche).

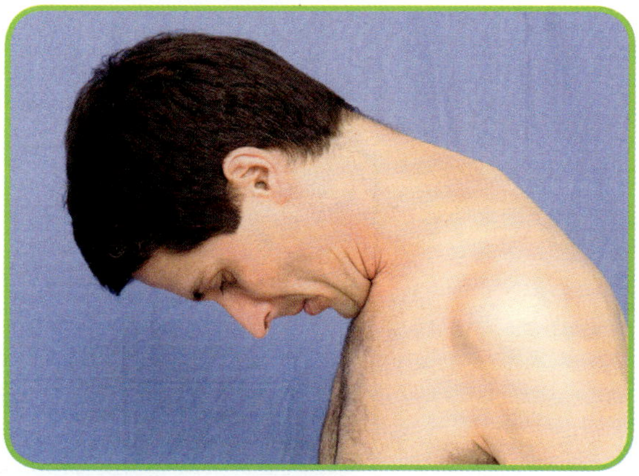

***Figure 9.36 :** Distance menton-sternum*

La distance menton-sternum (Fig. 9.36) et la distance occiput-mur sont deux mesures habituelles pour estimer l'atteinte cervicale dans les spondylarthrites ankylosantes (elles sont de 0 cm quand le rachis cervical est bien souple).

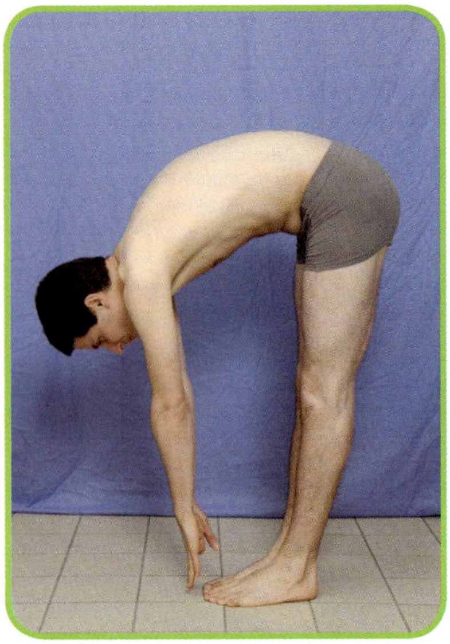

Figure 9.37 : Distance main-sol

Rachis dorso-lombaire

La flexion antérieure s'évalue grâce à la mesure de la **distance main-sol** ou par l'indice de Schöber.

Distance main-sol

Patient debout, jambes tendues, flexion en avant jambes tendues ; on mesure la distance entre les doigts et le sol (Fig. 9.37).

Indice de Schöber

Une première marque est faite sur la peau du patient, au stylo, au niveau de la ligne L5-S1, puis une autre marque est faite 10 cm au dessus. On demande au patient de se pencher en avant, au maximum, jambes tendues. Lors de la fin de l'antéflexion, la distance séparant ces deux points est mesurée à nouveau. Deux points séparés par une distance de 10 cm, en extension, doivent être normalement distants de 14 cm à 15 cm, lorsque le rachis est en flexion maximum (Fig. 9.38 et 9.39).

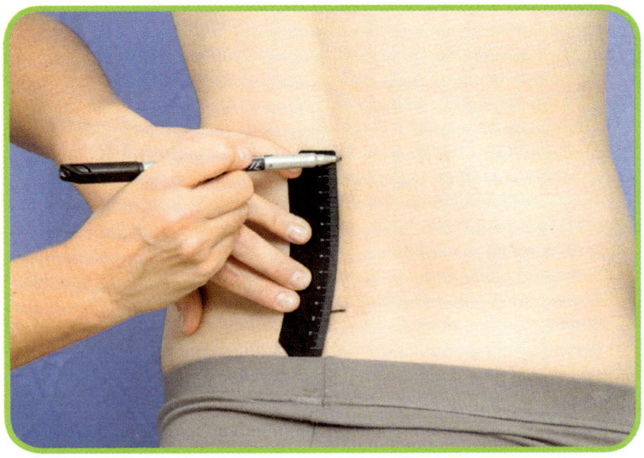

Figure 9.38 : Indice de Schöber 1

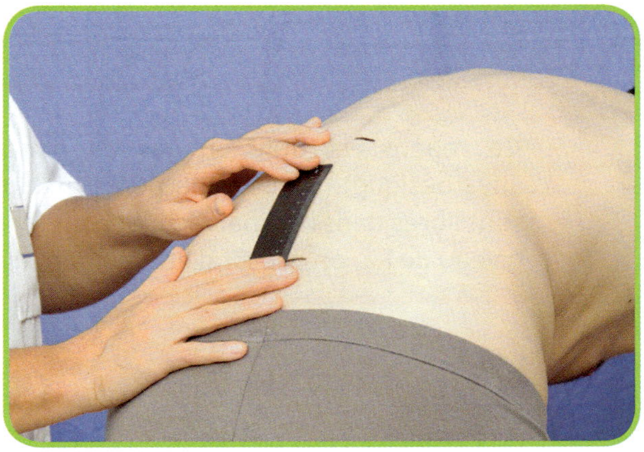

Figure 9.39 : Indice de Schöber 2

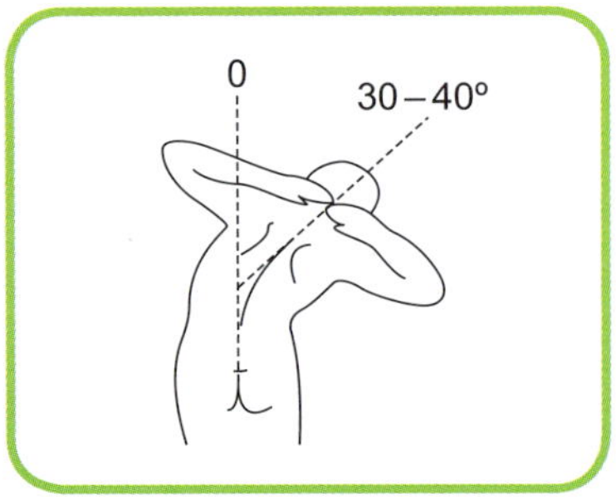

Figure 9.40 : Mobilité latérale

On étudie la mobilité latérale en demandant au patient de s'incliner vers la droite puis vers la gauche (Fig. 9.40). On recherche une cassure de la ligne des épineuses qui peut traduire une position antalgique. L'étude des mouvements de rotation se fait en immobilisant le bassin du patient.

Recherche des points douloureux

On recherche des points douloureux à la palpation/pression des épineuses ou de l'espace interépineux. Le **signe de la sonnette** est la reproduction d'une douleur d'origine radiculaire à la pression des muscles paravertébraux (une sciatique, par exemple).

Les radiculalgies sont liées à la compression d'un nerf. Cette douleur est à type de décharge électrique ou de brûlure et elle suit un trajet douloureux qui est fonction de la racine nerveuse concernée. **Des déficits sensitif ou moteur sont parfois associés, il faut toujours les rechercher par un examen neurologique (voir chapitre 7 « Système nerveux et santé mentale »).**

On recherche des douleurs provoquées par « étirement » des racines nerveuses.

Le **signe de Lasègue** : patient allongé sur le dos ; élévation passive d'un membre inférieur en extension qui reproduit la douleur de sciatique. On note l'angle entre la jambe tendue et le plan du lit.

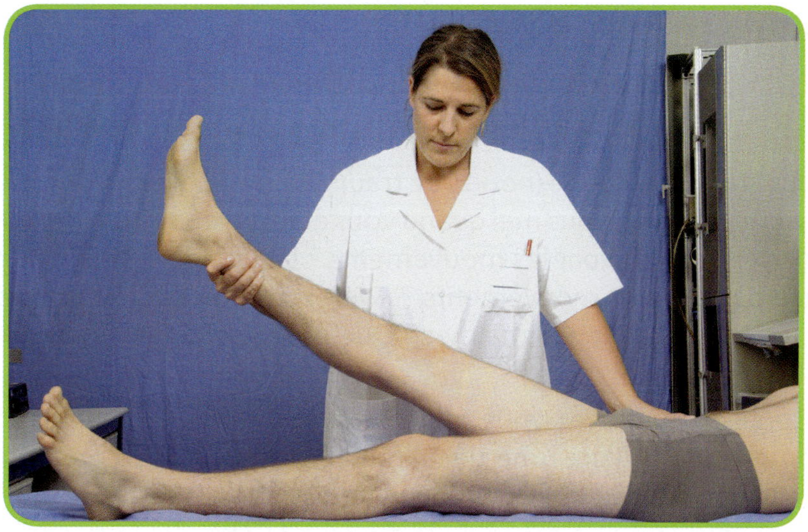

Figure 9.41 : *Signe de Lasègue*

Étude de la marche

L'examen débute en regardant le patient marcher, en sous-vêtements. On apprécie le bon déroulé de la marche, la présence d'une boiterie (voir chapitre 7 « Système nerveux et santé mentale »).

5 Cas cliniques

Cas clinique n° 1

Un jeune homme de 24 ans, en vacances dans la région, se présente aux urgences pour un genou droit gros et douloureux.

Guide pour l'entretien clinique

Quelles sont les questions pertinentes que l'infirmière devrait poser afin de préciser l'histoire de la maladie actuelle ?

P : Vous êtes-vous cogné (notion de traumatisme) ? Avez-vous fait un faux mouvement ? Avez-vous mal quand vous êtes au repos ? La douleur n'est-elle déclenchée que par les mouvements ? La douleur est-elle aggravée/calmée par certains mouvements ? Avez-vous pris des médicaments ou fait autre chose pour vous calmer ? Quels médicaments avez-vous pris ? Combien ?

Q : Depuis quand avez-vous mal ? À quoi ressemble la douleur ? Est-ce comme une brûlure, une décharge électrique, des picotements, des fourmillements, des crampes ? Quelle est son intensité (EVA) ? Vous réveillez-vous la nuit à cause de la douleur ? Cette douleur vous gêne-t-elle pour travailler, pour vos activités quotidiennes ?

R : Où avez-vous mal ? Pouvez-vous me montrer l'endroit ou vous avez mal, avec un doigt ? La douleur est-elle localisée ou y a-t-il des irradiations ? Y a-t-il comme un trajet douloureux ?

S : Votre genou est-il gonflé ? Depuis quand ? Est-ce la première fois ? Êtes-vous limité dans vos mouvements? Avez-vous eu de la fièvre ? Avez-vous eu une lésion cutanée près du genou ? Avez-vous la sensation que l'articulation du genou est raide le matin et qu'il y a un dérouillage matinal ? Sentez-vous une instabilité du genou ? La sensation que le genou se dérobe lorsque vous marchez ? Entendez-vous des craquements ? Avez-vous des blocages?

T : La douleur a-t-elle commencé brutalement ou s'est-elle installée progressivement ? Depuis combien de temps avez-vous mal ? La douleur est-elle intermittente ou constante? Avez-vous mal la nuit, spontanément ou seulement quand vous bougez ?

Énumérez quelques questions pertinentes afin de compléter l'histoire de santé.

Antécédents personnels et familiaux

Antécédents personnels médicaux et chirurgicaux : traumatisme, fracture, chirurgie orthopédique (notamment du genou) ; douleur articulaire (du genou ou d'autres articulations) ; maladie cutanée (notamment psoriasis), maladie chronique intestinale (maladie de Crohn) ou problèmes oculaires (uvéite).

Antécédents familiaux : Antécédent familial de maladie inflammatoire articulaire chronique (polyarthrite rhumatoïde, spondylarthrite ankylosante, lupus), notion de maladie chronique intestinale (maladie de Crohn).

Antécédent allergique

Le jeune homme vous apprend :

P : Qu'il n'y a pas eu de traumatisme ni faux mouvement et que c'est la deuxième fois que le genou gonfle comme ça. La première fois, les douleurs sont passées après quelques jours de traitement par AINS.

Q : Il a mal surtout au repos. Les mouvements augmentent peu la douleur mais limitent surtout la mobilisation du genou. Il lui est difficile de marcher. EVA estimée à 7/10.

R : La douleur est diffuse dans tout le genou sans irradiation.

S : Le genou est gonflé depuis deux jours et il ne peut pas le plier complètement. L'articulation est très raide le matin. Il n'a pas eu de fièvre, pas de lésion sur la peau.

T : La douleur s'est installée rapidement, depuis deux jours. Elle est constante mais plus importante la nuit et l'empêche de dormir.

Il n'y a pas d'antécédent personnel ni familial notable.

Il est très inquiet car il a peur que son genou ne soit plus jamais comme avant.

Synthèse de l'entretien clinique : caractérisation de la douleur

C'est une douleur du genou, intense (cotée à 7/10), diffuse, non traumatique, d'allure inflammatoire (maximale la nuit, non calmée par le repos), bien soulagée par des AINS. Elle est associée à un gonflement articulaire qui entraîne une impotence fonctionnelle à la marche. Il y a probablement une composante anxieuse, notamment à cause d'une inquiétude pour l'avenir.

Guide pour l'examen physique

Afin de compléter l'examen clinique, quels seraient les éléments d'examen physique pertinents pour l'infirmière ?

Paramètres généraux : EVA, température, pouls, pression artérielle.

Examen physique : À l'inspection, on recherche une anomalie rachidienne, une bascule du bassin, une inégalité de longueur des membres inférieurs qui peuvent entraîner des troubles de la statique et des douleurs des genoux. On localise les reliefs osseux et articulaires du genou atteint en comparant au genou controlatéral. On recherche un gonflement articulaire, des signes locaux d'inflammation : rougeur, chaleur, douleur. On recherche une plaie cutanée près du genou (une plaie cutanée peut être une porte d'entrée pour une infection de l'articulation).

À la palpation du genou, on recherche des zones douloureuses et la présence d'un épanchement intra-articulaire par la recherche d'un choc rotulien.

On teste la mobilité active et passive (flexion / extension) en faisant attention aux douleurs engendrées par ces mouvements.

Synthèse de l'examen clinique

EVA : 7/10 ; T : 37,5 °C ; TA : 120/70 mm Hg ; FC : 70 / min.

Genou droit rouge, chaud, douloureux spontanément et à la palpation. Présence d'un choc rotulien, épanchement intra-articulaire de moyenne abondance. Pas d'effraction ni d'éruption cutanée. Genou gauche et autres articulations indolores et sans anomalie à l'examen physique. Mobilisations active et passive du genou droit limitées par la douleur.

Pas de douleur ni anomalie de l'examen du rachis et du bassin.

Vous faites part de vos remarques au médecin qui va poursuivre les investigations avec quelques examens complémentaires pouvant être la ponction du liquide articulaire et des examens radiologiques.

Cas clinique n° 2

Mme M., 88 ans, est amenée par les pompiers aux urgences suite à une chute. Elle se plaint d'une douleur de la hanche droite. Elle a pu faire quelques pas seule avant de monter sur le brancard. Vous l'accueillez à son arrivée aux urgences.

Examen physique ciblé

Quels sont, dès l'arrivée de la patiente, les éléments de l'inspection qui peuvent vous faire suspecter une fracture du col fémoral ?

La déformation du membre inférieur qui présente une fracture du col fémoral est caractéristique : le membre est en rotation externe et adduction et il semble raccourci par rapport au membre inférieur controlatéral.

Important

L'impotence fonctionnelle est le plus souvent totale mais, parfois, en cas de fracture non déplacée, les patients ont pu initialement faire quelques pas, ce qui ne doit pas faire écarter la possibilité d'une fracture.

Commentaires

Cette patiente âgée est susceptible d'avoir des fractures, notamment du col fémoral, **même si elle a fait quelques pas pour monter sur le brancard des pompiers**. Il faut donc être, dans le doute, très prudent, ne pas mobiliser les hanches et laisser la patiente couchée à plat dos. Donc, mobilisation avec précaution en respectant la **position allongée**.

Guide pour l'entretien clinique

Quels sont les premiers éléments de l'entretien que l'infirmière doit recueillir en urgence ?

P : Pourquoi êtes-vous tombée ? Avez-vous fait un malaise, avez-vous perdu connaissance ou avez-vous simplement perdu l'équilibre ?

Q : Comment êtes-vous tombée ? Êtes-vous tombée de votre hauteur ou plus ? Vous êtes-vous cogné la tête? Vous souvenez-vous de tout ce qui s'est passé ?

R et S : Avez-vous mal quelque part ? Pouvez-vous bouger normalement vos bras et vos jambes ? Sentez-vous toutes les zones de votre corps ? Avez-vous des plaies ?

T : Quand êtes-vous tombée ? Êtes-vous restée au sol ? Combien de temps ? Quelle est l'heure de votre dernier repas ?

Commentaires

Il est important de connaître les circonstances de la chute. Si la patiente a fait une chute mécanique, la cause de la chute est connue et comprise ; en cas de malaise avec perte de connaissance, il faut non seulement s'occuper de la fracture mais également de la cause de la chute qui est parfois plus importante (accident vasculaire cérébral, par exemple).

Il faut connaître les circonstances de la chute pour en évaluer les possibles conséquences, une chute de sa hauteur est moins dangereuse qu'une chute de deux mètres de haut.

On recherche toujours une notion de traumatisme crânien qui peut se compliquer de saignement intracrânien asymptomatique au départ. Il est très important de vérifier la notion de perte de connaissance et de savoir si elle semble être la cause ou la conséquence de la chute (la patiente a-t-elle fait un malaise avec perte de connaissance entraînant la chute ou bien est-elle tombée de façon mécanique et a-t-elle perdu connaissance à cause du traumatisme crânien ?).

Tout traumatisme crânien doit donc être signalé au médecin et la surveillance de l'état de conscience doit être alors rapprochée.

L'heure du dernier repas est importante à noter, la patiente doit être à jeun depuis six heures au moins pour être opérée.

Important

Pour tous les traumatismes, il faut connaître leur mécanisme : position du membre atteint au moment du choc, mouvement en cours (torsion, flexion, extension), violence du choc, vitesse de la voiture en cas d'accident, port de la ceinture de sécurité ou non.

Synthèse de l'entretien clinique

La patiente est tombée chez elle en montant sur un escabeau (chute mécanique), elle était sur la première marche quand elle a perdu l'équilibre. Elle ne s'est pas cogné la tête (pas de traumatisme crânien) et elle se souvient de tout (pas de perte de connaissance). Grâce à la téléalarme, les secours sont arrivés sur place rapidement. Elle se plaint uniquement d'une douleur du membre inférieur droit.

Guide pour l'examen physique

Quels sont les premiers éléments de l'examen physique à recueillir en urgence ?

– Pouls, pression artérielle, saturation en air ambiant, température, évaluation de la douleur.

Comme toujours, on s'intéresse en premier lieu aux constantes de la patiente, notamment une mauvaise tolérance hémodynamique. La douleur doit être évaluée et prise en charge rapidement.

– Recherche des points douloureux et mobilisation par la patiente des autres membres pour compléter le bilan lésionnel.

On contrôle tous les points douloureux à la recherche de fractures, il ne faudrait pas négliger une fracture moins visible que la fracture de la hanche. On demande à la patiente de mobiliser elle-même les autres membres ou articulations pour dépister les autres fractures en cas de déformations osseuses, il ne faut surtout pas mobiliser les membres, on pourrait déplacer une fracture (les membres suspects de fracture doivent être manipulés avec précautions et immobilisés grâce à des attelles amovibles en attendant les radiographies).

– Recherche des complications de la fracture que sont les atteintes nerveuses ou vasculaires et l'effraction cutanée.

On recherche une fracture ouverte, c'est-à-dire une plaie de la peau en regard de la fracture qui peut se compliquer plus facilement d'infection qu'une fracture fermée (sans plaie).

On évalue la sensibilité, notamment pour les fractures des extrémités. En effet, une fracture avec perte de sensibilité signifie qu'elle se complique d'une atteinte nerveuse, elle doit être signalée au médecin pour être prise en charge en urgence.

On recherche une atteinte vasculaire qui se traduit par un défaut de vascularisation : ici on recherche un pied froid, blanc où le pouls n'est pas palpé.

– On recherche enfin des signes évoquant un syndrome de loges. Le syndrome des loges est lié à une augmentation de la pression intramusculaire par un hématome ou un œdème musculaire secondaire à la chute (ou à une compression des muscles suite à une station prolongée au sol). Il se traduit par une douleur très intense, un déficit sensitif ou moteur, des signes d'ischémie de membre (pieds froids et blancs, absence de pouls).

Important

PEAU, POULS, NERF est un moyen mnémotechnique pour ne pas oublier les différentes complications d'une fracture.

Synthèse de l'examen clinique

EVA : 6/10 en position allongée ; TA : 95/60 mm Hg ; FC : 95/min ; T : 36,5 °C ; Glasgow : 15 ; Réponse aux questions orientées.

La patiente présente un membre inférieur droit en rotation externe et adduction et il semble raccourci par rapport au membre inférieur controlatéral. Il n'y a pas d'effraction cutanée mais un hématome sous-cutané en regard de la hanche droite de 10 cm de diamètre environ. Les pouls distaux sont bien perçus des deux côtés et il n'y a pas de trouble de la sensibilité. La mobilité active de la jambe droite (par la patiente) est limitée par la douleur. La mobilité des trois autres membres est normale et indolore. Auscultation cardio-pulmonaire et palpation abdominale normales.

Important

Il ne faut jamais mobiliser un membre qui semble fracturé.

Le médecin prévenu immédiatement de la possibilité d'une fracture, la patiente est laissée en position allongée stricte, à jeun. La pose d'une voie veineuse périphérique sera surement prescrite pour permettre d'une part l'antalgie par voie intraveineuse (la patiente doit demeurer à jeun) et d'autre part en vue d'une intervention chirurgicale.

Cas clinique n° 3

Mme B., 55 ans, est hospitalisée pour une lombosciatique hyperalgique du membre inférieur gauche. Devant l'inefficacité de tous les traitements *per os*, elle a été prise en charge dans le service la veille pour débuter un traitement antalgique intraveineux. Lors de votre tour de surveillance du matin, la patiente est beaucoup moins douloureuse mais se plaint de ne pas sentir son pied gauche ni de pouvoir le bouger.
En l'examinant, vous vous apercevez qu'elle ne peut plus du tout relever son pied gauche, qu'elle présente une hypo-esthésie du périnée et qu'elle n'a pas uriné depuis douze heures.

Quelle complication peut présenter cette patiente ?

On suspecte un syndrome de la queue-de-cheval qui se caractérise par :

- une paralysie d'un membre inférieur.
- une hypo- ou anesthésie du membre (pied, jambe, cuisses) et une hypo- ou anesthésie du périnée et la région fessière interne (entrejambe) appelée l'anesthésie en selle ;
- l'abolition des reflexes rotuliens et/ou achilléens ;
- la sensibilité profonde est aussi atteinte avec perte de la sensation de passage des urines lors des mictions et des selles lors de la défécation ;
- des troubles sphinctériens : incontinence urinaire ou anale (plus ou moins complètes) ou au contraire une rétention vésicale et une constipation opiniâtre ;
- des troubles génitaux : chez l'homme, impuissance et perte de l'éjaculation ; chez la femme, anesthésie de la vulve et du vagin.

C'est une urgence, le plus souvent chirurgicale, le médecin doit être prévenu aussitôt.

Ce qu'il faut retenir

- ✔ Un entretien clinique précis est un élément clé de l'examen locomoteur, il permet de bien caractériser une douleur et d'en comprendre le mécanisme.
- ✔ Devant toute fracture, s'assurer de l'intégrité des structures cutanées, vasculaires et nerveuses : « peau, pouls, nerfs ».
- ✔ En cas de d'atteinte radiculaire, toute atteinte neurologique (trouble sensitif ou moteur) peut être une urgence souvent chirurgicale et doit être signalée immédiatement.
- ✔ L'ostéoporose est indolore et peut se compliquer de fractures osseuses et de tassement vertébraux qui eux sont douloureux.

Chapitre 10
Examen du nouveau-né et du nourrisson

Jean-Baptiste Armengaud, médecin pédiatre, ancien chef de clinique des hôpitaux de Paris, France
Jean-Michel Demoulin, infirmier, Service d'accueil d'urgence pédiatrique, hôpital d'enfants A. Trousseau (AP-HP), France

Objectifs d'apprentissage

Après lecture de ce chapitre, vous serez en mesure de :

- ✔ identifier les caractéristiques physiologiques et les particularités cliniques du nouveau-né et du nourrisson ;
- ✔ conduire l'entretien avec la famille d'un nouveau-né ou d'un nourrisson ;
- ✔ distinguer, dans l'examen physique, les signes normaux des principales anomalies ;
- ✔ reconnaître les valeurs normales des fonctions vitales selon l'âge de l'enfant.

1 Introduction

« Un bébé en lui-même n'existe pas, il y a un bébé et quelqu'un avec lui. »
D.W. Winnicott

L'enfant est un être vivant en perpétuel changement, en constante évolution. Dans l'évaluation clinique initiale et le suivi d'un enfant, il est indispensable d'appréhender son stade de développement, à la fois somatique (en se référant aux courbes de croissance staturale, pondérale, du périmètre crânien, de l'indice de masse corporelle) et psychomoteur. En l'absence de maladie, l'enfant normal se développe habituellement selon un « parcours attendu » ; néanmoins, ce parcours est susceptible de varier par rapport à cette prévision. Cette variabilité dépend de facteurs endogènes (origine ethnique, héritage génétique), des facteurs environnementaux (conditions physiopathologiques pendant la vie intra-utérine puis l'enfance, environnement psychoaffectif et socio-économique) et des facteurs socioculturels et religieux (la place de l'enfant dans sa famille, rite du sommeil, régime alimentaire).
L'âge pédiatrique constitue une autre grande particularité : tout enfant ne peut être abordé et considéré isolément. Il fait partie intégrante d'un groupe, sa famille. Il est physiquement et affectivement lié à ses parents. Il n'a pas l'autonomie suffisante pour vivre seul, il partage son histoire individuelle avec celle, collective, de ses parents et de son éventuelle fratrie. La satisfaction des besoins, selon Virginia Anderson, se fera donc par l'intermédiaire de ses parents ou de son entourage. Le soignant étant par définition étranger à ce groupe, l'étape préliminaire consiste à gagner aussi bien la confiance de l'enfant que celle de ses parents, par un contact rassurant, afin de garantir la qualité du suivi de l'enfant. C'est en considérant cette multitude de paramètres physiologiques et environnementaux que l'on abordera l'entretien clinique et l'examen physique de l'enfant de façon adéquate et performante.

Important

La constante évolution de l'enfant a conduit à définir des périodes en lien avec les phases de développement spécifiques : on parle d'un nouveau-né lorsqu'il a moins d'un mois, d'un nourrisson entre un et vingt-quatre mois.

Anatomie fonctionnelle 2

Développement intra-utérin

Dans la représentation populaire, la naissance marque le commencement de la vie ; la pratique clinique pourrait également réduire l'existence à la vie extra-utérine. L'infirmière qui examine un nouveau-né (et un jeune nourrisson) doit néanmoins se rappeler que son développement a débuté bien avant sa naissance, depuis sa conception et durant toute la période du développement intra-utérin. Les phénomènes régissant ce développement sont soumis aux conditions physiologiques et psychosociales de la future mère durant la grossesse, comme la nutrition, le sommeil, mais aussi l'exposition éventuelle à des substances toxiques (tabac, alcool) ; ces conditions ont une influence sur le développement physiologique fœtal intra-utérin. L'embryogenèse (trois premiers mois de grossesse) correspond à la mise en place de l'ensemble des organes ; le développement fœtal (du quatrième mois et jusqu'à l'accouchement) correspond à la croissance anatomique et fonctionnelle de ces organes. Ainsi, la croissance de notre organisme ne débute pas à la naissance, il s'agit bien d'un continuum depuis la croissance fœtale (à partir du quatrième mois de grossesse) jusqu'à la fin de la croissance pubertaire (vingt à vingt-deux ans). Dans ce contexte, la naissance ne représente qu'une étape, une transition.

L'âge gestationnel décrit l'avancement de la grossesse ; il s'exprime en semaines d'aménorrhée (SA). Par extension, il est utilisé pour évaluer la maturation du fœtus. Un accouchement survient « à terme » entre la 37e et la 41e SA. En deçà de la 37e SA, on parle de naissance prématurée. Une naissance est dite post-terme (ou post-mature) si elle se produit après la 41e SA.

La croissance fœtale est suivie par la mesure échographique de paramètres staturaux comme la longueur crânio-caudale (entre l'extrémité céphalique et l'extrémité inférieure du rachis), le diamètre bipariétal (distance entre les faces latérales du crâne), la longueur fémorale, la circonférence abdominale. Durant la période de croissance fœtale, certains organes se développent de façon remarquable : c'est le cas du cerveau fœtal, qui va croître de 600 % entre la 20e et la 40e SA (Fig. 10.1).

Le poids du fœtus peut être estimé par extrapolation à partir des paramètres staturaux cités précédemment. Les paramètres mesurés sont comparés à des courbes de référence (valeurs observées dans un échantillon représentatif non reproduites).

La croissance des organes s'accompagne de l'acquisition des fonctions permettant la vie autonome à la naissance. Par exemple, les poumons fœtaux deviennent capables d'assurer l'oxygénation du sang vers la 35e SA, ils sont suffisamment développés sur le plan structurel mais aussi capables de produire un liquide – le

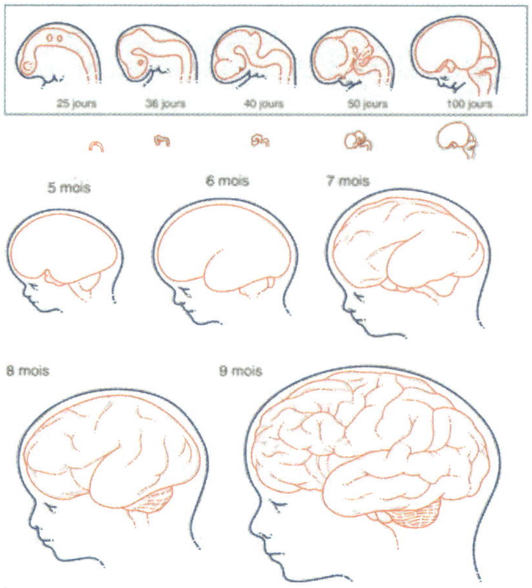

Figure 10.1 : *Développement du cerveau fœtal*

surfactant – nécessaire au maintien des alvéoles ouvertes en milieu aérien. Ainsi, l'ensemble des fonctions vitales se met en place jusqu'à la 36-37e SA ; à partir de cette date, on considère que le fœtus est « à terme » sur le plan fonctionnel.

Adaptation à la vie extra-utérine

Dès les premières minutes de vie, le nouveau-né est confronté à un milieu aérien inédit. Il doit rapidement s'y adapter pour assurer sa survie. Sur le plan physiologique, la naissance représente un bouleversement sans pareil au cours de notre vie. L'adaptation la plus importante est celle du système cardio-respiratoire : à la section du cordon ombilical, l'organe assurant l'hématose (oxygénation du sang) n'est plus le placenta mais les poumons qui s'ouvrent pour permettre cette oxygénation du sang à partir de l'air inspiré ; le système cardio-circulatoire doit s'adapter au changement brutal, les shunts fœtaux (canal artériel qui court-circuitait les poumons durant la vie fœtale et communication interauriculaire cardiaque) vont se fermer pour permettre la mise en place de la circulation artérioveineuse classique. Durant ces premières minutes de vie, le nouveau-né subit également un milieu aérien beaucoup plus froid que la cavité amniotique ; il faut donc assurer son homéothermie : après avoir séché le bébé, il sera placé sur une table chauffante, permettant son observation et son examen physique, avant d'être enveloppé dans un linge sec et chaud et amené auprès de sa mère ou placé dans un incubateur, en n'omettant pas de couvrir sa tête (avec un bonnet) car c'est une zone importante de déperdition de chaleur.
L'adaptation à la vie extra-utérine est évaluée par le score d'Apgar (Fig. 10.2), qui combine la mesure des paramètres vitaux et l'appréciation du tonus du nouveau-né. Le score est calculé à 1, 5 et 10 minutes de vie.

À la naissance, trois mensurations sont systématiquement pratiquées (poids, taille et périmètre crânien) puis comparées à celles des courbes de croissance staturo-pondérale et du périmètre crânien. Les courbes indiquent les valeurs normales des nourrissons nés à terme, selon les valeurs observées dans une population de référence. Il existe des courbes spécifiques pour les nouveau-nés prématurés.

Important

Les mensurations de naissance (poids, taille, périmètre crânien) doivent être interprétées en fonction du terme de grossesse (âge gestationnel au moment de la naissance).

Tableau 1. Score d'Apgar

Score	0	1	2
Fréquence cardiaque	< 80 batts/min	80 à 100 batts/min	> 100 batts/min
Respiration	absente	lente, irrégulière	cri vigoureux
Tonus	hypotonie	légère flexion des extrémités	normale
Réactivité	nulle	grimace	vive
Coloration	cyanose ou pâleur	imparfaite	rose

La période périnatale représente un risque infectieux majeur pour le nouveau-né : la cavité amniotique étant en principe stérile, la naissance représente la mise en contact avec un environnement microbien inédit qui provoque l'inévitable (et nécessaire) colonisation du nouveau-né par de nombreuses bactéries. Les infections materno-fœtales sont potentiellement graves. Dans les premières heures de vie, l'infirmière assure le suivi des fonctions vitales et devra demander un avis médical urgent devant toute anomalie physique (respiratoire, circulatoire, neurologique, cutanée…). La prématurité et l'hypotrophie exposent à des complications néonatales spécifiques. Lorsqu'elles sont associées, les risques se cumulent. La prématurité est parfois la seule conséquence d'une infection materno-fœtale.

Croissance et développement psychomoteur

La croissance staturo-pondérale est le paramètre fondamental témoignant du développement normal d'un nourrisson ; pour être optimal, le suivi de la croissance staturo-pondérale doit être régulier, en mesurant le poids et la taille du nourrisson :

- toutes les semaines à tous les 15 jours au cours des trois premiers mois de vie ;
- tous les mois jusqu'à l'âge de douze mois ;
- tous les deux à trois mois durant la deuxième année de vie.

Les valeurs mesurées sont reportées sur les courbes de référence, qui se trouvent reproduites dans les dernières pages du carnet de santé (Fig. 10.2). Le suivi de l'indice de masse corporelle (poids/taille^2) est utile dès l'âge de six mois pour le dépistage des enfants à risque de surpoids morbide. Lorsqu'on reporte les mesures successives du poids et de la taille d'un nourrisson, il ne faut pas « relier les points » d'une mesure à l'autre : en effet, cela supposerait que la croissance entre deux mesures est parfaitement linéaire, ce qui est rarement la cas, surtout si les mesures sont éloignées dans le temps. L'important est la progression, l'allure générale de la courbe, qui doit se situer dans un intervalle centré sur la moyenne de poids ou de taille (pour l'âge et le sexe) et compris entre plus ou moins deux écarts types autour de cette moyenne. Cet intervalle est déterminé d'après les observations faites sur une population de référence et régulièrement remis à jour. Le suivi de la croissance staturo-pondérale associe également celui de la croissance du périmètre crânien, qui détermine en partie le développement psychomoteur d'un nourrisson, puisqu'il témoigne de la croissance de son cerveau.

Le développement psychomoteur d'un nourrisson est l'indicateur de sa maturation neurologique et renseigne également sur la qualité de son environnement familial. Il doit faire l'objet d'un suivi tout aussi attentif et régulier que la croissance staturo-pondérale. Il est évalué grâce à des échelles qui permettent de situer le nourrisson sur des « parcours » détaillant les étapes schématiques successives de son développement ; ces parcours sont généralement de trois ordres : motricité globale (tonus), motricité fine (aptitude à manier des objets) et vie de relation (contact, langage). L'échelle de Denver est l'une des plus souvent utilisées en pratique clinique ; elle n'est pas présentée ici car son utilisation est réservée à des médecins spécialistes.

Valeurs normales des paramètres fondamentaux

Tableau 2. Valeurs normales de la fréquence cardiaque (FC), respiratoire (FR) et de la pression artérielle (PA) selon l'âge du nouveau-né et du nourrisson

Âge	FC (batts/min)	FR (resp/min)	PA (mm Hg)
Nouveau-né	120-140	30-60	75-55
1-12 mois	110-130	24-40	85-55
1-2 ans	80-110	20-30	95-55

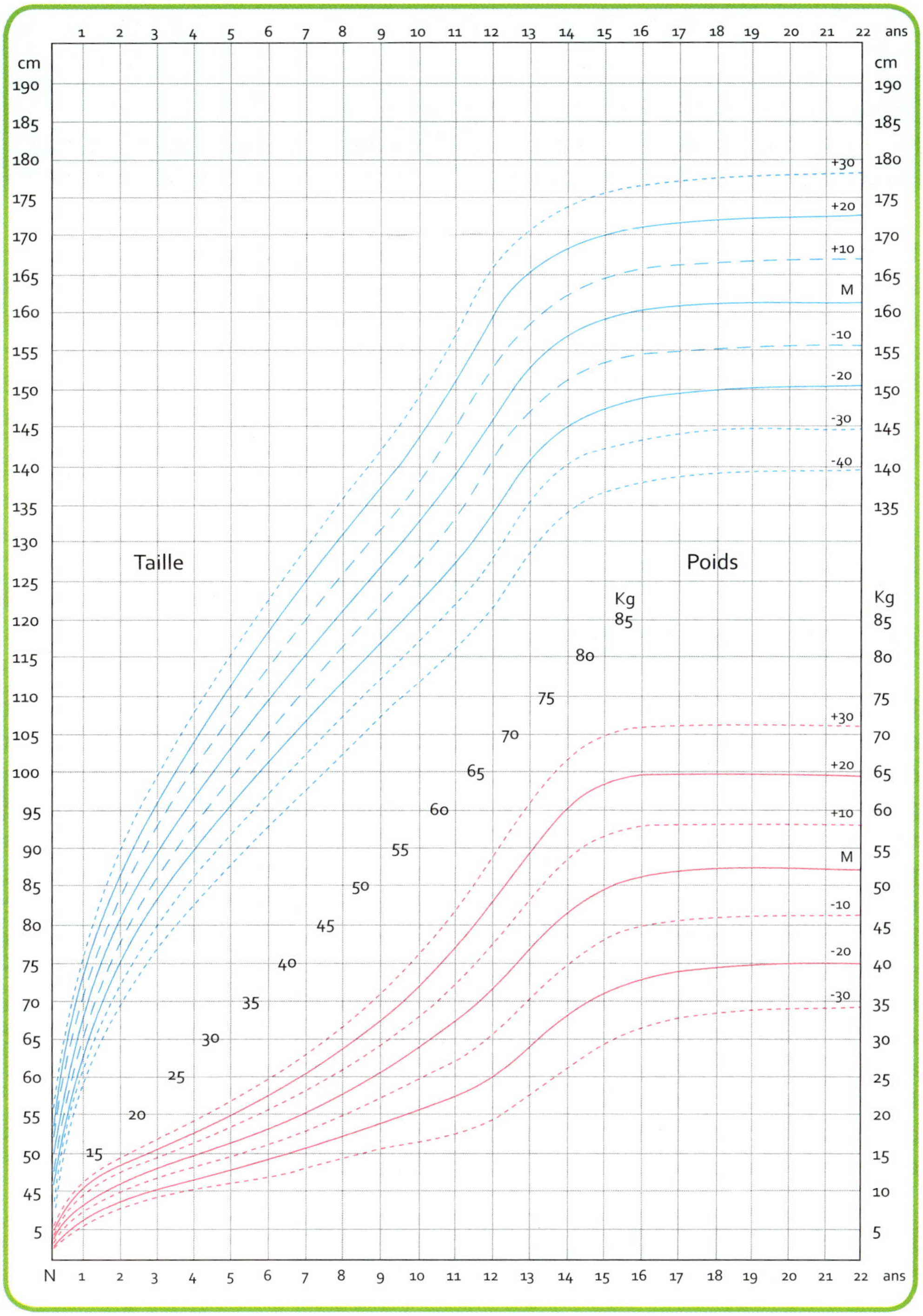

Figure 10.2 : *Courbes de croissance staturo-pondérale (rose : filles ; bleu : garçons)*

Les signes de mauvaise tolérance de la fièvre chez le nourrisson sont :
- hypotonie, hyporéactivité ;
- polypnée (FR supérieure à 60 resp/min), bradypnée (FR inférieure à 20 resp/min), pauses respiratoires (de plus de 10 s), détresse respiratoire (signes de lutte), insuffisance respiratoire (oxygéno-dépendance) ;
- tachycardie (FC supérieure à 180 batts/min), marbrures, cyanose localisée (péribuccal, extrémités) ou généralisée, choc (fraîcheur des extrémités, pouls périphériques filants ou absents) ;
- frissons, malaise (perte de contact), convulsions ;
- refus alimentaire, vomissements.

PQRST*

Questions	Justifications
P : Comment avez-vous remarqué que votre bébé avait de la fièvre ? Comment avez-vous pris sa température ? Avez-vous eu de la fièvre ou pris des antibiotiques avant/après l'accouchement ? Avez-vous (ou le père, la fratrie, la famille) été enrhumée dernièrement ? Avez-vous voyagé avec votre bébé ? Avez-vous traité sa fièvre ? Si oui, comment : mesures physiques ? médicaments ?	**P** : La température d'un nouveau-né ne doit pas être systématiquement surveillée à domicile. La technique de référence est la mesure rectale car elle est le meilleur estimateur de la température centrale ; elle doit être mesurée au moyen d'un thermomètre électronique (pas de correction nécessaire, mesures reproductibles) ; chez le nourrisson, la fièvre est définie par une température rectale supérieure à 38 °C. La fièvre ne doit jamais être négligée chez le nourrisson, et constitue une urgence médicale lorsqu'elle survient avant l'âge de trois mois. À cet âge, la fièvre peut être le signe d'une infection materno-fœtale (même tardive, c'est-à-dire survenant au-delà des huit premiers jours de vie) ; l'infirmière doit donc renseigner la période périnatale le plus précisément possible.
Q : Jusqu'à quelle température la fièvre est-elle montée ? Comment se comporte votre bébé lorsqu'il a de la fièvre ?	**Q** : La fièvre maligne est définie à partir d'une température centrale atteignant 41 °C ; cependant, les complications liées à la fièvre (par exemple, des convulsions) peuvent survenir à des seuils de température moins élevés et témoignent d'une susceptibilité individuelle. La tolérance de la fièvre est un point capital. Au cours de l'entretien clinique comme du suivi, l'infirmière doit rapidement identifier les signes de mauvaise tolérance. Une fièvre mal tolérée doit motiver la demande d'un avis médical en urgence.

* Pour l'explication de la méthode PQRST, reportez-vous au chapitre 2.

Questions	Justifications
S : Quels signes accompagnent la fièvre (gêne respiratoire/ changement de teint / perte de contact, malaise, mouvements anormaux/diarrhée, vomissements/ éruption cutanée/se touche l'oreille) ?	**S** : La recherche d'anomalies associées à la fièvre est indispensable : gêne respiratoire, choc hémodynamique, trouble de conscience ou mouvements anormaux, éruption cutanée, diarrhée ou vomissements. Ils permettent d'adapter la prise en charge initiale. Dans la plupart des infections virales communes, la fièvre est le plus souvent isolée et bien tolérée.
T : Depuis quand dure la fièvre ? Comment évolue-t-elle ? La température baisse-t-elle après prise de médicaments contre la fièvre (antipyrétiques) ?	**T** : La chronologie de la fièvre depuis son apparition et au cours de la journée, ainsi que l'efficacité des traitements antipyrétiques sont des éléments orientant aussi bien sur la tolérance que sur l'origine de la fièvre.

PQRST

Prise de poids insuffisante/difficultés d'alimentation

La croissance pondérale est un marqueur-clé de l'état de santé global du nouveau-né et du nourrisson. Elle est principalement influencée par le régime alimentaire mais aussi par les conditions environnementales, socioculturelles, psychofamiliales. Elle peut s'écarter du « parcours attendu » qui se profilait sur les courbes de référence (ralentissement, stagnation, accélération). Une modification de cet ordre doit toujours être considérée comme une alerte. Dans les premiers jours comme tout au long des deux premières années de vie, la surveillance de la croissance staturo-pondérale est donc primordiale.

PQRST

Questions	Justifications
P : Comment s'alimente votre bébé (sein / biberon) ? Votre bébé prend-il régulièrement du poids ? Pourquoi la prise alimentaire est-elle difficile : votre bébé refuse-t-il le sein/biberon ? S'endort-il rapidement lors de la tétée / de la prise des biberons ? Êtes-vous inquiète pour votre bébé ? ou pour vous-même ?	**P** : L'allaitement maternel exclusif est la cause la plus fréquente d'insuffisance alimentaire du nourrisson et de mauvaise prise de poids ; il est parfois difficile d'évaluer la ration alimentaire d'un nourrisson allaité par sa mère, elle est plus facilement quantifiée avec des biberons. Une prise pondérale irrégulière ou insuffisante doit faire d'abord rechercher un allaitement insuffisant puis une anomalie (infection, allergie aux protéines du lait de vache). Un nourrisson épuisé car sous-alimenté peut donner une fausse impression de satiété (endormissement rapide au sein/ biberon). Lorsque l'allaitement semble suffisant, une mauvaise prise pondérale est parfois liée à l'altération de la relation mère-enfant.
Q : Combien de tétées ou de biberons votre bébé prend-il habituellement par jour ? S'il s'agit de tétées, combien de temps durent-elles ? S'il s'agit de biberons, quelle quantité ont-ils ? La prise de poids est-elle ralentie ou stagne-t-elle ? Votre bébé perd-il du poids ?	**Q** : Après s'être renseignée sur le mode et la prise alimentaires, l'infirmière qui assure le suivi d'un nourrisson doit systématiquement se reporter aux courbes de croissance staturo-pondérale, du périmètre crânien et d'indice de masse corporelle (carnet de santé) à chaque entretien, afin d'estimer la régularité de cette croissance et de faciliter le dépistage précoce des anomalies.
S : Votre bébé vomit-il ? A-t-il de la diarrhée ou est-il constipé ? A-t-il des douleurs abdominales ?	**S** : Un nourrisson sous-alimenté est rapidement exposé au risque de déshydratation. Cet état, s'il n'est pas dépisté et corrigé précocement, peut conduire à un état de choc hémodynamique, voire à l'arrêt cardiaque. Les troubles du transit des premiers mois de vie peuvent révéler des malformations digestives ou des pathologies congénitales sévères (maladie de Hirschprung, sténose digestive) ou d'une sensibilité aux infections sévères ou répétées.
T : Depuis quand la prise de poids est-elle faible ou s'est-elle arrêtée ?	**T** : Une infection digestive (le plus souvent virale) entraînera une perte de poids rapide, une maladie inflammatoire intestinale provoquera une stagnation ou une perte de poids plus lente. Une perte de poids révélée sur plusieurs mois (amaigrissement) sera souvent mieux tolérée qu'une perte de poids rapide (déshydratation).

Vomissements/diarrhée

Les vomissements sont des rejets par la bouche (parfois le nez chez les très jeunes nourrissons) du contenu gastrique (salive, aliments, glaires déglutis).
La diarrhée est définie par trois critères (isolés ou associés) :
- augmentation de la fréquence des selles (par rapport au transit habituel) ;
- augmentation de l'abondance des selles (débordant la couche) ;
- modification de la consistance (selles liquides).

Un enfant en bonne santé prend régulièrement du poids. La diarrhée et les vomissements exposent le nourrisson à une déshydratation aiguë. La perte de poids, signalée par comparaison du poids observé à un poids récent rapporté dans le carnet de santé, permet en théorie de quantifier celle-ci de façon relative (pourcentage du poids de référence). Cependant, il est souvent rare d'avoir un poids récent contributif (balances et conditions de pesée différentes). Ce sont les signes physiques de déshydratation que l'infirmière doit rechercher pour objectiver la perte de poids et l'état d'hydratation :
- fontanelle creuse ou déprimée ;
- yeux cernés et/ou enfoncés dans les orbites ;
- lèvres, muqueuses et langue sèches ;
- absence de larmes lors des pleurs ;
- maintien du pli cutané au pincement de la peau ;
- tachycardie (FC supérieure à 180 batts/min avant douze mois, supérieure à 160 batts/min après douze mois).

PQRST

Questions	Justifications
P : Depuis quand votre bébé vomit-il ? Dans quelle position les vomissements sont-ils plus/moins fréquents ? Votre bébé a-t-il été victime d'une chute sur la tête récemment (traumatisme crânien) ?	P : Des vomissements peu abondants et précoces après les repas signent le plus souvent un reflux gastro-œsophagien ; des vomissements retardés et massifs (en jet) peuvent révéler un obstacle digestif (sténose du pylore ou occlusion intestinale). La notion de traumatisme crânien doit être recherchée car elle peut expliquer les vomissements (hypertension intracrânienne).

PQRST

Questions	Justifications
Q : Quel aspect ont les vomissements/les selles ? S'agit-il de petites régurgitations (coin de la bouche) ou de vomissements abondants (toute la tétée ou le biberon ingérés) ? Les selles débordent-elles de la couche ? Sont-elles complètement aqueuses (difficiles à individualiser des urines dans la couche) ou y a-t-il encore des matières ? Avez-vous constaté la présence de sang dans les rejets/les selles ?	**Q** : les régurgitations, même fréquentes et abondantes sont souvent prises pour des vomissements par les parents ; lorsqu'ils sont répétés et que le nourrisson reste à jeun, les vomissements ont souvent l'aspect jaunâtre du liquide gastrique (souvent décrit à tort comme « bilieux ») ; le caractère bilieux des vomissements est affirmé sur une couleur *vert sapin* et constitue une urgence chirurgicale (occlusion intestinale). La présence de sang dans les vomissements peut être le signe d'une érosion œsophagienne due aux vomissements répétés. La présence de sang dans les selles est fréquente au cours des diarrhées infectieuses d'origine virale. Des vomissements abondants (même sans diarrhée) exposent au risque de déshydratation aiguë. La diarrhée aiguë est la principale cause de déshydratation du nourrisson ; lors de l'entretien clinique, l'infirmière doit rapidement faire une estimation du bilan entrées/sorties (boissons et alimentation/diarrhée et vomissements) pour la corréler à l'éventuelle perte de poids observée.
S : Les vomissements sont-ils accompagnés de selles liquides et fréquentes (diarrhée) ? Votre bébé boit-il goulûment ? Est-il constipé (moins d'une selle par 48 h) ? A-t-il des douleurs abdominales ? Votre bébé est-il ballonné ? A-t-il beaucoup de gaz ? A-t-il eu de la fièvre ? A-t-il perdu du poids ?	**S** : Les régurgitations abondantes sont souvent prises à tort pour des vomissements ; un nourrisson ayant un reflux gastro-œsophagien va avoir tendance à boire trop rapidement, à avaler de l'air (aérophagie) entraînant un ballonnement abdominal (distension intestinale) expliquant les troubles intestinaux fonctionnels souvent observés (« coliques du nourrisson ») à type de ralentissement du transit, douleurs abdominales, gaz abondants. Le ralentissement de la prise pondérale est toujours un signe de gravité même s'il s'agit d'une pathologie bénigne (reflux gastro-œsophagien) : une dénutrition (amaigrissement) peut être observée avec ou sans déshydratation aiguë.

PQRST

Questions	Justifications
T : Depuis quand votre bébé vomit-il ou a-t-il la diarrhée ? Les vomissements surviennent-ils le matin ou le soir ? Sont-ils rythmés par les repas (immédiatement après les repas ; à distance des repas) ? Les vomissements sont-ils de plus en plus nombreux jour après jour ? Les selles sont-elles de plus en plus fréquentes ?	**T** : Des vomissements survenant immédiatement après les repas sont souvent le signe d'un reflux gastro-œsophagien majeur ; lorsque les vomissements ou les selles liquides sont abondants ou surviennent de façon systématique une à deux heures après les repas, il faut rechercher des signes de déshydratation.

Douleurs abdominales, pleurs inexpliqués

Avant l'âge de deux ans, les douleurs abdominales sont un motif très fréquent de consultation ; on peut en général les identifier lorsque les parents évoquent des pleurs inexpliqués ou un inconfort difficile à définir précisément. Correspondant le plus souvent à des troubles fonctionnels bénins, elles peuvent s'accompagner de ballonnement, d'émission de gaz, de tortillements, de régurgitations plus abondantes. Leur retentissement sur l'état général (prise pondérale, état d'hydratation, tonus) doit être apprécié pour en dépister les rares causes graves.

PQRST

Questions	Justifications
P : Comment avez-vous remarqué que votre bébé avait mal au ventre ? Le comportement de votre bébé a-t-il changé ? De quelle façon ? A-t-il eu un malaise (perte de contact, hypotonie) ?	**P** : Les douleurs abdominales sont parfois révélées par des pleurs inhabituels, des tortillements ou un inconfort (après les repas, parfois permanent, perturbant le sommeil). La notion de malaise est un signe de gravité à rechercher.

PQRST

Questions	Justifications
Q : Les douleurs abdominales sont-elles intermittentes ou persistantes, rythmées par les repas ? Dans quelle position les douleurs abdominales sont-elles plus fréquentes/calmées ? Combien de selles par jour observez-vous habituellement chez votre bébé ? Quel est leur aspect, leur consistance habituelle ? Avez-vous constaté la présence de sang dans les selles ?	**Q** : Les douleurs abdominales sont le plus souvent rythmées par les repas (douleur liée à la distension intestinale après les prises alimentaires) ; ces douleurs peuvent devenir quasi permanentes lorsque les troubles sont installés depuis longtemps. Le transit normal d'un nourrisson s'étend d'une selle toutes les 48 h à une selle après chaque repas. Les parents décrivent souvent les positions ou circonstances qui calment leur nourrisson (décubitus ventral, massage du ventre provoquant l'émission soulageante de gaz). Les vomissements sont rarement la complication de la constipation avant l'âge de deux ans.
R : Les douleurs surviennent-elles juste après les repas ou au moment des efforts de défécation ? Votre bébé est-il ballonné ?	**R** : La chronologie des douleurs abdominales renseigne indirectement sur la localisation de leur origine. Plus elles sont précoces après les repas, plus elles sont liées à une cause œsogastrique. Si elles surviennent à distance des repas, elles sont plus souvent en rapport avec une cause intestinale. Si elles se manifestent lors des efforts de défécation, elles sont souvent liées à une cause ano-rectale.
S : Les douleurs abdominales sont-elles accompagnées de selles liquides, abondantes et plus fréquentes que d'habitude (diarrhée) ? ou de vomissements ? Est-il constipé ? Votre bébé boit-il goulûment ? A-t-il beaucoup de régurgitations, de gaz ? La prise alimentaire et pondérale sont-elles conservées ? A-t-il eu de la fièvre ?	**S** : Les nourrissons présentent souvent des troubles intestinaux fonctionnels (« coliques ») en rapport avec des anomalies de la prise alimentaire (alimentation trop rapide, aérophagie) ; à leur tour, ces troubles fonctionnels peuvent perturber la prise alimentaire et provoquer une perte de poids ; en cas de fièvre, les douleurs abdominales peuvent être associées à une infection extradigestive (otite, pneumopathie).

PQRST

Questions	Justifications
T : Depuis quand votre bébé a-t-il mal au ventre ? Les douleurs abdominales sont-elles permanentes ou évoluent-elles de façon cyclique (prise alimentaire, à distance des repas) ? La prise alimentaire et pondérale sont-elles conservées ?	**T** : La perturbation de la prise pondérale est toujours un signe de gravité même s'il s'agit d'une pathologie bénigne (reflux gastro-œsophagien) : une dénutrition (amaigrissement) peut être observée avec ou sans déshydratation aiguë. À l'inverse, des douleurs abdominales durant depuis plusieurs semaines mais ne perturbant ni l'alimentation ni la prise pondérale sont *a priori* des troubles fonctionnels non pathologiques.

Gêne respiratoire

La gêne respiratoire est définie comme une difficulté (visible et/ou audible) à assurer une ventilation efficace. Elle se traduit généralement par une détresse respiratoire, qui correspond à une augmentation du travail des muscles respiratoires et à l'apparition de signes de lutte : battement des ailes du nez, balancement thoraco-abdominal, tirage intercostal, sus-sternal et sus-claviculaire, entonnoir xiphoïdien, geignement expiratoire. Lorsque cette augmentation du travail respiratoire n'est plus suffisante, des signes cliniques d'hypoxie apparaissent (pâleur, cyanose), traduisant l'insuffisance respiratoire (qui pourra être confirmée par la mesure de l'oxymétrie de pouls, voir chap. 4 « Métrologie »). Des signes d'hypercapnie peuvent être observés : sueurs, agitation ou hypotonie, pâleur ou teint gris, hypertension.

PQRST

Questions	Justifications
P : Comment avez-vous remarqué que votre bébé était gêné pour respirer ? La gêne respiratoire est-elle améliorée/aggravée par une situation ou une position particulière ? Y a-t-il des personnes enrhumées dans son entourage ?	**P** : Une gêne respiratoire est souvent rapidement dépistée par les parents du fait du bruit lié à l'obstruction nasale chez les jeunes nourrissons présentant des infections respiratoires hautes (rhinopharyngites). La notion de contage familial oriente vers une origine infectieuse fréquente, le plus souvent virale.

tableau 1). Ce score internationalement utilisé permet de décrire de façon reproductible et comparable l'état clinique de tout nouveau-né lors de son adaptation au milieu aérien. Le score complet comprend normalement 3 valeurs prises successivement à 1, 5 puis 10 minutes. Un score inférieur à 7 est anormal et nécessite des gestes de réanimation, un score inférieur à 4 est synonyme de mort apparente.

À la naissance, la maturité du nouveau-né doit être évaluée physiquement, car le terme obstétrical annoncé est parfois erroné. Une prématurité méconnue peut avoir des conséquences morbides. Pour cela, on utilise le score de Ballard qui permet de dater cliniquement l'âge gestationnel d'un nouveau-né selon sa morphologie et son degré de maturation neuromusculaire (Fig. 10.4).
Les valeurs normales des paramètres fondamentaux jusqu'à deux ans sont rappelées au tableau en première partie (voir tableau 2).

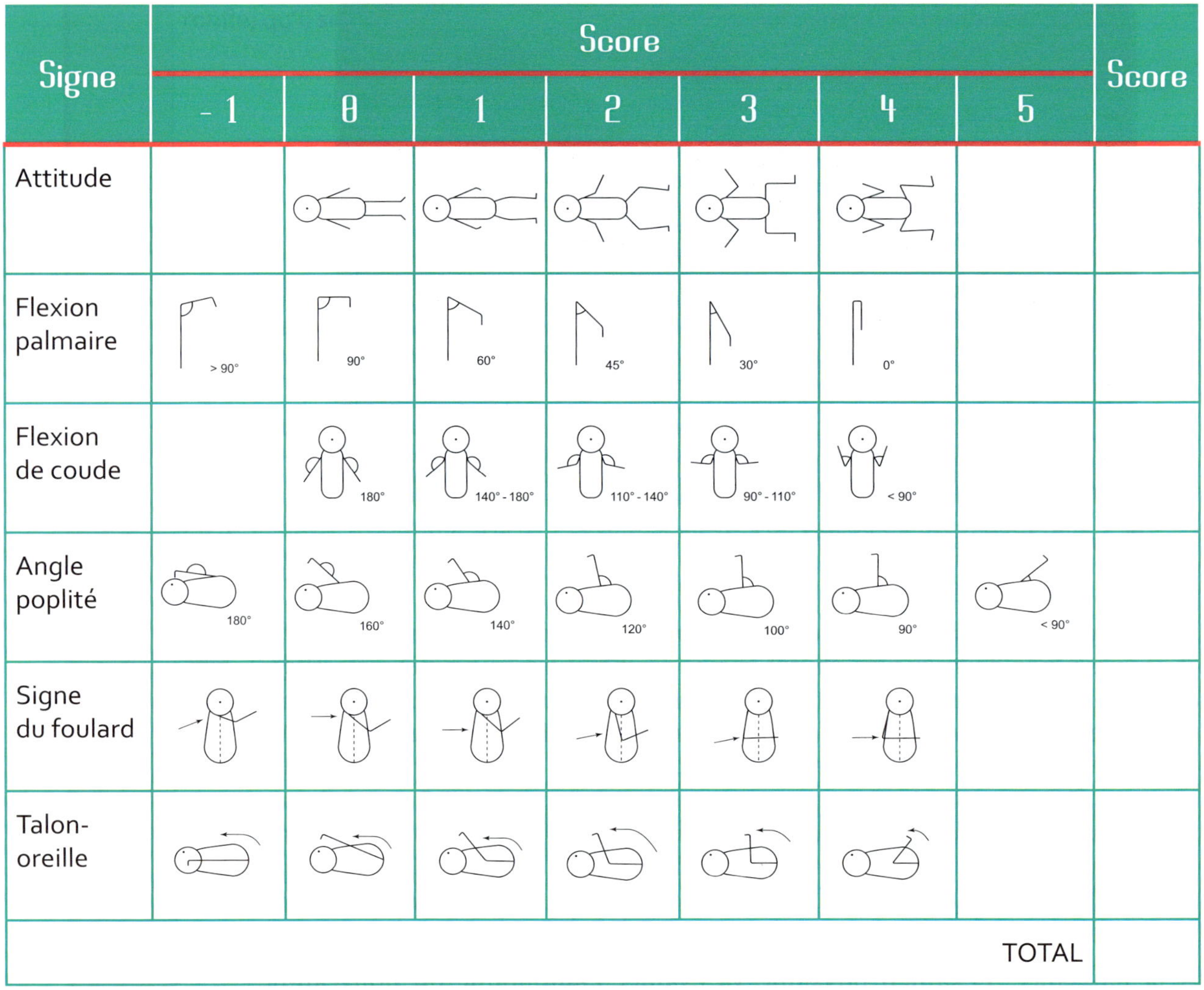

Signe	Score							Score
	- 1	0	1	2	3	4	5	
Attitude								
Flexion palmaire	> 90°	90°	60°	45°	30°	0°		
Flexion de coude		180°	140° - 180°	110° - 140°	90° - 110°	< 90°		
Angle poplité	180°	160°	140°	120°	100°	90°	< 90°	
Signe du foulard								
Talon-oreille								
							TOTAL	

Figure 10.4 : *Score de Ballard (d'après http://www.ballardscore.com)*

Pour mesurer la fréquence cardiaque à la naissance, l'infirmière peut palper le pouls en saisissant la base du cordon ombilical ou en posant sa main sur le thorax du nouveau-né (pouls cardiaque). L'observation attentive du nouveau-né permet d'évaluer sa respiration, son tonus et sa coloration. Sa réactivité sera évaluée en observant les mouvements spontanés des membres et de la tête et après stimulation, par exemple en changeant le nouveau-né de position. Lors de ces mouvements, du fait de la disproportion entre le poids de la tête et le reste du corps associée à la faiblesse du tonus axial, il est très important de manipuler le nouveau-né en s'assurant que la tête reste dans l'axe du reste du rachis, en plaçant une main derrière la nuque et le crâne du nouveau-né. Cette précaution a pour but d'éviter les mouvements brusques de flexion-hyperextension du rachis cervical, pouvant provoquer des lésions de la jonction crânio-rachidienne ou des hémorragies intracrâniennes.

À la naissance, et après avoir évalué l'adaptation à la vie extra-utérine, l'examen morphologique constitue l'élément majeur de l'examen clinique d'un nouveau-né. Il est important de vérifier certains points de cet examen morphologique : perméabilité des choanes (orifices postérieurs des fosses nasales), de l'œsophage et de l'orifice anal (à l'aide d'une sonde).

Dans les premiers jours de vie, le passage en milieu aérien provoque une perte rapide de liquide extracellulaire en excès ; le poids diminue donc brutalement durant les cinq à dix premiers jours de vie avant de retrouver la valeur du poids de naissance. L'évolution pondérale doit être consignée sur la page spécifique réservée à cet effet dans le carnet de santé. Une fois le poids de naissance repris (normalement en dix à quinze jours), la croissance pondérale suit une progression d'environ 20 g à 30 g par jour. Ainsi, au cours du premier mois de vie, un nouveau-né aura pris entre 600 g et 800 g par rapport à son poids de naissance. Le développement psychomoteur est l'autre versant capital du développement d'un nourrisson. Il est détaillé dans l'examen neurologique (voir plus loin).

L'état trophique (ou état général) est un indicateur aisément accessible par la simple observation : il suffit souvent d'observer le nourrisson pour apprécier son état de santé global. Il renseigne indirectement sur les conditions socio-économiques et parfois affectives qui entourent l'enfant.

La simple prise des paramètres vitaux peut se révéler erronée si l'on ne prend pas le temps de rassurer le nourrisson et de l'aborder calmement. Dans un premier temps, il faut essayer de gagner la confiance de l'enfant et de sa famille : installer l'enfant de telle sorte qu'il soit à l'aise, qu'il voie ses parents et que ceux-ci puissent s'approcher de lui et lui parler, le toucher. Il est toujours utile de s'adresser directement au nourrisson dont on s'occupe et de lui montrer le matériel utilisé afin qu'il se l'approprie et ne se sente pas agressé.

Les normes des paramètres fondamentaux varient considérablement avec l'âge au cours des deux premières années de vie. De même, la fréquence respiratoire et la pression artérielle normales varient en fonction de l'âge (voir tableau 2). Pour un âge donné, ces paramètres varient également beaucoup selon les circonstances et l'état du nourrisson, parfois même sur de courtes périodes. Il faut donc mesurer les fréquences cardiaque et respiratoire durant au moins une minute pour les apprécier de façon objective (voir chap. 4 « Métrologie »). Une fois que l'enfant est en confiance et qu'il a accepté le brassard du tensiomètre, il faut mesurer la pression artérielle au moment où il est le plus calme, si possible au cours d'une interaction avec ses parents.

Observations cliniques courantes et particularités physiopathologiques

L'abord du nouveau-né n'est pas un problème de communication mais plutôt celui du dépassement de notre appréhension face à un très jeune enfant qui ne parle pas et qui souffre. L'approche du nourrisson sera variable selon le stade de développement de l'enfant. Avant l'âge d'un an, l'interaction est souvent aisée : en s'approchant lentement du visage du nourrisson, en lui parlant à voix basse, en lui souriant et en le touchant doucement, on peut le déshabiller, l'observer et commencer à l'examiner souvent sans peine ni risque de l'effrayer. À mesure que l'enfant développera sa peur de l'étranger (entre 6 et 8 mois), l'abord nécessitera parfois un peu de patience : laisser l'enfant dans les bras de ses parents ou interagir avec lui en utilisant un de ses jouets peuvent constituer des ruses profitables.

Le premier temps de l'examen du nouveau-né et du nourrisson apprécie d'abord l'état général (conscience, réactivité, trophicité) puis les différents systèmes d'organes en débutant par les trois fonctions vitales (respiratoire, cardio-circulatoire et neurologique).

Système respiratoire

L'appréciation de la fonction respiratoire du nouveau-né ou du nourrisson commence par son observation à l'état de base, c'est-à-dire avant toute stimulation par l'examinateur. Il est nécessaire d'observer le nourrisson durant au moins une minute pour apprécier correctement sa fréquence respiratoire et la comparer aux normes pour son âge (voir tableau 2).

L'examen suit le schéma couramment utilisé :

- fréquence respiratoire (F) ;
- travail respiratoire (T) ;
- ventilation (V) ;
- oxygénation (O).

La fréquence respiratoire (FR) normale varie selon l'âge, il faut donc se reporter aux abaques de référence ; le rythme de la respiration est spontanément irrégulier chez le nourrisson, une valeur n'est interprétable que si elle correspond à une observation durant au moins une minute. Le travail respiratoire normal correspond à l'abaissement du diaphragme et à l'élévation des côtes (insufflation pulmonaire) puis à un retour passif à l'état antérieur (expiration). La ventilation normale est objectivée par l'auscultation : un murmure vésiculaire inspiratoire doit être audible de façon symétrique dans les deux champs pulmonaires, sans bruit surajouté. L'oxygénation normale s'apprécie sur la coloration globale de la peau du nourrisson (rose) et par l'oxymétrie de pouls (plus de 95 % en air ambiant).

La détresse respiratoire est définie par la présence de signes de lutte. Les signes de lutte doivent être distingués des variations physiologiques des mouvements d'ampliation thoracique et abdominale du nourrisson (agitation, pleurs…). Par définition, ces variations physiologiques sont transitoires. Il convient donc d'observer le nourrisson pendant une à deux minutes afin d'apprécier objectivement son état respiratoire de base. En cas de détresse respiratoire, le score de Silverman sert à en coter le degré de sévérité chez le nourrisson, en rapportant des signes d'observations simples (Fig. 10.5). Le tirage est la mise en action visible des muscles respiratoires accessoires (sterno-cléido-mastoïdiens, intercostaux). La présence de signes cliniques d'hypoxie (coloration pâle ou cyanosée des extrémités et de la région péribuccale, agitation, hypotonie) signe l'insuffisance respiratoire. Elle sera confirmée par la mesure de l'oxymétrie de pouls à moins de 95 % ; cependant, l'oxymétrie est fréquemment faussée par une mauvaise perfusion périphérique (voir chap. 4 « Métrologie »). La prise des paramètres respiratoires peut être rendue difficile par un nourrisson particulièrement opposant ; néanmoins, un nourrisson capable de crier et de se débattre de la sorte apporte la preuve évidente de la normalité de sa capacité respiratoire.

Tableau 3. *Score de Silverman*

Critères	0	1	2
Battement des ailes du nez	absent	modéré	intense
Tirage	absent	intercostal	intercostal et sus-sternal
Geignement expiratoire	absent	au stéthoscope	à l'oreille
Entonnoir xiphoïdien	absent	modéré	intense
Balancement thoraco-abdominal	respiration synchrone	thorax immobile	respiration paradoxale

Système cardio-circulatoire

Une observation attentive permet d'apprécier dans un premier temps l'état de surface du nourrisson (coloration cutanée) : cet état de surface témoigne directement de l'hémodynamique périphérique. En situation d'hémodynamique stable, un nourrisson est rose, uniformément coloré, ses membres sont chauds jusqu'aux extrémités. L'état hémodynamique sera apprécié au mieux en observant l'enfant au repos et son évaluation suit ce schéma :

- fréquence cardiaque ;
- perfusion et pouls périphériques ;
- pression artérielle.

L'évaluation débute donc par la mesure de la fréquence cardiaque (prise d'un pouls) ; si les pouls périphériques (pouls pédieux, Fig. 10.6) sont filants ou absents, on recherche les pouls centraux (pouls brachiaux et fémoraux, Fig. 10.7). Elle doit se situer entre 80 et 180/min avant l'âge de douze mois et entre 60 et 160/min après douze mois (voir tableau 2). L'appréciation de la perfusion périphérique se fait en mesurant le temps de recoloration cutanée (TRC) et en appréciant la chaleur des extrémités des membres. Le TRC est le temps que met une zone de peau soumise à la pression d'un doigt pour se recolorer. L'examinateur appuie son doigt sur la zone de peau du nourrisson à tester, jusqu'à ce que l'ongle de l'examinateur se décolore puis relâche la pression et observe le temps que met la peau du nourrisson pour se recolorer (Fig. 10.8.a et 10.8.b). Une méthode alternative est le temps de recoloration du lit capillaire sous l'ongle d'un nourrisson après pression sur celui-ci. Le TRC doit être inférieur ou égal à trois secondes (compter en énonçant dans sa tête « ET un, ET deux, ET trois » plutôt qu'« un, deux, trois »). La perfusion périphérique est aussi évaluée en testant la chaleur des extrémités de membres au contact de la main de l'examinateur. La mesure de la pression artérielle est indispensable pour l'évaluation hémodynamique ; il convient de bien choisir le brassard à utiliser, car les erreurs de mesure sont souvent liées à l'emploi d'un brassard inadapté en taille (Fig. 10.3). Il est utile, dans certains cas, de prolonger l'observation par la surveillance continue des paramètres vitaux par électroscope.

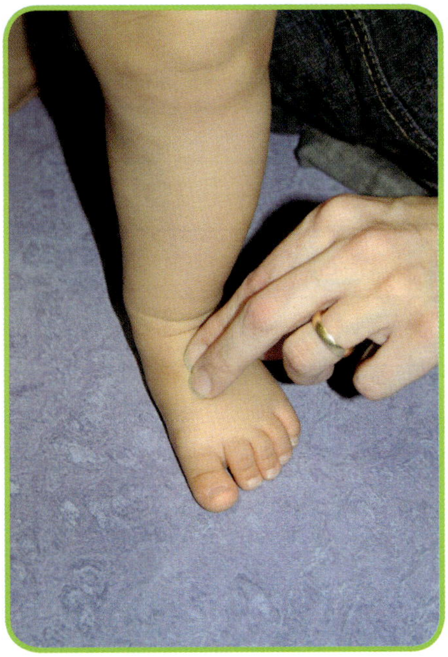

***Figure 10.6 :** Pouls pédieux*

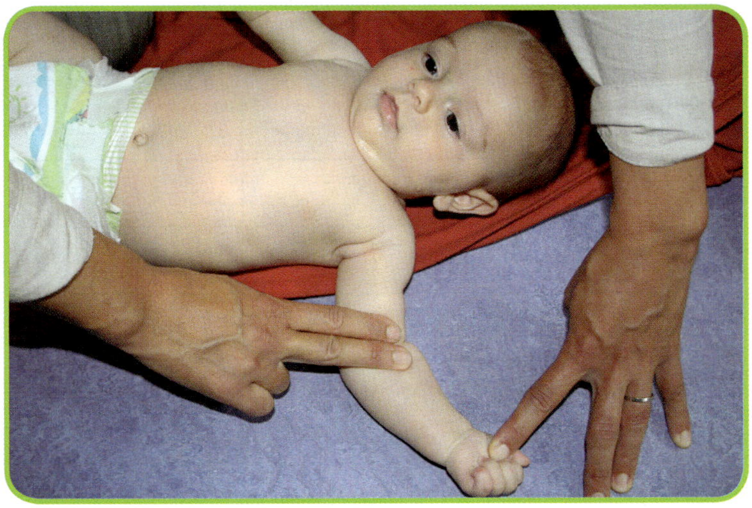

***Figure 10.7 :** Pouls brachial*

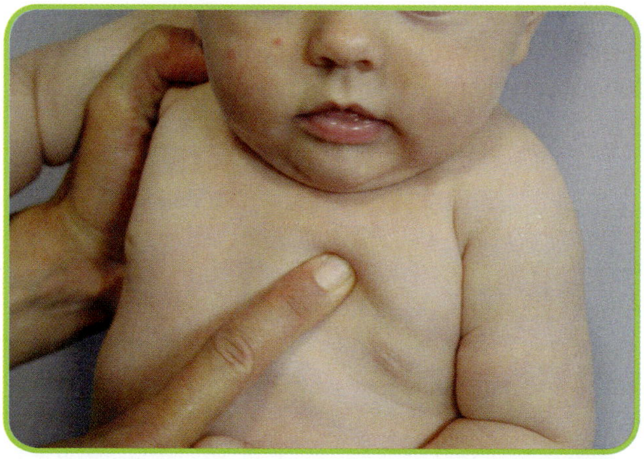

Figure 10.8.a : *Pression du doigt pour contrôle du TRC*

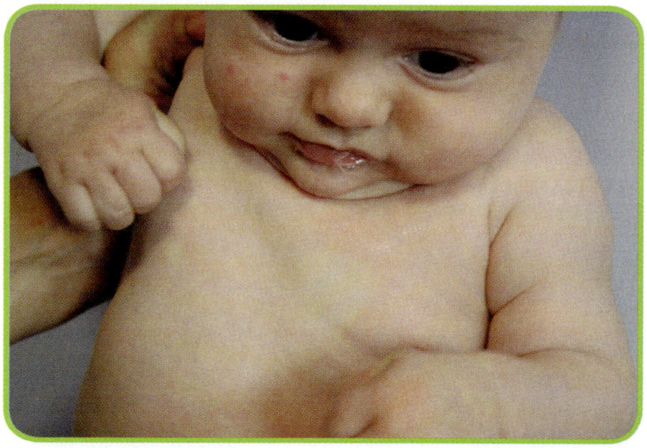

Figure 10.8.b : *Temps de calcul du TRC*

Système neurologique

Initialement, l'appréciation de l'état neurologique du nourrisson est générale : tonus, réactivité, contact, gesticulation spontanée. L'examen neurologique est complexe car il associe l'évaluation du système nerveux proprement dit (encéphale, moelle épinière et nerfs périphériques) et celle du développement psychomoteur du nourrisson. Il existe des outils très spécialisés (échelle de Brazelton, score de Denver non présentés dans cet ouvrage) qui définissent un langage commun et une évaluation objective. Lorsqu'il s'agit d'un nouveau-né prématuré, cette évaluation doit tenir compte du terme de naissance, et ce jusqu'à la fin de la première année de vie, pour ne pas juger à tort d'un retard d'acquisitions ; on parle alors de l'âge corrigé, c'est-à-dire l'âge chronologique (réel) du nourrisson auquel on retranche la période de prématurité (par exemple : nourrisson de douze mois né prématurément à sept mois de grossesse donne en âge corrigé dix mois). Le développement psychomoteur d'un nourrisson s'apprécie dès les premiers échanges avec le nourrisson : contact visuel, échanges gestuels ou verbaux. L'évaluation du développement neurologique est donc fondée sur l'analyse composite d'éléments simples d'observation et d'examen qui s'articulent autour de trois thèmes : (1) le tonus, (2) la motricité, (3) la vie de relation. Ces acquisitions sont détaillées lors d'examens spécialisés à l'aide d'échelles spécifiques. En voici quelques étapes à connaître.

Tonus

Le tonus se décompose en tonus axial (tête et tronc) et périphérique (membres). Le tonus axial est évalué par le maintien de la tête dans l'axe du corps. On le teste par la manœuvre du tiré-assis, qui consiste à redresser un nourrisson couché sur le dos en le tenant par les mains (Fig. 10.8) ; cette acquisition se fait au plus tard vers l'âge de trois mois. On peut également juger du tonus axial d'un nourrisson en le portant par le ventre et en regardant s'il se redresse spontanément (Fig. 10.9). Le tonus périphérique suit une progression inverse du tonus axial : initialement en quadri-flexion à la naissance, les membres se relâchent progressivement au cours des six premiers mois de vie pour permettre l'acquisition de la motricité volontaire. La combinaison des évolutions croisées des tonus axial et périphérique conduit à l'acquisition de la station assise sans appui vers neuf mois, de la station debout (avec appui) vers douze mois et de la marche vers dix-huit mois.

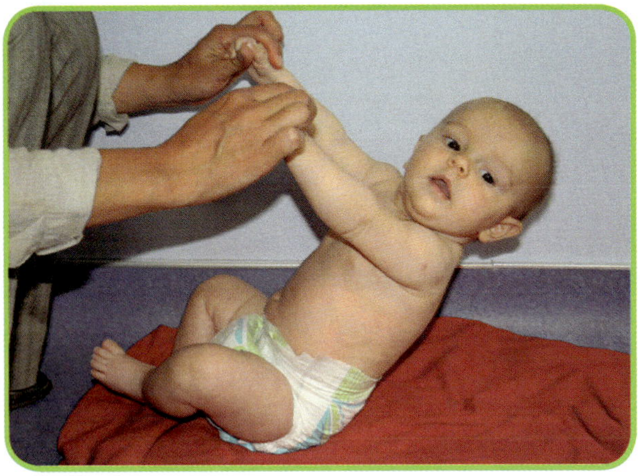

Figure 10.8 : *Manœuvre du tiré-assis*

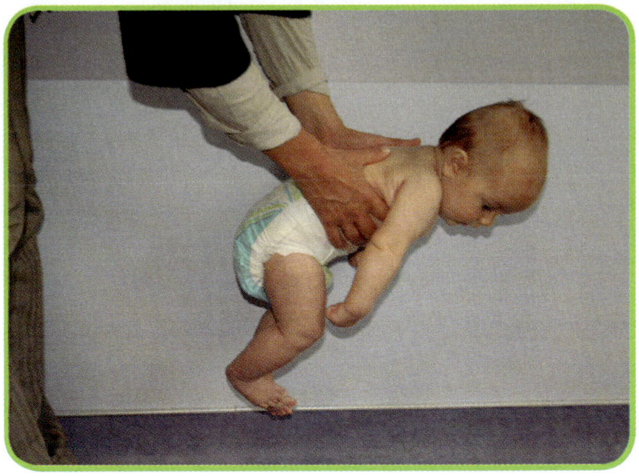

Figure 10.9 : *Mesure du redressement spontané*

Motricité

La motricité est souvent analysée en décomposant motricité grossière et motricité fine. La première concerne la gesticulation de la tête et des membres, la seconde décrit l'acquisition de gestes symboliques de la vie courante. À titre d'exemple, il s'agit de la saisie d'un objet (quatre mois), de la main tendue vers l'objet (six mois), du passage de l'objet d'une main à l'autre (huit mois).

Vie de relation

La vie de relation correspond à l'acquisition du langage mais aussi des différentes formes de communication : sourire-réponse à deux mois, rire à quatre mois, se nourrir à cinq mois, imiter des sons à six mois, commencer le bisyllabisme à dix mois, savoir dire « au revoir » à douze mois, se faire comprendre à vingt-quatre mois.

Développement crânien

La fontanelle antérieure correspond à l'espace situé entre les os du crâne non encore soudés au sommet de celui-ci (la fontanelle postérieure, également médiane mais plus petite et plus postérieure, se ferme dans les premières semaines après la naissance). Sa palpation est un élément-clé de l'examen neurologique : elle doit être plate, le plus souvent battante (à jour frisant ou à la palpation), sans souffle à l'auscultation.

Le suivi de la croissance du périmètre crânien est le dernier élément-clé de l'évaluation neurologique d'un nourrisson ; il est également un indicateur pour le développement psychomoteur (reflet de la croissance cérébrale). Normalement, il croît d'environ 12 cm durant la première année de vie dont 5 cm durant les trois premiers mois. Le périmètre crânien mesure environ 50 cm à quatre ans et ne grandira que de 4 à 5 cm jusqu'à l'âge adulte.

Morphologie

L'examen physique d'un nouveau-né ou d'un jeune nourrisson doit toujours s'attarder sur sa morphologie. L'appréciation morphologique peut suivre ce schéma :

- aspect trophique ;
- morphologie faciale : taille et forme respectives des trois étages de la face, implantation des cheveux, bouche, nez, oreilles, mandibule, cou ;
- ligne médiane : fontanelles antérieure et postérieure, ligne médiane postérieure (épineuses dorsales), pli fessier, périnée (orifice anal, organes génitaux) ;
- squelette complet (os du crâne, fontanelles, rachis cervico-dorso-lombaire, clavicules et bassin, mobilité articulaire des membres, morphologie des doigts et orteils).

Abdomen et périnée

L'absence de paroi musculaire facilite le plus souvent l'examen abdominal. L'impression initiale est celle d'un abdomen ballonné, distendu. La palpation est normalement facile et ne retrouve aucune masse. L'examen abdominal se résume principalement en une inspection détaillée : aspect général (ballonné, plat, contracté), mouvements abdominaux (« respiration abdominale »), inspection des orifices herniaires (inguinaux et ombilical). À cette étape, lorsque la couche est ouverte, il est bienvenu de procéder à l'inspection du périnée (organes génitaux et marge anale).

Peau

En pratique, la peau aura déjà été observée à plusieurs reprises depuis le début de l'examen physique (état trophique, hémodynamique, morphologie, abdomen). La coloration normale de la peau d'un enfant est blanche à rosée. La présence de marbrures sur les extrémités est parfois constitutionnelle chez certains nourrissons. Chez les enfants dont la coloration cutanée est mate ou foncée, la normalité de la coloration sera davantage appréciée sur l'aspect des paumes de mains et des plantes de pieds, ainsi que des conjonctives et des muqueuses. L'examen cutané évalue enfin l'état trophique (souplesse, hydratation, état des ongles et cheveux). Chez les nourrissons d'origine asiatique ou méditerranéenne, il est fréquent d'observer des taches bleutées sous-cutanées dans la région lombo-sacrée ou sur les membres, qui correspondent à des troubles bénins de la pigmentation (taches mongoloïdes).

Sphère ORL

L'examen de la cavité buccale, du nez et des oreilles n'est pas toujours facile mais néanmoins indispensable. Il faut souvent s'aider de la coopération des parents pour rassurer et maintenir l'enfant durant l'examen. La partie initiale de l'examen repose sur l'observation afin de s'assurer de la normalité morphologique (voir plus haut). Ensuite, l'infirmière inspecte les orifices (narines, pavillons d'oreilles, lèvres) et les cavités (fosses nasales, conduits

Le cerveau

La plus grande partie du développement du cerveau se fait à l'extérieur de l'utérus. Dans les premières années de vie, la tête continue ainsi de prendre de l'expansion pour constituer ultérieurement une part importante de la surface corporelle, ce qui est bien caractéristique du jeune enfant. Plus précisément, la circonférence crânienne augmente d'environ 2,5 cm par année pour la deuxième année puis de 0,5 cm l'année suivante. On se rappelle qu'à la naissance, les os de la boîte crânienne ne sont pas encore soudés, ce qui va faciliter le passage du bébé. La fontanelle postérieure se referme vers l'âge de deux-trois mois et la fontanelle antérieure se ferme entre douze et dix-huit mois. L'infirmière doit savoir qu'une fontanelle tendue et bombée peut être le signe d'une augmentation de la pression intracrânienne, comme lors d'une méningite, par exemple, et qu'une fontanelle molle et affaissée peut accompagner une déshydratation.

Les dents

Les premières dents, communément nommées dents de lait, commencent à pousser vers six mois avec les incisives centrales inférieures. Au nombre de vingt, elles sont toutes présentes entre deux et trois ans. Les dents de lait commencent à tomber entre six et sept ans. Les dents permanentes commencent alors à pousser vers six ans et pourront le faire jusqu'à l'âge de vingt-deux ans notamment pour les troisièmes molaires aussi appelées dents de sagesse. À terme, il y aura trente-deux dents permanentes.

Le système respiratoire

Les structures du système respiratoire sont plus rapprochées les unes des autres que chez l'adulte. La cavité buccale est plus petite et la langue est proportionnellement volumineuse. Le tissu lymphoïde, dont les amygdales et les végétations adénoïdes, croît rapidement durant l'enfance, s'hypertrophie parfois, causant ainsi des ronflements ou une respiration buccale, pour finalement s'atrophier avant l'âge de douze ans. Le larynx et la glotte sont situés plus haut que chez l'adulte et les muscles fonctionnels des voies respiratoires sont moins nombreux que chez l'adulte. La compréhension de cette différence est essentielle : l'enfant est plus à risque des conséquences de tout œdème, de toute obstruction ou de tout événement pouvant gêner le système respiratoire.

Le système urinaire

Les reins et les tubules continuent de se développer jusqu'à l'adolescence. Le débit urinaire à l'heure varie selon l'âge et témoigne également de l'état d'hydratation. Les particularités physiologiques et la petitesse des structures anatomiques de l'appareil rénal peuvent expliquer les infections fréquentes de la première enfance. L'apprentissage de la propreté est également une période propice aux infections.

Le système locomoteur

Du côté des extrémités, une courbure concave physiologique des membres inférieurs appelée *genu varum* est fréquemment observée jusqu'à dix-huit mois. Elle se résorbe spontanément à mesure que la musculature des jambes et du bas du dos se développe, environ six mois à un an après l'apparition de la marche indépendante. Ce n'est qu'après cet âge que la situation peut être jugée anatomiquement anormale. À l'opposé, certains enfants présentent des genoux cagneux appelés *genu valgum*. Le phénomène est physiologique et s'observe aisément jusqu'à l'âge de six ans. Associé à la concavité externe des genoux, on observe également une pronation des pieds et une rotation de la jambe à la marche. Par ailleurs, un *genu valgum* rapidement progressif n'est pas normal. il existe une singularité anatomique également en ce qui a trait aux pieds et qui a le démérite d'inquiéter beaucoup de parents : la majorité des enfants de moins de six ans présentent normalement des pieds plats caractérisés par un affaissement de l'arche plantaire en position debout, une caractéristique qui disparaîtra graduellement avec les années.

Particularités anatomiques chez l'adolescent

Le passage à l'âge adulte est caractérisé par des modifications endocriniennes, physiologiques et morphologiques d'importance qui s'observent physiquement par l'accélération de la croissance et le développement des caractères sexuels secondaires. Pour mieux situer le jeune dans les étapes de son développement pubertaire, l'infirmière peut avoir recours aux stades classiques décrits par Tanner (tableau 1). La connaissance de ces stades fournit des repères concrets d'apparition des caractères sexuels observables. Ces stades sont présentés sur le tableau suivant, du stade prépubère (stade 1) à l'état adulte (stade 5).

Les caractères sexuels apparaissent dans 95 % des cas entre huit et treize ans chez la fille (moyenne onze ans et demi) et un an plus tard chez le garçon, soit entre neuf et quatorze ans (moyenne douze ans et demi). Il y a des variations de l'âge de démarrage pubertaire d'un enfant à l'autre mais les stades évoqués plus haut sont en général respectés.

et des hanches, une saillie de l'omoplate. Les causes peuvent être congénitales ou idiopathiques.

Développement psychomoteur

Tout au long de l'examen physique, l'infirmière s'intéresse aux acquis et aux progrès moteurs, cognitifs, langagiers et socioaffectifs de l'enfant en fonction de sa trajectoire personnelle et de celle attendue pour son groupe d'âge. Elle note les divergences, souligne les écarts, constate les progrès dont elle discute en interdisciplinarité. Au besoin, l'infirmière peut utiliser des grilles standardisées de dépistage, comme l'échelle de Denver. La façon dont l'enfant collabore avec elle ainsi que la relation qu'il entretient avec ses parents au cours de l'examen font également partie de l'appréciation développementale : sécurité affective, confiance en soi et estime de soi de l'enfant, capacités d'autorégulation, qualité de ses rapports avec les autres, etc. Selon l'état de santé au moment de l'examen, l'heure et le contexte de l'évaluation, les constatations sont relativisées. Une maladie, une hospitalisation ou encore l'arrivée d'un nouveau membre dans la famille peut parfois entraîner des régressions temporaires chez l'enfant.

À deux ans

L'enfant saute, danse, grimpe. Il tient son crayon comme le ferait un adulte. Il encastre des formes de plus en plus complexes. Lors de l'examen clinique, il arrive à se déshabiller à peu près seul et aide en partie à son habillage. Son vocabulaire dépasse les cinquante mots et il fait des phrases de deux à trois mots. Il comprend quand l'infirmière lui dit « en haut » ou « en bas ». Il imite de mieux en mieux, est un peu plus autonome avec ses jeux, mais cherche encore rapidement la présence d'un adulte pour se rassurer.

À trois ans

L'enfant est capable de sauter à pieds joints sur une feuille de papier posée par terre dans la salle d'examen. Il est capable, ou presque, de rester quelques instants en équilibre sur un pied. Il construit une tour de huit à neuf blocs et ce, en utilisant sa main gauche ou sa droite, la dominance manuelle étant à cet âge enfin installée. Son vocabulaire compte facilement trois-cents mots. Il dit son nom, son âge, fait des phrases complètes. L'infirmière peut alors facilement comprendre les trois quarts de ce qu'il dit. Il écoute et raconte ses histoires. Il nomme au moins deux couleurs. À l'infirmière, il pose beaucoup de questions : c'est l'âge du finalisme et les « pourquoi » se multiplient. Il aime jouer au docteur. Il est de plus en plus sociable. L'infirmière sait que la presque totalité des enfants de cet âge sont propres le jour. Pour quelques-uns d'entre eux, il faudra attendre une autre année pour qu'ils soient propres le jour comme la nuit. Un retard développemental ou une maladie intercurrente nuit incidemment au contrôle des selles.

À quatre ans

L'enfant saute à cloche-pied, construit une tour de dix blocs. Il dessine un bonhomme « en têtard » et colorie sans trop dépasser les lignes. Il s'habille et se déshabille assez facilement. Il compte jusqu'à dix. Il a de nombreux questionnements. Son imagination est débordante.

À cinq ans

Il marche en ligne droite, talon contre orteil, Il connaît maintenant son adresse et son numéro de téléphone. Il raconte une histoire dans l'ordre chronologique.

À six ans

Il noue ses lacets, distingue bien la gauche de la droite, fait preuve d'une plus grande capacité d'abstraction. Son langage est un peu celui de l'adulte. De concrète, sa pensée devient logique. D'ici ses sept ans, il apprivoisera les notions de temps et d'espace.

En latence

De sept à dix ans, l'enfant développe la pensée logique. Parmi les conquêtes de sa cognition se trouve l'acquisition des notions de temps, d'espace et de causalité. Aussi, il fait maintenant preuve de décentration, ce qui lui permet dorénavant de considérer tous les aspects importants d'un objet, d'un événement ou de sa maladie. De nouvelles habiletés de classification lui permettent d'analyser le problème, de trouver des solutions appropriées et de poser des questions très pertinentes à ses parents et à l'infirmière : il est désormais apte à penser avec objectivité.

À l'adolescence

Avec l'entrée dans l'adolescence, une transformation fondamentale des processus mentaux s'effectue. C'est le passage de la pensée concrète à la pensée abstraite ou hypothético-déductive. L'adolescent nouveau devient alors capable d'inférer des hypothèses et de déduire des conclusions concernant un problème donné. L'observation du problème dans la réalité n'est plus nécessaire, comme c'était le cas chez les plus jeunes enfants. L'adolescent peut réfléchir à partir d'idées ou d'images mentales seulement. Libéré de la contrainte de l'observation directe du réel, il prend plaisir à élaborer des théories abstraites.

5 Situations cliniques

Cas clinique n° 1

Les parents de Laetitia, une fillette de deux ans nouvellement adoptée d'Éthiopie se présentent en consultation. Ils sont inquiets. La petite présente de la diarrhée depuis leur arrivée au pays.

Guide pour l'entretien clinique

P : Est-ce que Laetitia présentait de la diarrhée durant le voyage d'adoption ? Sa nourrice ou l'orphelinat ou un interprète vous ont-ils informés de la situation ? Est-ce qu'un médecin a déjà examiné votre fille depuis votre arrivée au pays ? A-t-elle déjà eu des analyses sanguines ou des coprocultures à cet effet ? Est-ce que d'autres membres de la famille présentent des symptômes similaires ? Est-ce que vous lui avez donné des médicaments ?

Q : Combien de selles a-t-elle par jour ? Pouvez-vous me décrire les selles ? Est-ce qu'il y a du sang dans ses selles ?

S : Est-ce qu'elle semble avoir des douleurs ? A-t-elle de la fièvre ? Est-ce qu'elle mouille bien ses couches/ est-ce qu'elle urine bien ? Est-ce qu'elle boit, et quelle sorte de lait ? Est-ce qu'elle s'hydrate bien ? Est-ce qu'elle boit du jus ? Quelles en sont les quantités ? Est-ce qu'elle prend du poids ? Est-ce qu'elle présente des larmes lorsqu'elle pleure ? Est-ce qu'elle vomit ? Avez-vous remarqué d'autres changements depuis que la petite est avec vous ?

T : Laetitia souffre de la diarrhée depuis combien de temps ?

Examen physique à détailler

- Vérifier les signes vitaux.
- Vérifier la présence de signes de déshydratation.
- Mesurer le poids, la taille et la circonférence crânienne.
- Ausculter, inspecter et palper l'abdomen.
- Compléter l'examen physique.

Synthèse de l'examen clinique

Patiente de deux ans, née en Éthiopie et arrivée dans son pays d'adoption il y a deux semaines.

N'a pas encore eu de bilan de santé depuis son arrivée.

Présente diarrhée depuis plus de deux semaines à raison de six à huit selles par jour.

Selles liquides.

La patiente semble avoir des douleurs abdominales de façon intermittente.

Pas de fièvre rapportée par les parents.

Bien hydratée.

Ne vomit pas.

Pas d'anorexie, régime alimentaire varié et adéquat. Gros appétit.

Poids : 9,5 kg (sous le 5e percentile)

Taille : 80 cm (sous le 5e percentile)

Périmètre crânien : 46 cm (5e percentile)

FC : 90 ; FR : 30 ; température rectale : 37,8 °C.

La gastro-entérite aiguë, virale (par exemple, *rotavirus*) ou bactérienne (par exemple, *Escherichia coli entérotoxinogène*) constitue la principale cause de diarrhée dans le monde. La malabsorption, les maladies inflammatoires du tube digestif, l'entéropathie au gluten et des milliers d'autres conditions médicales peuvent expliquer la diarrhée chronique. Il arrive fréquemment qu'à leur arrivée les enfants ayant vécu dans les orphelinats souffrent d'infection ou de malnutrition. Un examen de santé ainsi qu'une prise en charge globale de l'enfant et de sa famille s'imposent. Dans le cas présent, une diarrhée infectieuse d'origine bactérienne, virale ou parasitaire semble s'inscrire dans le tableau. Une intolérance alimentaire est possible. Selon l'évaluation médicale qui suivra la prise en charge par l'infirmière, et peu importe le bilan réalisé à l'étranger, de nombreux examens complémentaires devront faire suite à l'entretien et l'évaluation dont le dépistage de la tuberculose, des hépatites et du VIH Sida.

Cas clinique n° 2

Un adolescent de quinze ans se présente parce qu'il souffre de maux de tête depuis quelques jours. Il se dit fatigué, incapable de se concentrer pour ses épreuves de fin d'année scolaire.

Chapitre 12
La personne âgée

Philippe Voyer, infirmier, Ph.D., professeur titulaire, Faculté des Sciences infirmières, Université Laval, Québec, Canada
Tali-Anne Szwebel, médecin, praticien hospitalier, service de Médecine interne, Hôtel-Dieu (AP-HP), France

Objectifs d'apprentissage

Après lecture de ce chapitre, vous serez en mesure de :

- ✔ connaître l'impact du vieillissement normal sur l'examen clinique ;
- ✔ réaliser un entretien clinique pertinent chez l'aîné, avec et sans démence ;
- ✔ reconnaître les principaux syndromes gériatriques lors de l'examen clinique ;
- ✔ comprendre l'impact d'un traitement chez une personne âgée ;
- ✔ décrire les adaptations nécessaires pour effectuer et interpréter les résultats à l'examen physique chez l'aîné.

1 Introduction à l'examen clinique de l'aîné

Réaliser un examen clinique chez l'aîné (personne âgée) représente un très grand défi en raison de l'impact du vieillissement normal, de la comorbidité et de la polymédication. En effet, la présence de ces trois facteurs vient affecter le déroulement de l'examen physique et les résultats observés. La première partie de ce chapitre met en évidence les ajustements nécessaires à effectuer par l'infirmière pour réaliser un examen clinique pertinent et adapté à la situation des aînés. La deuxième partie décrit la façon de réaliser le PQRST selon différents motifs et contextes de consultation. La troisième partie illustre les points importants à retenir lorsque l'infirmière effectue un examen physique chez l'aîné.

Le vieillissement normal

Le premier préalable à l'examen clinique de l'aîné est de connaître les données du vieillissement normal. L'infirmière doit savoir à quoi elle peut s'attendre en fonction de l'âge du patient. Par convention, le vieillissement débute à 65 ans ; un aîné est donc une personne de 65 ans et plus.

Le processus de vieillissement normal est relié aux modifications normales et universelles à survenir lors de l'avancement en âge. Tous les individus, sans égard à leur patrimoine génétique, à leur environnement (par exemple : la qualité de l'eau et de l'air, le climat) et à leurs habitudes de vie (par exemple, l'alimentation, l'exercice physique) présentent des modifications communes telles que la diminution de l'acuité auditive, de la force musculaire, des capacités respiratoire et cardiaque ainsi que la fragilisation de la peau.

À noter toutefois que le vieillissement n'est pas un processus aussi prévisible que le développement du fœtus, par exemple. Ainsi, chez des individus âgés de 50 ans, on verra des signes évidents d'un vieillissement prématuré et, chez des aînés de 80 ans, des capacités cardio-respiratoires équivalentes à une personne de 40 ans. Il existe énormément d'hétérogénéité dans ce groupe d'âge. Néanmoins, des tendances lourdes dans la trajectoire de vieillissement sont bien décrites dans la littérature scientifique. L'infirmière doit donc connaître ces changements normaux qu'on observe avec le vieillissement normal pour reconnaître ce qui appartient à la normalité et ce qui est anormal.

Exemple de la fièvre gériatrique

Chez l'aîné en bonne santé, la température corporelle normale le matin se situe généralement entre 36 °C et 36,5 °C. Cela s'explique par une diminution de la masse musculaire, un métabolisme basal ralenti et une perte de capacité à conserver la chaleur interne par l'amincissement de la couche de tissus adipeux.

Par conséquent, il peut souffrir d'hypothermie légère, même en température ambiante (Fig. 12.1). Pour ces mêmes raisons physiologiques, l'infirmière doit considérer que l'aîné présente une fièvre si sa température corporelle est égale ou supérieure à 37,8 °C.

Important

Une température supérieure à 37,8 °C doit être considérée comme anormale et le médecin doit être avisé de cette fièvre gériatrique indiquant un état pathologique. Aussi l'absence de véritable fièvre n'est pas rare chez la personne âgée et **n'élimine en rien une pathologie infectieuse en cours**.

Le risque d'infection est majoré par un système immunitaire amoindri (diminution de l'immunité à médiation cellulaire, réponse humorale inadéquate avec diminution de la production d'anticorps et augmentation de celle des auto-anticorps). En résumé, lors d'une « attaque » infectieuse (bactérie, virus, champignon ou parasite), la réaction tardive et inadaptée d'une « armée réduite et moins efficace » explique bien la grande vulnérabilité des personnes âgées aux infections. Aussi, l'infirmière doit vérifier les vaccinations mais surtout doit promulguer les soins dans des règles d'asepsie les plus strictes.
L'exemple présenté plus haut illustre l'importance pour l'infirmière de connaître l'impact du vieillissement normal sur l'organisme âgé. De cette façon, elle pourra distinguer ce qui appartient à un état normal et ce qui est anormal. En effet, des connaissances actualisées vont lui permettre d'éviter de faire une erreur de type A ou B.

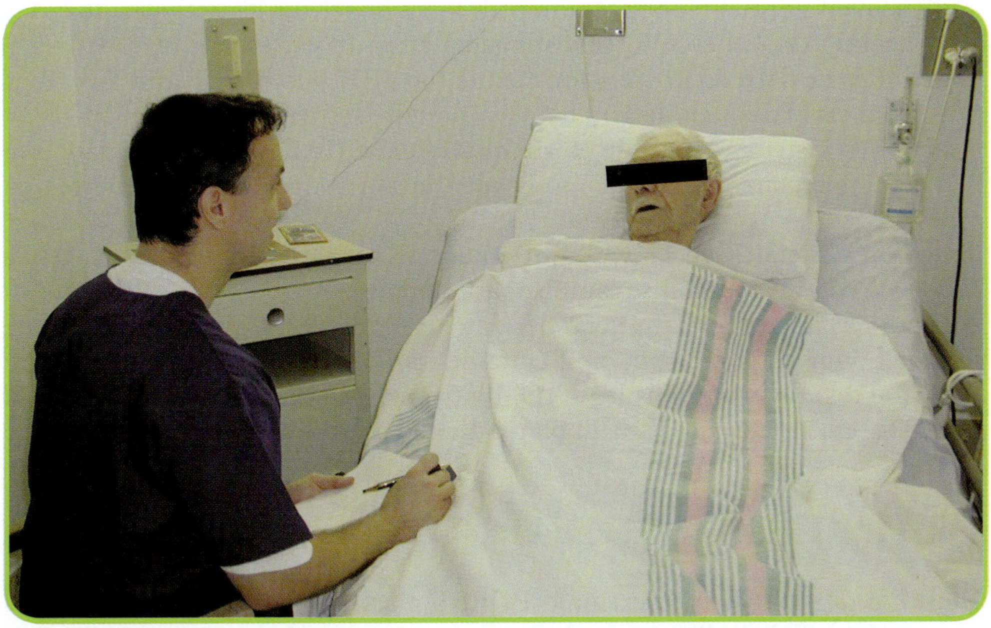

***Figure 12.1 :** L'infirmier prend soin de bien couvrir l'aîné lors de sa visite pour éviter l'hypothermie*

L'erreur de type A

L'erreur de type A signifie que les soignants vont intervenir sur un « problème » qui est en fait un phénomène normal du vieillissement. L'erreur de type A classique concerne l'insomnie. Les aînés peuvent présenter des difficultés à s'endormir, des réveils fréquents et des difficultés à maintenir le sommeil matinal, ce qui engendre un sommeil moins réparateur avec des répercussions mineures sur le fonctionnement diurne. Ils ont souvent besoin de faire une sieste. Ces modifications sont liées au vieillissement normal. Pourtant, plusieurs professionnels de la santé vont penser que l'aîné souffre d'insomnie, alors que ces changements sont normaux. Des études montrent que les aînés consomment jusqu'à dix-sept fois plus de benzodiazépines que les groupes d'âge plus jeunes, pourtant, ils sont moins atteints d'insomnie primaire.

L'erreur de type B

Cette erreur signifie qu'une infirmière ne va pas reconnaître un problème de santé parce qu'elle l'associe à un phénomène normal du vieillissement quand, en fait, ce n'est pas le cas. L'erreur de type B classique concerne l'hypertension. Plusieurs aînés présenteront une tension artérielle systolique autour de 150 mm Hg, ce qui constitue de l'hypertension nécessitant un traitement. Il faut savoir que le vieillissement normal peut affecter la pression artérielle systolique (PAS) au repos, mais le vieillissement ne peut faire accroître potentiellement la PAS que d'un maximum de 5 mm Hg. Ainsi, une PAS à 150 mm Hg n'est pas le reflet du vieillissement normal.

Pour éviter de faire une erreur de type A ou B, il existe un principe simple à respecter. Il s'agit du principe de l'impact fonctionnel. Les changements liés au vieillissement normal n'ont pas d'impact fonctionnel sur les activités de la vie quotidienne (AVQ). Les AVQ se distinguent en :

- **activités de base de la vie quotidienne** (ou ADL) correspondant aux soins personnels : faire sa toilette, s'habiller, prendre ses repas, etc. ;
- **activités instrumentales de la vie quotidienne** (IADL) correspondant à la vie communautaire telles que s'occuper de son budget, faire ses courses, sa lessive, etc. ;
- **activités sociales de la vie quotidienne** (SADL) correspondant à la vie sociale comme recevoir sa famille, par exemple.

Lorsque le changement dans l'état de santé de l'aîné s'est réalisé sur une courte période (moins de 3 mois) et qu'il entraîne un impact fonctionnel, c'est-à-dire une perte d'autonomie dans les AVQ, l'infirmière ne pourra pas attribuer cela au vieillissement normal. Il s'agit plutôt d'une perte d'autonomie subaiguë.

Histoire de santé

L'histoire de santé s'appuie sur le PQRST chez l'aîné. L'entretien reste un temps primordial de l'examen clinique chez le sujet âgé, tant pour l'intérêt de recueillir des informations que d'établir une relation de confiance. Il est nécessaire de se montrer respectueux, patient et de rester à l'écoute. Les problèmes de communication peuvent être un frein à un interrogatoire complet. Il faut éviter de blesser le malade qui peut avoir conscience de certains déficits. Il y a donc des ajustements à effectuer pour obtenir des résultats intéressants à son histoire de santé. La famille et l'entourage peuvent être d'une aide précieuse pour reconstituer l'anamnèse, notamment lors de troubles cognitifs. Ils seront rencontrés le plus tôt possible.

Principes de base de la communication avec l'aîné

L'infirmière doit frapper à la porte de la chambre d'un aîné et attendre que le regard de ce dernier se tourne dans sa direction pour lui demander la permission d'entrer. Si l'aîné ne répond pas à la stimulation, l'infirmière se présente et entre ensuite dans la chambre. L'infirmière a une attitude calme et souriante. Elle évite de se déplacer rapidement et informe l'aîné des raisons de sa visite. Une invasion trop rapide de l'espace personnel est un facteur reconnu pour favoriser l'apparition des symptômes comportementaux et psychologiques de la démence et les troubles du comportement (SCPD) chez un aîné atteint d'une démence.

Langage approprié

L'infirmière évite les propos infantilisants et s'assure d'appeler l'aîné par son nom de famille à moins d'indication contraire de ce dernier. Au stade avancé d'une démence, le vouvoiement et le nom de famille seront inconditionnellement utilisés. L'infirmière utilise des mots simples et un débit verbal plus lent. Elle se place à la même hauteur que l'aîné et s'assure d'un bon contact visuel. Si des sensations physiques sont associées à l'examen, il est recommandé d'expliquer à l'aîné ce qu'il ressentira. Par exemple, lors de la palpation profonde, l'infirmière lui dira : « Je vais appuyer sur votre ventre, il ne faut pas s'inquiéter. » Suivant une demande, l'infirmière laissera suffisamment de temps à l'aîné pour répondre, donc exprimer un choix. Elle répétera sa question au besoin en utilisant les mêmes mots.

Cas de la personne âgée présentant des troubles cognitifs ou une démence

Le soignant doit éviter les métaphores, les phrases complexes ou encore les multiples consignes telles que : « Pouvez-vous vous coucher et vous mettre sur le côté en tenant la ridelle? ». Si l'aîné n'est pas en mesure de fournir une opinion ou de répondre à une consigne, des demandes plus directives peuvent être faites. Par exemple, lors du test du psoas, l'infirmière pourra dire: « Monsieur X, levez votre jambe ! » en stimulant le geste de façon passive et en gardant le sourire. Il est suggéré d'utiliser des signes non verbaux pour favoriser la compréhension de la demande. Plus les signes non verbaux seront évidents et en lien avec la demande verbale, meilleure sera la compréhension de la personne atteinte de la maladie d'Alzheimer. Si l'aîné répond négativement à la demande, l'infirmière tentera d'autres formulations. Il faut éviter les questions qui requièrent des compétences cognitives intactes. Par exemple, les questions débutant par « Pourquoi ? » ne sont pas appropriées. Une règle de base est d'exprimer une idée à la fois. Si, malgré les nouvelles formulations, l'aîné atteint d'une démence ne consent pas à la demande de l'infirmière et qu'il commence à manifester des signes anxieux (par exemple, répétant « Non ! » à plusieurs reprises avec un débit verbal accéléré ou avec anxiété), il est inutile que l'infirmière persévère. Il est suggéré alors que l'infirmière offre une pause d'au moins 20 min à l'aîné anxieux. Lors du refus de l'aîné à acquiescer à la demande de l'infirmière, il est aussi possible qu'un simple changement d'infirmière puisse conduire la personne âgée à répondre positivement à la demande. Il est fréquent de voir une réponse positive avec un autre soignant, même si ce dernier applique une approche identique. Ce phénomène s'observe, entre autres, en raison de l'agnosie (perte de la capacité de reconnaissance, très fréquent lors de troubles cognitifs).

Facteurs liés à l'aîné

L'infirmière doit tenir compte du fait que, avec le vieillissement, l'aîné a une perte d'acuité visuelle et auditive.

Déficit auditif

Il faut parler lentement et distinctement, à proximité de l'oreille la moins déficiente si possible, en évitant de hurler. Si le patient est appareillé, il convient de s'assurer que le dispositif fonctionne. Si le patient a appris à compenser son déficit en lisant sur les lèvres, il est préférable de se placer face à lui. Une seule personne doit parler à la fois.

Déficit visuel

Si le patient porte des lunettes, il convient de les lui mettre (Fig. 12.2). On pourra tenir la main du sujet âgé interrogé.

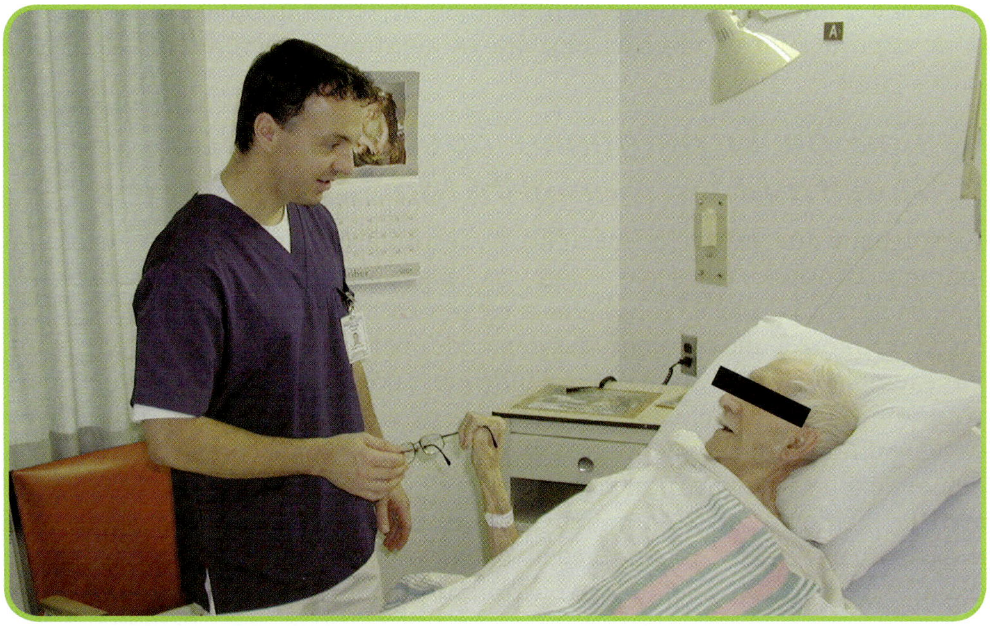

Figure 12.2 : *L'infirmier s'assure que l'aîné porte ses lunettes*

L'infirmière doit porter une plus grande attention au confort de l'aîné car sa fatigue apparaît plus rapidement lors d'un examen clinique que chez une personne plus jeune. De même, elle tiendra compte des activités accomplies par l'aîné avant sa visite. Par exemple, si l'aîné subi plusieurs examens de laboratoire et diagnostics dans la journée, il est préférable de décaler l'examen clinique de suivi.

Facteurs liés à l'environnement

Le respect de l'intimité est essentiel, peu importe le groupe d'âge. L'infirmière doit s'assurer de préserver la dignité de la personne durant son examen. Elle doit s'assurer d'utiliser l'équipement approprié. Par exemple, le thermomètre tympanique n'est pas valide chez l'aîné, elle utilisera un thermomètre électronique buccal ou intrarectal. De même, en raison des changements sensoriels, elle tiendra compte de la température ambiante, de la luminosité et de l'environnement sonore.

Facteurs liés à l'infirmière

Il est indéniable que l'infirmière doit posséder les connaissances de base de l'examen clinique avant de le pratiquer auprès de l'aîné. Le niveau de tolérance de l'aîné à l'examen clinique est souvent réduit en raison de la fatigue et d'une diminution de la capacité d'attention soutenue, en particulier en cours d'hospitalisation. De même, l'infirmière pourrait inquiéter inutilement l'aîné si elle exécute des examens incorrectement. L'infirmière pourrait aussi observer un refus de collaborer si son approche n'est pas adaptée par manque de pratique. Une erreur fréquente commise par l'infirmière est de procéder trop rapidement avec les techniques et de donner plusieurs consignes durant l'examen. Elle doit être sensible aux limites fonctionnelles de l'aîné et adapter son examen clinique. Par exemple, l'infirmière pourra décider de réaliser l'examen physique de l'abdomen d'un aîné dès la matinée pour profiter du fait qu'il est encore couché, au lieu de le réaliser l'après-midi.

Principe du problème dominant en situation de comorbidité

Du fait des comorbidités de l'aîné, il est très fréquent que celui-ci ressente plusieurs symptômes en même temps (certains récents, d'autres plus anciens). Dans ces circonstances, l'infirmière doit établir, selon les propos de l'aîné et selon son jugement clinique, quel est le problème dominant dans la situation, afin d'effectuer son PQRST de façon plus spécifique.

En situation clinique, si l'aîné exprime plusieurs problèmes et si l'infirmière ne sait plus quel est l'aspect prioritaire dans la situation, elle doit alors se rappeler la raison de la consultation de l'aîné. Elle doit se poser les questions suivantes : « Quel était le premier problème dont il m'a parlé lors de mon entrée dans la chambre? Pourquoi a-t-il sonné la cloche d'appel ? Qu'est-ce qui le préoccupe le plus dans sa situation actuelle ? ». Il est important de différencier les signes d'apparition récente de ceux connus depuis longtemps, même s'ils sont toujours présents. De cette façon, l'infirmière pourra garder le contrôle de l'histoire de santé et ne pas confondre les symptômes d'un problème ancien avec ceux d'un nouveau problème.

L'histoire de santé auprès de l'aîné atteint de trouble cognitif

Pour l'infirmière qui pratique auprès des aînés, il existe un deuxième principe très important lorsqu'il est question du PQRST. Selon le milieu clinique, un certain pourcentage d'aînés est atteint de la maladie d'Alzheimer ou d'un autre type de démence. Ainsi, l'infirmière doit sélectionner son approche du PQRST selon que l'aîné est atteint d'une démence ou non. S'il n'est pas affecté par des troubles cognitifs, l'infirmière va réaliser son PQRST selon une méthode dite « du journaliste », alors que si l'aîné présente des troubles cognitifs, l'infirmière va plutôt opter pour la méthode dite « de l'enquêteur ».

Méthode de type « journaliste »

C'est celle enseignée en général et qui se retrouve dans tous les chapitres de ce livre. Selon cette méthode, l'infirmière pose les questions du PQRST à la personne et cette dernière donne les réponses.

Méthode de type « enquête »

Elle s'effectue lorsque les déficits cognitifs de l'aîné sont si importants qu'il ne peut contribuer à l'histoire de santé. Dans ce cas, l'infirmière doit analyser le problème (chute, vomissement, douleur, etc.), tel un enquêteur, pour trouver elle-même les réponses potentielles aux questions du PQRST.

Par exemple, pour la lettre « P » dans une situation de chute, l'infirmière s'interrogera sur les facteurs ayant pu la provoquer et elle examinera quelles stratégies, utilisées habituellement par l'aîné pour maintenir son équilibre, ont été omises cette fois-ci (exemple : utilisation d'une canne ou d'une tierce personne).

Pour la lettre « Q » et la situation de vomissement, l'infirmière analysera, par exemple, s'il s'agit d'un vomissement alimentaire et s'il y avait du sang dans le vomissement et estimera également la quantité vomie.

En bref, le processus est le même mais ce n'est pas l'aîné qui fournit les réponses, c'est l'infirmière qui les trouve.

En dernier lieu, il faut tout de même rappeler que les aînés aux stades légers et modérés de la démence (75 % sont à l'un de ces deux stades) sont encore en mesure de fournir des réponses valides sur plusieurs aspects de leur vie. Ainsi, il ne faudrait pas sous-estimer leur contribution potentielle à l'histoire de santé.

Examen physique

Lors de la réalisation de l'examen physique, l'infirmière doit prendre en considération plusieurs éléments concourant au confort du patient afin que le déroulement soit optimal.

Le premier élément à considérer se rapporte à la **durée de l'examen physique**. Comme il a déjà été souligné, la capacité d'attention soutenue des aînés est réduite lorsque l'activité est prolongée et intense. Dans ces circonstances, l'infirmière doit toujours tenter d'effectuer son examen physique dans un délai court, sans précipitation, pour être certaine de toujours avoir la collaboration de l'aîné.

Le deuxième élément à considérer se rapporte au **confort physique**. La majorité des aînés souffrent de comorbidité, dont l'arthrite, l'arthrose et autres problèmes musculo-squelettiques. L'infirmière doit porter une attention spéciale à réduire les déplacements en cours d'examen. L'expérience clinique montre que chez l'aîné, il est préférable, dans un premier temps, de s'assurer du confort de celuici et d'éviter de changer de position en cours d'examen. L'infirmière doit aussi réduire les demandes physiques et s'adapter en faisant parfois des compromis sur la façon de conduire son examen physique. Exemple : l'infirmière doit rapidement s'habituer à ausculter les poumons sans demander à l'aîné de prendre des grandes inspirations profondes par la bouche, trop épuisantes pour lui. Ce dernier point n'est pas à négliger, surtout lorsque l'infirmière fait le suivi quotidien d'un patient amoindri par une pneumopathie.

Le troisième élément porte sur la **multiplicité des consignes**. Lors d'un examen clinique, il n'est pas rare que l'infirmière demande à l'aîné : « Pourriez-vous vous lever ? Pourriez-vous prendre une grande inspiration ? Pourriez-vous serrer mes deux doigts ? Pourriez-vous vous pencher vers l'avant ? Pourriez-vous vous tourner ?, etc. » Il faut reconnaître que, pour une personne de 90 ans, se faire examiner peut être très exigeant. L'infirmière devrait toujours se demander s'il est justifié de donner telles ou telles consignes à l'aîné et s'il ne serait pas possible de procéder différemment tout en restant rigoureux dans la façon de faire. La routine de base qui est présentée en lien avec la détermination du risque de chute chez l'aîné est un bon exemple d'un examen dont les consignes ont été au maximum réduites.

Trois grands syndromes gériatriques à l'inspection

Lorsque l'infirmière réalise un examen clinique, qu'il soit complet, partiel ou centré sur un symptôme, elle doit s'intéresser systématiquement à trois grands syndromes lors de l'inspection de l'aîné. Il s'agit de la **perte d'autonomie**, du **changement de l'état mental** et de la **modification des comportements**. Ces syndromes sont les manifestations atypiques les plus fréquentes des problèmes de santé chez l'aîné. Ces signes peuvent être les seules manifestations d'infarctus du myocarde, de pneumonie, de déshydratation, de dénutrition ou d'œdème aigu du poumon. C'est pourquoi l'infirmière qui réalise un examen clinique doit toujours s'intéresser à la présence de l'un de ces signes.

La perte d'autonomie

L'autonomie d'un aîné se manifeste par sa capacité à assumer pleinement les AVQ de type ADL (manger, s'habiller, se laver, etc.) et les IADL (entretenir la maison, faire la lessive, gérer ses finances, etc.). La perte d'autonomie constitue donc une perte de capacité dans la réalisation de ces activités qui, chez l'aîné, est souvent un signe atypique d'une maladie.

En plus de la perte de capacité à réaliser certaines de ses AVQ, la perte d'autonomie chez l'aîné s'accompagnera de symptômes tels que la faiblesse, des chutes, une perte d'initiative et un désengagement. Pour reconnaître la perte d'autonomie, l'infirmière doit questionner l'aîné afin de déceler un changement au niveau de sa capacité à se nourrir, se laver, s'habiller, entretenir sa personne (se brosser les dents, se peigner, etc.), uriner, déféquer (incontinence), utiliser les toilettes (s'asseoir, s'essuyer, se rhabiller, se relever), se mobiliser (transfert et changement de position), marcher à l'intérieur comme à l'extérieur et utiliser les escaliers.

L'infirmière pourra compléter son analyse de la situation en questionnant les proches de l'aîné et d'autres soignants sur ces mêmes variables.

Le changement de l'état mental

À l'instar de l'autonomie, il est très fréquent, chez l'aîné, que les seuls signes d'une infection (pneumopathie, infection urinaire, gastro-entérite, diverticulite, cholécystite, etc.), d'un effet indésirable de médicament ou d'un sevrage, d'un trouble éliminatoire (fécalome, globe vésical) soit un changement de l'état mental. L'infirmière doit donc se préoccuper, à chacune de ses évaluations, de l'état mental de l'aîné. Le changement de l'état mental pourra ne toucher que la sphère cognitive ou bien plusieurs fonctions mentales (désorientation spatiale, mémoire, état de conscience, organisation de la pensée, etc.). Au minimum, lors de l'inspection, l'infirmière devrait s'intéresser à la capacité d'attention et l'état de conscience de l'aîné.

Important

Toute perturbation récente de l'état mental chez l'aîné peut révéler une affection organique sous-jacente.

La modification des comportements

L'apparition d'agitation physique ou verbale, de combativité, d'irritabilité et de résistance aux soins ou, à l'inverse, la volonté de retrait et d'isolement ou encore le changement des habitudes de l'aîné sont des exemples de signes comportementaux évocateurs d'un problème potentiel (*cf.* tableau). Il est très fréquent que les comportements habituels de l'aîné se modifient lorsqu'il est atteint d'un problème de santé en développement. Dans ces circonstances, l'infirmière ne devrait jamais minimiser l'importance clinique d'un changement de comportement. Ainsi, l'apparition d'un nouveau comportement ou l'arrêt d'un comportement habituel de l'aîné doit éveiller des soupçons chez l'infirmière quant à l'éventualité d'un problème de santé qui s'installe. Par exemple, l'aîné qui, soudainement, devient combatif lors des soins devrait préoccuper l'infirmière. De même, l'aîné atteint d'une démence qui crie continuellement et qui cesse spontanément de crier devrait aussi attirer l'attention de l'infirmière pour les mêmes raisons.

Tableau 1. Liste non exhaustive des comportements dont le changement peut être lié à un problème de santé

Comportements hyperactifs	Comportements hypoactifs	Autres
Agitation motrice – Frapper (combativité) – Lancer des objets – Incapacité de rester en place Agitation verbale – Demandes répétées – Cris Résistance aux soins	Retrait Isolement Immobilité Ralentissement moteur Apathie (perte de motivation et d'initiative)	Changement de personnalité Irritabilité Modification du sommeil Errance

Manifestations typiques et atypiques des problèmes de santé

À ces trois grands syndromes gériatriques, un autre élément doit s'ajouter aux connaissances de l'infirmière pour lui permettre d'être efficace dans son évaluation. Il s'agit des symptômes atypiques des problèmes de santé chez l'aîné. En présence d'un des syndromes gériatriques, l'infirmière doit aussi tenter de faire des liens entre le syndrome et les autres signes et symptômes qui affligent l'aîné pour identifier l'origine probable du problème de santé. L'infirmière doit donc être en mesure de reconnaître les états pathologiques dans leurs présentations typiques ou atypiques. L'infirmière doit pouvoir détecter les problèmes même lorsque leurs manifestations ne suivent pas un tableau clinique habituel. Par exemple, l'aîné peut manifester son infarctus du myocarde de façon typique par une douleur rétro-sternale avec irradiation de celle-ci à l'épaule et au bras gauche ainsi que par de la cyanose et des modifications dans les signes vitaux. Toutefois, il peut également le manifester exclusivement par un essoufflement (dyspnée), un état de conscience altéré ou une perte d'autonomie. En effet, plus d'un aîné sur trois ne présente pas de douleur rétro-sternale dans la phase aiguë d'un infarctus du myocarde.

Il est donc très important pour l'infirmière de savoir que les problèmes peuvent se manifester de façon classique ou non. De même, l'intensité des douleurs d'origine viscérale n'est pas proportionnelle à la gravité de la situation. L'infarctus du myocarde en est un bon exemple, mais on peut ajouter à cela l'appendicite. Plus de 60 % des aînés ne manifestent pas leur appendicite avec les symptômes typiques (douleur abdominale, fièvre, vomissement et diarrhée). Ils manifestent plutôt ce problème par un changement de l'état mental (désorientation, trouble de mémoire, léthargie, etc.), une perte d'autonomie, un malaise abdominal diffus et de la constipation s'accompagnant ou non de quelques symptômes classiques.

Important

La douleur est absente dans plus de 30 % des IDM

La fièvre est souvent absente en cas d'infection

La contracture peut être absente en cas de péritonite, remplacée par une simple défense.

Les crépitants ronchi peuvent être le seul signe en cas de foyer pulmonaire infectieux.

Être créatif

Il est clair que réaliser un examen physique chez l'aîné constitue un plus grand défi que de l'effectuer chez un trentenaire. L'infirmière doit être sensible aux **limites fonctionnelles du patient** très âgé et elle doit être très créative lorsqu'elle accomplit sa tâche auprès de l'aîné atteint d'une démence. En effet, le déroulement de l'examen physique a été établi en considérant uniquement la personne d'âge moyen sans limite fonctionnelle et sans déficit cognitif. Lorsque l'infirmière pratique son examen physique chez un aîné de 86 ans qui est atteint de la maladie d'Alzheimer, elle doit ajuster sa façon de faire, sinon, elle ne sera pas en mesure d'effectuer son examen. Prenons l'exemple de l'auscultation pulmonaire auprès d'un aîné atteint d'une démence et qui crie continuellement. On pourrait penser que, dans un tel cas, il n'est pas possible d'ausculter ses poumons. Or, dans les faits, l'infirmière peut très bien réaliser ce geste. L'aîné qui pousse des cris doit à un moment reprendre son souffle et, comme on le sait, quiconque peut difficilement émettre des bruits vocaux en inspirant : l'infirmière peut en profiter pour apposer son stéthoscope sur la plage pulmonaire qu'elle veut écouter. Cet exemple montre que, si la situation est différente de celle décrite habituellement dans les livres généraux sur l'examen clinique, on peut s'y adapter, en étant créatif.

En somme, le message important à retenir est que, chez l'aîné, il est fréquemment nécessaire de procéder à des ajustements dans les techniques pour effectuer l'examen physique. Il ne faut pas éliminer d'emblée un examen que l'on croirait impraticable chez l'aîné atteint d'une démence.

Motifs de consultation 2

La faiblesse, la perte de mémoire et la chute sont les trois motifs de consultation qui seront traités dans cette section. À noter que le PQRST est réalisé de façon classique pour les deux premiers symptômes (type « journaliste ») et, pour le troisième, le PQRST est de type « enquêteur » car réalisé chez l'aîné atteint de la maladie d'Alzheimer.

Faiblesse (asthénie)

La faiblesse représente un symptôme très important chez l'aîné car l'emploi de ce terme par le patient révèle la perte d'autonomie. L'aîné peut dire qu'il se sent faible et cette plainte s'accompagne généralement d'autres symptômes comme la fatigue et la perte d'énergie.

PQRST*

Questions (PQRST de type journaliste)	Justifications
P : Avez-vous une idée de ce qui aurait pu causer votre faiblesse ? Avez-vous changé vos médicaments récemment ? Buvez-vous suffisamment ? Votre sommeil a-t-il changé ? Avez-vous perdu du poids ? Est-ce qu'il y a des choses que vous faites ou prenez qui réduisent l'intensité de votre état de faiblesse ou encore l'éliminent complètement?	P : Plusieurs médicaments ont pour effets secondaires la fatigue et la faiblesse. Les aînés ne ressentent plus la soif et les mécanismes de compensation face à la déshydratation ont perdu de leur efficacité. En situation de déshydratation, la majorité des aînés va exprimer un état de faiblesse. Un manque de sommeil causé par l'insomnie ou des apnées du sommeil peut entraîner de la faiblesse. Lors d'un cancer ou d'un problème chronique mal contrôlé (insuffisance cardiaque, emphysème), la faiblesse peut apparaître.

* Pour l'explication de la méthode PQRST, reportez-vous au chapitre 2.

PQRST

Questions (PQRST de type journaliste)	Justifications
Q : Vous vous dites faible, mais comment cela se manifeste-t-il exactement? Qu'est-ce que cela veut dire pour vous « être faible » ? Vous êtes-vous déjà senti aussi faible qu'actuellement ? Quel est l'impact de cette faiblesse dans votre quotidien ?	Q : Il faut vérifier si l'état de faiblesse actuel se démarque réellement de l'état de santé habituel influencé par les autres pathologies chroniques de l'aîné. De même, la description de l'impact fonctionnel de la faiblesse sur les AVQ est un point essentiel pour déterminer la gravité de la situation.
S : En plus de cet état de faiblesse, avez-vous d'autres problèmes qui sont apparus en même temps ou qui se sont aggravés ? Avez-vous des pertes d'équilibre ? Avez-vous perdu le goût pour faire vos activités ? Avez-vous noté des changements dans votre appétit ou à l'élimination ?	S : Lorsqu'elle est d'origine organique (par exemple, liée à une infection), la faiblesse s'accompagnera de chutes ou de pertes d'équilibre. Lorsque la faiblesse est d'origine psychologique, comme lors d'une dépression, il y aura présence de signes d'apathie (perte de motivation et perte d'intérêt pour les activités habituelles). Plusieurs troubles des systèmes digestifs et éliminatoires peuvent causer un état de faiblesse (ulcère gastrique, occlusion intestinale, infection urinaire, gastro-entérite, etc.).
T : Depuis quand vous sentez-vous faible ? Est-ce constant ? Y a-t-il des moments où la faiblesse est plus ou moins importante ?	T : Plus l'état de faiblesse apparaît de façon brutale, plus la situation suggère une perte d'autonomie aiguë, ce qui constitue une urgence médicale ou un transfert immédiat. Une faiblesse surtout le matin oriente vers une dépression, une faiblesse qui varie en intensité, vers un trouble métabolique comme le diabète.

Perte de mémoire

La perte de mémoire est un signe majeur dans le domaine du vieillissement. L'aîné exprime généralement sa perte de mémoire par la description de plusieurs situations où il a eu des oublis. Il parlera de trous de mémoire car il a oublié un rendez-vous, la prise de ses médicaments, un paiement, etc.

PQRST

Questions (PQRST de type journaliste)	Justifications
P : Avez-vous une idée de ce qui cause vos oublis ? Avez-vous changé vos médicaments récemment? Avez-vous vécu un gros changement dans votre vie ? Est-ce que vous portez bien vos verres correcteurs ou votre appareil auditif ? Y a-t-il des choses que vous faites ou prenez qui font en sorte que vous avez moins d'oublis?	**P** : Les médicaments peuvent entraîner des effets secondaires dont des oublis (altération de la mémoire). Un déménagement, une hospitalisation ou une admission récente en milieu de soins de longue durée constituent des perturbations importantes de la routine de vie de l'aîné. La perte de ses repères spatiaux et temporaux en sus des changements dans la routine peut contribuer à mettre en évidence des déficits cognitifs jusque-là camouflés par un milieu de vie favorable. La simple présence d'un bouchon de cérumen a été reconnue comme un facteur qui influençait de façon significative la performance d'un aîné à des tests cognitifs. Ainsi, l'effet cumulatif de verres correcteurs mal ajustés (ce qui est le cas pour 25 % des aînés) et d'un problème auditif non compensé peut réduire la capacité d'un aîné à interagir efficacement avec son environnement. Il pourra, par exemple, avoir des difficultés à comprendre les consignes des professionnels de santé concernant la prise des médicaments et cela contribuera à ses oublis.
Q : Vous dites avoir des oublis, mais comment cela se manifeste-t-il exactement? Quel est l'impact de ces oublis dans votre quotidien ?	**Q** : L'aîné pourrait se plaindre de troubles de la mémoire alors que, suivant la description qu'il en fait, l'infirmière notera plutôt un problème de concentration, d'attention ou encore de désorientation spatiale. Selon la description, la manifestation pourra orienter davantage vers un problème de sommeil ou encore la maladie d'Alzheimer. Des oublis sans aucun impact fonctionnel sur les AVQ et sans confirmation de déficits par l'entourage (famille, aides à domicile) n'orientent pas vers une démence.

PQRST

Questions (PQRST de type journaliste)	Justifications
S : En plus des oublis, avez-vous d'autres malaises qui sont apparus en même temps ou qui se sont aggravés ? Dormez-vous bien ? Vous sentez-vous stressé ? Buvez-vous beaucoup ? Mangez-vous suffisamment ? Avez-vous perdu du poids ? Avez-vous des pertes d'équilibre ou des problèmes éliminatoires? Avez-vous des maux de tête ? Vous sentez-vous faible ?	S : L'insomnie affecte la capacité de concentration en raison de la somnolence diurne. Un événement stressant significatif tel le décès d'un proche peut perturber l'état mental de façon importante et provoquer ainsi plusieurs oublis. Des oublis en présence d'un état de faiblesse récent (perte d'autonomie aiguë) ou d'une perte de poids pourraient être causés par une infection ou tout autre trouble organique. En situation d'hydrocéphalie à pression normale (dilatation des ventricules cérébraux secondaire à un trouble de résorption du liquide céphalo-rachidien) ou bien d'ischémie cérébrale transitoire, les oublis seront accompagnés de changements moteurs (perte d'équilibre) et éliminatoires (incontinence urinaire).
T : Depuis quand avez-vous ces oublis ? Est-ce constant ? Y a-t-il des moments où les oublis sont plus fréquents ou sévères ?	T : L'aîné qui se plaint de troubles cognitifs depuis moins de dix jours suggère un problème de santé aigu. Si les manifestations sont apparues depuis quelques semaines, cela évoque davantage des troubles tels qu'une dépression, une hydrocéphalie à pression normale ou des déficits vitaminiques (B 12, acide folique), minéraux (fer) ou protéiques. Si ces manifestations sont apparues depuis plus d'un an, cela suggère des problèmes de type démentiel. S'il y a fluctuation dans l'intensité des troubles cognitifs ou intermittence, cela pourrait marquer une dépression ou une ischémie cérébrale transitoire.

Chute

Le PQRST ci-après se réalise dans le contexte de la chute d'un aîné atteint de la maladie d'Alzheimer.

PQRST

Questions (PQRST de type enquêteur)	Justifications
P : Qu'est-ce qui aurait pu causer sa chute ? A-t-on changé ses traitements récemment ? Est-ce qu'il venait de faire un mouvement de la tête ? Venait-il de se lever ? Est-ce qu'il faisait plusieurs choses en même temps ? Est-ce qu'il était dans un environnement connu ? Est-ce que la luminosité était adéquate ? A-t-il changé une stratégie de déplacement usuel qui lui permettait de conserver son équilibre : portait-il ses lunettes ? utilisait-il sa canne ?	**P** : Les médicaments contribuent souvent à une situation de chute. Un mouvement rapide de la tête de gauche à droite peut causer la chute par dérobement soudain des jambes (*drop attack*). Une chute apparue au moment du lever évoque une hypotension orthostatique. Une surcharge sur le plan attentionnel (tenir des sacs d'épicerie, ouvrir une porte) est une cause fréquence de chute chez l'aîné. Les chutes sont plus fréquentes lorsque l'aîné est dans un environnement non familier. De même, en raison d'une limite de l'acuité visuelle nocturne, les chutes sont plus probables la nuit ou dans un environnement mal éclairé. La témérité ou l'oubli peut causer les chutes; par exemple, chez l'aîné qui décide de se déplacer sur une courte distance sans l'aide de son déambulateur ou de sa canne.
Q : Comment est-il tombé ? Vers l'avant ? Vers l'arrière ? Sur lui-même ? Sur le côté? Est-il resté longtemps au sol ? Quelle a été la conséquence de la chute ? (aucune conséquence, rougeur, lésion de la peau, fracture, etc.).	**Q** : La façon de tomber peut aider à identifier la cause sous-jacente de la chute. Par exemple, une chute vers l'avant suggère que l'aîné était en déplacement au moment de sa chute, une chute où l'aîné s'affaisse sur lui-même pourrait indiquer une cause cardiovasculaire (syncope, arythmie). Lorsque l'aîné est resté longtemps au sol, cela pourrait suggérer une cause métabolique (hypoglycémie) ou cardio-vasculaire (arythmie, ischémie cérébrale transitoire). Les conséquences de la chute peuvent donner une idée de la violence de l'impact (chute avec fracture) ou de l'activité au moment de la perte d'équilibre (marche sur une surface glacée ou dans le sable de la plage).

PQRST

Questions (PQRST de type enquêteur)	Justifications
S : En plus de la chute, y a-t-il d'autres signes présents dans la situation? Saignements? Modification de l'alignement corporel? Rougeur? Vomissements? Incontinence urinaire? Perte de conscience?	**S** : La présence de signes comme des saignements, une modification de l'alignement d'une jambe ou de la rougeur aux coudes permettent d'obtenir de meilleures hypothèses des causes de la chute. La présence de vomissements peut indiquer que la chute est causée par une faiblesse secondaire à une gastro-entérite, ou lors d'une infection alimentaire. La chute pourrait aussi être causée par une miction impérieuse qui a amené l'aîné à se déplacer de façon non sécuritaire. De même, si l'aîné est retrouvé par terre dans ses urines alors qu'il n'est pas incontinent, on peut émettre l'hypothèse d'une perte de conscience.
T : Est-ce la première chute? Sinon, selon les sources de renseignements (dossier, famille, autres soignants), à quelle fréquence chute-t-il? Y a-t-il des moments de la journée où il chute davantage?	**T** : L'aîné qui a chuté dans le dernier mois risque de tomber de nouveau. Si l'aîné a chuté à plusieurs reprises, il est important qu'une prise en charge interdisciplinaire s'amorce afin d'éviter une future chute avec conséquences majeures telle une fracture de la hanche. Si les notes au dossier montrent que l'aîné a tendance à tomber surtout la nuit, ceci pourrait suggérer un problème d'origine vestibulaire. Si les notes indiquent plutôt que les chutes sont généralement en fin de journée, il faut penser à la fatigue ou à un syndrome crépusculaire.

Particularités de l'examen physique chez l'aîné 3

Plusieurs systèmes seront abordés de façon très synthétique. Le but est de mettre en évidence les différences significatives de l'examen physique gériatrique. Pour chaque système abordé, on nommera la technique dont il est question et par la suite, les résultats attendus chez l'aîné. On décrira ce que l'infirmière peut s'attendre d'observer qui est soit le résultat du vieillissement normal soit le signe d'une pathologie.

Vision

Le test de prédilection pour l'infirmière pour évaluer l'acuité visuelle centrale chez l'aîné est l'échelle portative de Snellen (Fig. 12.3). L'infirmière place cette échelle à 35 cm du visage de l'aîné. Le résultat est normal lorsque la personne peut lire la ligne 6/6. Toutefois, chez l'aîné, en raison du vieillissement normal qui affecte l'acuité visuelle, un résultat de 6/9 est considéré comme normal. Aussi un résultat de 6/12 est anormal et requiert un examen médical. Les pathologies les plus fréquentes qui peuvent donner chez l'aîné un tel résultat sont la cataracte, le glaucome et la dégénérescence maculaire.

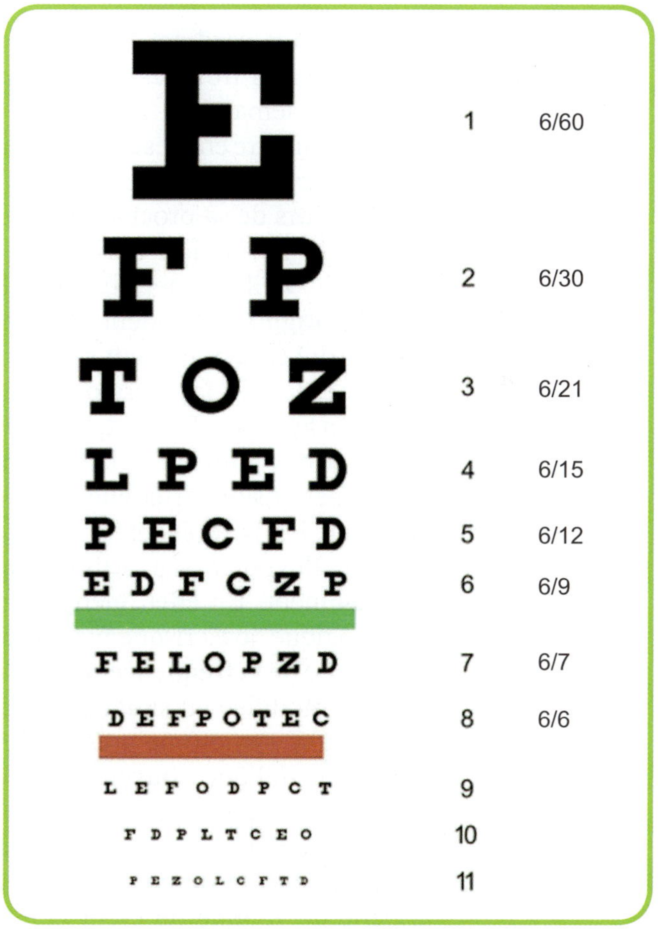

Figure 12.3 : Échelle de Snellen

Audition

Le test de choix pour l'infirmière est le test du chuchotement. C'est une procédure très appropriée auprès de l'aîné. Il suffit de se placer derrière la personne à une distance d'un bras (ou de 60 cm) et de chuchoter douze chiffres à chacune des oreilles. L'infirmière se place derrière et à la gauche pour l'oreille gauche et inversement pour l'oreille droite. L'aîné bouche avec sa main l'oreille non testée. Si l'aîné est en mesure de répéter six chiffres chuchotés sur douze, il est considéré avoir une audition normale.

Auprès de l'aîné atteint d'une démence, l'infirmière notera les réactions de l'aîné au chuchotement. S'il tourne la tête et réagit verbalement à ce chuchotement, il est probable qu'il ait une bonne audition. À l'inverse, s'il reste immobile et sans réaction au chuchotement, il y a un risque qu'il souffre de surdité. Toutefois, dans le doute, il sera justifié de consulter les services d'un spécialiste.

Bien que le vieillissement normal diminue l'acuité auditive, ce test s'est montré valide chez l'aîné. Les pathologies qui pourraient expliquer un résultat anormal à ce test chez l'aîné sont nombreuses. Il pourrait s'agir d'un bouchon de cérumen, d'un effet secondaire de certains médicaments, d'antécédents d'otites à répétition ou de conditions liées au métier exercé par l'aîné (environnement très bruyant).

Appareil cardio-vasculaire

La fréquence cardiaque est plus ralentie au repos. De même, il est fréquent d'observer des troubles passagers du rythme cardiaque. C'est pourquoi chez l'aîné, on demande à l'infirmière de prendre la fréquence cardiaque sur une minute pour être en mesure de repérer les arythmies. Si elle note la présence d'une irrégularité, elle effectuera un ECG à la recherche d'une arythmie et avisera le médecin lors de sa prochaine visite (les troubles du rythme supraventriculaires, comme la fibrillation auriculaire sont très fréquents chez la personne âgée du fait du vieillissement cardiaque. Ils doivent être recherchés car ils peuvent être à l'origine d'accidents thrombo-emboliques cérébraux). À noter qu'une irrégularité cardiaque peut être en rapport avec la respiration.

À la mesure de **la pression artérielle**, l'infirmière pourra noter une légère élévation au repos. En effet, le vieillissement normal provoque une augmentation moyenne de 5 mm Hg de la pression artérielle systolique au repos. La définition de l'hypertension artérielle demeure donc la même chez l'aîné. De même, bien que les barorécepteurs perdent de leur efficacité avec le vieillissement normal, l'hypotension orthostatique n'est pas une conséquence normale du vieillissement. En effet, bien que prévalente chez l'aîné, elle constitue un état pathologique, avec risque majeur de chute.

La mesure de **la fréquence respiratoire** est très importante chez l'aîné car elle est souvent modifiée en situation de défaillance cardiaque alors qu'il n'y a encore aucun autre symptôme présent. En effet, une fréquence respiratoire supérieure à 25/min indique souvent chez l'aîné un problème cardiaque (infarctus du myocarde, œdème aigu du poumon [OAP]) ou respiratoire (pneumonie). Il est primordial de mesurer la fréquence respiratoire sur une minute.

À **l'auscultation du cœur**, le B1 et le B2 peuvent être moins forts en raison de la perte de volume du cœur et de la modification de la cage thoracique. Bien qu'anormaux et non liés au vieillissement, les souffles cardiaques aortique et mitral sont très fréquents chez les aînés de plus de 75 ans (Fig. 12.4).

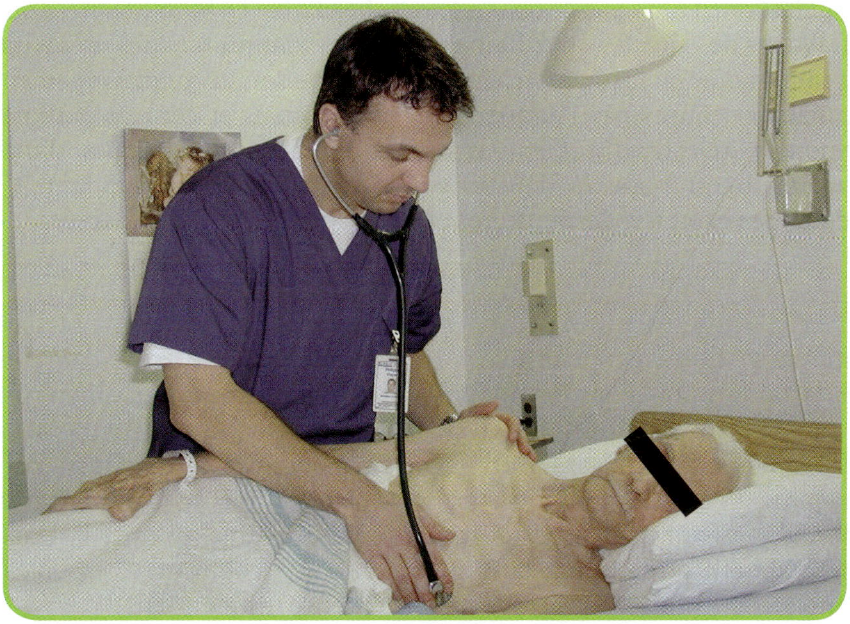

***Figure 12.4 :** À l'auscultation du foyer mitral, l'infirmier peut déceler la présence d'un souffle cardiaque qui pourrait expliquer l'essoufflement et l'intolérance de l'aîné à l'effort*

Important

Il est essentiel que l'infirmière reconnaisse les signes typiques et atypiques de l'infarctus du myocarde. Les **manifestations typiques** sont : douleur rétrosternale (DRS) d'une durée de plus de 20 min, irradiation de la douleur, cyanose, teint grisâtre, transpiration et dyspnée. Les **manifestations atypiques** sont : changement de l'état mental (par exemple : inattention, propos incohérents, léthargie), faiblesse, perte d'autonomie aiguë, douleur diffuse au niveau de l'abdomen, toux, vomissements, chute, agitation, anxiété, peur, syncope et étourdissements. Près de la moitié des aînés victimes d'un infarctus du myocarde n'ont pas de DRS et 70 % n'ont aucun changement au niveau de la fréquence cardiaque ni de la tension artérielle. Plus l'aîné est âgé, plus il manifeste son infarctus du myocarde de façon atypique.

Thorax et poumon

La fréquence respiratoire est un paramètre des plus importants en gériatrie car il est un indicateur accessible et valide des troubles pulmonaires chez l'aîné.
La saturation normale chez des aînés sans problème de santé est de 95 % et plus. Pour les aînés avec comorbidité, on considère comme normale une saturation de 93 % et plus. Chez les aînés avec des broncho-pneumopathies obstructives chroniques, il faut se référer à l'avis médical pour déterminer la saturation minimale acceptable.

À l'auscultation, il n'y a pas de changement chez l'aîné en bonne santé. Toutefois, il est fréquent de détecter chez l'aîné en perte d'autonomie, des crépitants aux bases pulmonaires en face postérieure en raison de son déconditionnement. Ces crépitants sont causés par l'affaissement des alvéoles et cet état pathologique se nomme « atélectasie ». Cette situation augmente les risques d'infection respiratoire. Il est possible de corriger la situation en demandant à l'aîné d'effectuer des exercices respiratoires et une activité physique adaptée.

Important

L'infirmière doit reconnaître les problèmes respiratoires dans leurs manifestations atypiques. **La pneumonie se manifeste typiquement** par la dyspnée, la toux, les expectorations, la fièvre, le frisson, la douleur thoracique, la céphalée et la tachycardie. De façon atypique, elle se manifeste par un changement de l'état mental (par exemple : inattention, propos incohérents, léthargie), la faiblesse, la perte d'autonomie, l'apathie, le retrait social, la perte d'appétit et de poids, la déshydratation, la chute et les troubles du comportement chez l'aîné atteint d'une démence (errance, cris).

Appareil digestif

À l'inspection, l'infirmière notera que l'abdomen chez l'aîné est d'apparence plus flasque en raison du tissu conjonctif plus relâché, des muscles abdominaux moins fermes et de la diminution du tissus adipeux intra-abdominal.

À la percussion, l'interprétation du tympanisme et de la matité n'est pas affectée par le vieillissement normal. Toutefois, cette technique s'avère particulièrement intéressante chez l'aîné en raison des cas fréquents de globe vésical (matité sus-pubienne) et de la constipation.

À la palpation, l'aîné avec ou sans démence tolère habituellement très bien la palpation qu'elle soit superficielle ou profonde. Chez l'aîné, l'abdomen peut être faussement indolore à la palpation même en présence d'une affection aiguë. Par exemple, en situation d'appendicite, de diverticulite ou encore de péritonite, il est possible que le signe du ressaut (aussi connu sous les appellations de « signe de Blumberg » ou de « signe de décompression brusque ») soit négatif. Aussi, il faut souvent approfondir les tests avant de conclure que l'abdomen est souple et sans particularité.

Important

L'infirmière doit être en mesure de reconnaître les manifestations typiques et atypiques des principaux troubles touchant l'abdomen chez l'aîné.

Par exemple, en situation d'occlusion intestinale, les manifestations typiques sont la douleur abdominale intense, les crampes, la nausée, les vomissements en jet, un abdomen d'apparence tendu, la fièvre et la constipation. Les manifestations atypiques sont la douleur abdominale diffuse, un changement de l'état mental (par exemple : inattention, propos incohérents, léthargie), la perte d'autonomie aiguë ou subaiguë et l'apathie.

Les **manifestations typiques** de l'appendicite sont : la douleur abdominale, la nausée, le vomissement, la perte d'appétit, la diarrhée, la constipation, la fièvre, la dysurie et l'abdomen d'apparence tendu. Les **manifestations atypiques** sont : la douleur abdominale diffuse, un changement de l'état mental (par exemple : inattention, propos incohérents, léthargie), la perte d'autonomie aiguë, la fièvre gériatrique et le retrait social.

En dernier exemple, les **manifestations typiques** de la diverticulite sont : une installation rapide des symptômes, la douleur abdominale intense, la nausée, le vomissement, la perte d'appétit, la fièvre, le frisson, l'abdomen d'apparence tendu, la dysurie et la présence de sang dans les selles. Les **manifestations atypiques** sont : l'installation des symptômes sur plus de 24 h, la douleur abdominale diffuse, un changement de l'état mental (par exemple : inattention, propos incohérents, léthargie), la perte d'autonomie aiguë et l'état de faiblesse.

Chute

Le vieillissement normal affecte la vision, l'appareil vestibulaire, la proprioception, le temps de réaction, la force musculaire, les réflexes et la posture, ce qui concourt à rendre l'aîné plus vulnérable aux chutes. Toutefois, il faut retenir que la chute n'est jamais causée par le vieillissement normal. Il y a toujours implication de facteurs pathologiques liés à l'aîné et de facteurs environnementaux. Comme il y a en l'occurrence un nombre incalculable de facteurs pouvant causer les chutes, il est utile à l'infirmière de réaliser un examen physique préventif qui va lui permettre d'identifier les vulnérabilités de l'aîné afin de les compenser. Décrivons justement cette courte routine de base qui va soutenir le jugement clinique de l'infirmière.

Routine de base pour déterminer le risque de chute

L'infirmière notera l'état mental de l'aîné et réalisera le test du *Timed up and go*. Il s'agit d'un test très simple et efficace. L'infirmière débute en expliquant le test et le trajet. Par la suite, elle demande au patient de s'exécuter. L'aîné doit se lever d'une chaise, marcher vers l'avant sur une distance de trois mètres, tourner et retourner s'asseoir sur la même chaise. Il doit faire ce trajet le plus rapidement possible de façon sécuritaire. L'aîné qui a besoin de plus de 20 s pour réaliser ce trajet devra consulter un médecin car son risque de chute est très élevé.

Autres procédures

Les prochaines procédures se réalisent alors que l'aîné est assis ou allongé (sauf pour le test de Romberg et après l'accord du médecin pour lever le patient).

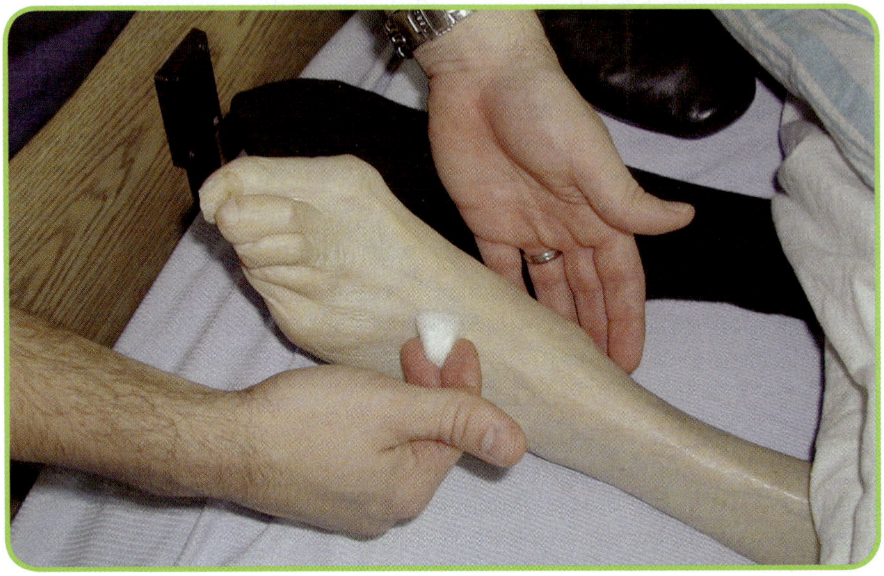

***Figure 12.5 :** L'infirmier peut utiliser un doigt ou une ouate pour effectuer le test de la sensibilité tactile (toucher léger)*

L'infirmière évalue la **force de préhension** des mains et la force musculaire des quadriceps. La force doit être symétrique et adéquate.

Elle teste ensuite la **proprioception** et la capacité de coordination des membres. Pour les membres supérieurs, elle demande à l'aîné de toucher son index puis son nez en ayant les yeux ouverts dans un mouvement de va-et-vient (épreuve « doigt-nez »). L'infirmière bouge son index dans le champ visuel de l'aîné. Ce dernier doit toujours aller toucher l'index de l'infirmière et revenir toucher son nez. Par la suite, elle refait la même procédure sans bouger son index et en centrant ce dernier devant le visage de l'aîné. Elle lui demande de faire le mouvement à trois reprises, les yeux ouverts pour qu'il puisse enregistrer le mouvement et par la suite, il doit s'exécuter les yeux fermés. Bien que ses mouvements puissent être plus lents que chez un jeune, l'aîné doit être en mesure de réaliser ces tests sans difficulté.

Pour les membres inférieurs, elle demande d'effectuer le test du « talon-tibia » qui sera possible sauf en présence d'une pathologie articulaire des hanches. En effet, une douleur des hanches peut être limitante.

Elle teste ensuite la **sensibilité tactile** de l'aîné (Fig. 12.5). Dans cette épreuve, l'aîné a les yeux fermés et il doit dire « oui » lorsqu'il sent le toucher de l'infirmière. Elle fera un toucher superficiel sur le dessus de la main droite, ensuite de la main gauche, puis de la malléole externe de la cheville droite et gauche (ou directement sur le pied, s'il est dénudé). L'aîné doit sentir, sans difficulté, les touchers sur les mains. Toutefois, il est possible qu'il ne sente pas les touchers superficiels aux chevilles en raison du vieillissement normal. Dans un tel cas, cela témoigne d'une vulnérabilité de l'aîné à interagir efficacement avec son environnement. Pour s'assurer que cela est bien lié au vieillissement, l'infirmière reprendra le test en appliquant une pression plus forte et, dans ce cas, l'aîné doit facilement déceler le toucher. S'il n'est pas toujours en mesure de le faire, l'infirmière avisera le médecin.

L'infirmière demande par la suite à l'aîné de se mettre debout et de joindre les pieds. Il doit être en mesure de **conserver son équilibre**. Par la suite, elle exécute le **test de Romberg** (*cf.* chapitre 7 sur le système neurologique). Bien que l'aîné présente généralement de plus grandes oscillations durant ce test, l'aîné ne doit pas avoir besoin d'ouvrir les yeux ou de bouger les pieds durant la procédure.
Un aîné en bonne santé doit réussir cette routine de base sans embûche. S'il présente des incapacités, l'infirmière doit alors le considérer à risque de chutes et adapter son plan d'intervention en conséquence.

Évaluation post-chute

Suivant une chute, l'infirmière doit évidemment réaliser son PQRST. Elle ajoutera à cette évaluation un examen de certains paramètres incontournables.
Elle s'intéressera à l'état mental et, en particulier, à l'état de conscience. De plus, elle notera s'il y a une modification de l'alignement corporel, s'il existe une position antalgique, de la rougeur, de l'œdème et tout autre signe de blessure.
Elle vérifiera la présence de douleur à la palpation superficielle et profonde à différents endroits pertinents selon la nature de la chute. Elle vérifiera la réponse sensorielle au toucher superficiel et plus profond aux mains et chevilles et enfin mesurera les signes vitaux.
Un résultat anormal à l'un de ces tests pourra suggérer un problème à la moelle épinière (déficits sensoriels), une fracture aux côtes (position antalgique) ou à la hanche (modification de l'alignement d'une jambe), une syncope (perte de conscience) ou encore une entorse (œdème à la cheville). La consultation médicale sera nécessaire.

Ce qu'il faut retenir

- ✔ Toutes les affections médicales peuvent avoir des manifestations typiques et atypiques.
- ✔ Toute perturbation aiguë de l'état mental peut révéler une affection organique.
- ✔ Tenir compte des effets du vieillissement dans l'interprétation des résultats aux différents examens.
- ✔ Démontrer de bonnes habilités relationnelles et avoir une certaine créativité, notamment chez l'aîné atteint de démence.
- ✔ Donner la priorité à l'examen physique chez l'aîné atteint d'une démence.
- ✔ Ne pas hésiter à faire appel à l'entourage pour recueillir le maximum d'informations.

13 Cas cliniques en situation d'urgence

Corinne Nackab, infirmière cadre de santé, Urgences,
Hôpital Cochin (AP-HP), France
Yann-Erick Claessens, médecin, maître de conférences (Université Paris 5),
praticien hospitalier, Urgences, Hôpital Cochin (AP-HP), France

Objectifs d'apprentissage

Après lecture de ce chapitre, vous serez en mesure de :

- ✔ mettre en œuvre l'examen clinique adapté en situation d'urgence de façon efficace et pertinente ;
- ✔ définir rapidement à partir de l'examen clinique les priorités et les objectifs de soins appropriés à mettre en œuvre ;
- ✔ identifier les situations cliniques qui nécessitent un avis médical ou l'intervention rapide d'un médecin.

Q : Pouvez-vous me décrire votre douleur (pesanteur, brûlure, crampe) ?

R : Montrez-moi avec le doigt le siège de votre douleur. S'est-elle déplacée, étendue depuis son apparition ?

S : Avez-vous d'autre(s) douleur(s) ? De quand date votre dernière selle ? Avez-vous des gaz ? de la fièvre ? une perte d'appétit ?

T : Quand est apparue votre douleur ? De façon brutale ou progressive ? Vos douleurs sont-elles constantes ou intermittentes ?

Commentaires

Lors de l'entretien clinique, il est essentiel de rechercher un facteur déclenchant.

La prise de médicaments peut dans ce cas être à l'origine de la symptomatologie douloureuse abdominale : les AINS peuvent induire des lésions gastriques et œsophagiennes ; les morphiniques peuvent être responsables des vomissements et conduire à un ralentissement du transit avec constipation.

Synthèse de l'entretien clinique

L'entretien avec M. P. ne vous renseigne pas véritablement sur le facteur déclenchant de ses douleurs abdominales, ce dernier vous indique que les douleurs sont survenues dans la soirée. Il a peu dîné et il semblerait que les vomissements soient alimentaires. M. P. n'a pas remarqué de sang. Il localise ses douleurs au niveau épigastrique et relève que cette après-midi, après son déjeuner, il avait moins mal. Il évalue présentement sa douleur à 5 sur 10, il dit n'avoir jamais eu aussi mal. Il nous dit avoir ressenti des douleurs ces derniers jours, mais si légères qu'il n'a pas jugé important de les signaler.

D'autre part, M. P. n'a pas de problème de constipation, il va à la selle tous les jours. Ces selles sont de couleur et d'odeur normales (absence de sang rouge et de méléna : couleur noire et odeur caractéristique liée à la présence de sang digéré).

Guide pour l'examen physique

2. Énumérez les éléments de l'examen physique ciblé que vous devrez exécuter afin de recueillir des données objectives.

Auscultation et palpation de l'abdomen (voir chapitre 8 « Système digestif et urinaire ») (recherche d'une défense abdominale, contracture)

L'examen abdominal de M. P. est normal : on retrouve des bruits intestinaux normaux et on note l'absence de défense abdominale. Ces éléments rassurent transitoirement quant à une éventuelle perforation de l'estomac ou obstruction intestinale.

Commentaires

Cependant, face à la douleur abdominale importante de M. P., et sans étiologie objectivée, l'examen physique doit être complété par un examen général à la recherche de signes infectieux (fièvre, hypothermie, frissons) et/ou de signes de choc (hypotension artérielle, tachycardie, extrémités froides, marbrures).

Paramètres fondamentaux : pression artérielle (hyper- ou hypotension ?), fréquence, amplitude et rythme cardiaque (tachycardie), fréquence respiratoire, température (fièvre ?)

Téguments : recherche de pâleur, cyanose. Préciser la durée du retour capillaire.

Synthèse de l'examen physique

La pression artérielle de M. P. est de 140/83 mm Hg, FR à 22/min de rythme et d'amplitude normaux, FC à 88 batts/min, température de 37,2 °C.

L'inspection générale des téguments et de la peau de M. P. est normale, sa peau est rosée, la température normale. Aucune marbrure n'est retrouvée, aucun frisson. M. P. est apyrétique.

Synthèse du cas clinique n° 1

L'examen général ne retrouve pas de signes d'alerte justifiant d'appeler le médecin immédiatement. Cependant, afin de soulager M. P., vous mettez rapidement en œuvre le protocole de lutte contre la douleur du service : Paracétamol 1 g et une ampoule de Primpéran®, en intraveineuse lente. Vous évaluez de nouveau la situation clinique à H+1 : évaluation de la douleur et présence ou non de vomissements. En cas de persistance de l'un ou des deux symptômes, vous appelez le médecin.

Cas clinique n° 2

Vous êtes infirmière en gériatrie aiguë depuis maintenant trois ans et vous connaissez bien Mme D., 90 ans, dont le maintien à domicile devient difficile du fait de l'aggravation de sa démence, qui nécessite des hospitalisations répétées. Vous retrouvez Mme D. debout dans le cabinet de toilette avec une plaie béante de l'arcade sourcilière droite manifestement récente : vous l'avez vue il y a 30 min en train de prendre son petit-déjeuner, et elle était alors indemne de tout traumatisme.

Commentaires

La recherche d'un terrain à risque est fondamentale. Il est important de rechercher des maladies associées responsables de défaillance d'organe, chronique ou latente et d'évaluer si le patient présente un risque particulier de développer une pathologie infectieuse.

Traitement en cours

Notions de *voyage récent* en zone endémique (paludisme et autres parasitoses, viroses endémiques ou épidémiques…), de *contact récent* avec des personnes ayant voyagé dans une zone endémique.

Fièvre

P : La prise de certains médicaments (antipyrétiques) contribue-t-elle à faire diminuer votre fièvre ?

Q : Est-elle plus importante la nuit ?

S : Avez-vous d'autres symptômes associés ? Avez-vous des frissons ? Ressentez-vous une brûlure lors de l'émission de l'urine ? Êtes-vous enrhumé ? Décrivez vos sécrétions nasales (couleur, texture) ? Avez-vous des crachats (expectorations) ?

T : Quand votre fièvre a-t-elle débuté?

Céphalées

P : Vos maux de tête (céphalées) sont-ils consécutifs à l'apparition de la fièvre ? Sont-ils améliorés (palliés) par le repos ? par l'obscurité ? La douleur augmente-t-elle quand vous vous penchez en avant ?

Q : Décrivez votre douleur : pulsatile ? sensation de constriction, de pression ?

R : Quelle partie de la tête est douloureuse ? (Douleur unilatérale, bilatérale ?)

S : Vos maux de tête sont-ils accompagnés de vomissements (en jet), de nausées ? Êtes-vous dérangé par la lumière (photophobie) ? Ressentez-vous une rigidité dans le cou ? Avez-vous des douleurs dentaires ?

T : Les maux de tête sont-ils apparus avant ou après la fièvre ?

Vous obtenez les éléments suivants : le patient se plaint de céphalée à type de douleur faciale pulsatile importante à gauche. Il a remarqué que la douleur augmente à chaque fois qu'il se penche pour porter son petit garçon. Elle est plus élevée la nuit.

Pas de brûlure mictionnelle, ni de photophobie, ni de raideur de nuque retrouvées ni de vomissement ; en revanche, le patient décrit un écoulement dans l'arrière-gorge la journée et dit se moucher le matin uniquement. Les sécrétions nasales recueillies lors du mouchage sont jaunes et épaisses.

Vous réalisez l'examen physique et vous recueillez les informations suivantes :

Paramètres fondamentaux : PA 133/71 mm HG, FC 80 batts/min, FR 20 resp./min, SpO_2 96 %, température 38,7 °C, EVA 6/10.

État de conscience : éveillé et orienté.

Inspection de l'état cutané : absence de pétéchie et d'ecchymoses.

Mobilisation de la nuque : pas de raideur, ni de douleur.

Hypertrophie et sensibilité des ganglions cervicaux antérieurs.

Palpation des sinus : sensibilité à la pression des sinus, douleur aiguë à la pression du sinus gauche.

Palpation de l'abdomen : pas de contracture ni de défense de l'abdomen.

Auscultation pulmonaire : murmure vésiculaire présent et symétrique sur tous les lobes, pas de bruits bronchiques surajoutés.

En tant qu'infirmière organisatrice de l'accueil (IOA), vous prenez une décision : ce patient nécessite une **consultation urgente** dans moins de 60 min en Médecine.

Ce patient présente probablement une sinusite. Du fait de sa céphalée intense, vous l'installez rapidement en box afin que le médecin initie le traitement antalgique et curatif approprié.

Cas clinique n° 4

Vous travaillez dans un service de consultation externe. M. J., 40 ans, se présente car il ressent depuis la veille au soir une douleur thoracique, amplifiée par les mouvements respiratoires et se dit essoufflé au moindre effort.

Guide pour l'entretien clinique

1. Quelles seraient les principales questions à poser pour préciser l'histoire de la maladie actuelle ?

Douleur thoracique

P : Que faisiez-vous lorsque la douleur thoracique est apparue ? Existe-t-il une notion de traumatisme thoracique ? d'effort violent ? Pratiquez-vous d'une activité sportive intense ? Existe-il des éléments qui augmentent ou diminuent votre douleur ? l'inspiration forcée ? certains mouvements ?

Q : Pouvez-vous me décrire votre douleur (pesanteur, oppression, coup de couteau, brûlure, crampe, serrement)?

R : Montrez-moi le siège de votre douleur et les endroits où elle irradie.

S : Avez-vous d'autres signes ou symptômes ? de la fièvre ? une infection récente ou évolutive de type respiratoire (toux, crachats) ou cardiaque (palpitations) ?

T : La douleur est-elle apparue de façon soudaine ou progressive ?

Dyspnée

P : Êtes-vous essoufflé au repos ou à l'effort ? (Le patient arrive-t-il à terminer ses phrases ?) (Voir échelle NYHA, page 93)

Q : Cet essoufflement vous empêche-t-il de réaliser vos tâches quotidiennes ?

ATCD médicaux et chirurgicaux personnels ? familiaux ? Tabac ?

Commentaires

Une douleur thoracique peut être le symptôme révélateur d'un grand nombre de pathologies dont certaines sont sévères.

La présence d'une dyspnée d'effort que le patient présente comme inhabituelle est un signe de potentielle sévérité.

Synthèse de l'examen clinique

Vous recueillez les informations suivantes : la douleur de M. J. est d'apparition soudaine, au repos. Elle s'est amplifiée et s'accompagne depuis ce matin d'une dyspnée à l'effort. La douleur est localisée au niveau du thorax antérieur et supérieur droit, sans irradiation. M. J. explique qu'aucune position ne soulage sa dyspnée. Il arrive à terminer ses phrases mais reste cependant essoufflé.

Pas de fièvre, ni de frissons. Pas d'antécédents médicaux, chirurgicaux personnels et familiaux. Il ne fume pas. Vous notez que le jeune homme est mince et élancé.

Guide pour l'examen physique

2. Afin de compléter votre examen clinique, quels seraient les éléments d'examen physique pertinents à mettre en œuvre ?

Paramètres fondamentaux : PA aux deux bras (hyper- ou hypotension), FC (tachycardie), FR, SpO_2, température.

On obtient : 140/77 mm Hg bras droit et 143/83 mm Hg bras gauche, FC 102 batts/min, SpO_2 93 %, FR 31 resp./min avec à un rythme régulier, apyrétique.

Commentaires

Face à ce tableau clinique critique (tachycardie, tachypnée, dyspnée, désaturation en oxygène) et afin d'en évaluer la gravité, vous recherchez également l'efficacité de la respiration (extrémités cyanosées, rosées, froides), la présence de battements des ailes du nez et de lèvres pincées, la mise en jeu des muscles respiratoires accessoires (muscles intercostaux, contraction du muscle sterno-mastoïdien) et balancement thoraco-abdominal qui sont des signes de gravité.

Vous vérifiez également l'absence de signes de choc associés : marbrures, extrémités froides.

Évaluation de la fonction respiratoire

Inspection, palpation et percussion du thorax.

Auscultation pulmonaire (pas de bruit surajouté).

Évaluation de la fonction cardiaque

Auscultation cardiaque.

Synthèse de l'examen physique

Inspection et palpation du thorax : asymétrie des mouvements thoraciques et de leur amplitude, diminués du côté droit, épaule droite peu mobile.

Auscultation pulmonaire : asymétrie auscultatoire, murmure vésiculaire diminué à droite.

Auscultation cardiaque : bruits du cœur réguliers, tachycardie.

Synthèse du cas clinique n° 4

Suite à l'analyse des informations recueillies, vous prévenez immédiatement le médecin de la consultation qui décide d'orienter très rapidement le patient vers le service des urgences de l'hôpital. M. J. présente très probablement un pneumothorax droit.

Cas clinique n° 5

Lors du marathon de Paris, vous assurez la couverture sanitaire dans une équipe de la Croix-Rouge. Vous êtes posté au kilomètre 35. En ce début d'après-midi, le temps est ensoleillé et le public nombreux à venir encourager les participants. Soudain, à quelques mètres de distance, vous entendez des cris dans la foule, qui vient d'assister à la chute d'un athlète. Vous vous rendez immédiatement auprès de la victime. Selon des concurrents qui vous renseignent, il s'agit d'un homme de 35 ans, sportif amateur, sans antécédent connu. Depuis quelques kilomètres, il

semblait avoir des signes de fatigue inhabituelle et avait des difficultés à suivre le rythme du groupe. Il a passé les deux derniers points de ravitaillement sans s'hydrater. Selon les témoins, il a poussé un cri lors de la chute et a présenté durant quelques secondes des mouvements rythmiques.
Lorsque vous voyez le patient, il a le visage rouge et semble hagard.

Guide pour l'examen physique

Quels éléments recueillez-vous lors de l'examen clinique ciblé ?

En premier lieu, il convient comme toujours de rechercher une détresse vitale : signes de choc, signes d'insuffisance respiratoire aigue, troubles de la vigilance, signe de focalisation à l'examen neurologique (troubles de la parole, troubles de la motricité ou de la sensibilité). Ce dernier est normal.

État de conscience : orientation dans le temps et l'espace

Paramètres fondamentaux : PA, FC, FR, retour capillaire

Coloration des téguments

Synthèse de l'examen physique

L'examen ciblé permet le recueil des données suivantes : état de conscience normal. Le patient est capable de décliner son identité, la date du jour et le lieu où il se trouve.

PA : 132/73 mm Hg, glycémie capillaire : 5,1 mmol, FC : 87/min, FR : 22/min, régulier, amplitude normale, le temps de recoloration est inférieur à 2 secondes. Les téguments sont rosés.

À noter qu'au toucher, la peau du patient est très chaude et sèche.

Commentaires

L'existence d'un cri et de mouvements anormaux doit nous orienter vers une crise convulsive et nous faire rechercher une lésion endobuccale (morsure de langue) et une perte d'urine.

D'autre part, devant tout trouble neurologique aigu et quelle qu'en soit la cause, il est important de rechercher la glycémie du patient.

Le coureur ne présente pas de morsure de langue ni de perte d'urines.

Le patient a chuté. Comme lors de toute chute, le patient doit faire l'objet d'un examen de la fonction locomotrice minutieux à la recherche de lésions traumatiques.

Évaluation de la fonction locomotrice : inspection des quatre membres à la recherche de déformation, de gonflement, palpation des membres et du tronc à la recherche de douleur. Le patient n'exprime pas de plainte.

L'inspection et la palpation ne retrouvent pas de lésions traumatiques associées : les mouvements passifs des quatre membres sont d'amplitude normale et non douloureux, la palpation des côtes est indolore.

Synthèse du cas clinique n° 5

Commentaires

Nous nous trouvons le plus probablement devant un coup de chaleur lié à l'exercice et dont la survenue est favorisée par un défaut d'hydratation. Ce problème s'accompagne d'un facteur aggravant qui est l'hyperthermie (à différencier de la fièvre, voir chapitre 4 « Métrologie ».

Habituellement, l'énergie thermique produite en excès par l'organisme est éliminée par la sudation. Or, dans le cas présent, la déshydratation empêche la déperdition de chaleur par sudation. La température centrale augmente et entraîne des troubles neurologiques allant de la confusion au coma.

Vous installez le patient à l'ombre, et par mesure de précaution, vous ne lui donnez pas à boire dans l'attente de la prise en charge médicalisée. Vous rafraîchissez le patient à l'aide de linges humidifiés et d'un brumisateur.

Vous le conduisez au poste médical avancé où vous transmettez au médecin votre bilan de la situation. Ce dernier va poursuivre l'investigation afin de définir les soins nécessaires à mettre en œuvre et vérifie la nécessité d'orienter le patient vers un service d'urgences.

Chapitre 14
Évaluation de la famille

Francine de Montigny, infirmière, Ph.D. Psychologie, professeure,
Université du Québec en Outaouais, Québec, Canada

Objectifs d'apprentissage

Après lecture de ce chapitre, vous serez en mesure de :

- ✔ décrire les bases de l'approche systémique familiale ;
- ✔ savoir orienter un entretien clinique de courte durée auprès d'une famille ;
- ✔ décrire les outils d'entretien : le génogramme et le diagramme des relations famille-milieu ;
- ✔ évaluer l'ampleur et la qualité du réseau social de la famille ;
- ✔ rédiger des transmissions ciblées pertinentes.

1 Introduction

Premier lieu d'épanouissement des enfants et des adultes, la famille fait partie de l'histoire personnelle de chacun. Les infirmières rencontrent des familles au quotidien, lors de l'admission, de la sortie, des suivis ambulatoires. L'approche systémique familiale intègre la famille comme un élément pivot de la qualité du système de santé et du bien-être de la population. Des outils permettent d'aborder la famille pour un interrogatoire de courte durée qui seront décrits ci-après. Des écrits, tels ceux de deMontigny & Lacharité (2009a, 2009b), Duhamel (2006), White (2007), Wright & Leahey (1999, 2007, 2009), et Wright & Bell (2009) inspirent les propos.

2 L'approche systémique familiale

L'approche de la systémique familiale se fonde sur plusieurs théories interdisciplinaires. La famille est ici définie selon la perception du patient de « qui est membre de sa famille ». L'approche de la systémique familiale considère que :

- la famille a les capacités de changer, elle a des forces et des ressources ;
- les comportements des membres de la famille sont mieux compris lorsque ceux-ci sont vus en interaction les uns avec les autres ;
- les changements qui surviennent dans une famille ne peuvent être prédits ; ils sont dus à plusieurs causes, l'une d'entre elles étant l'interaction entre les propositions de l'infirmière et les conceptions et croyances de l'individu.

Des croyances infirmières

L'infirmière qui adopte l'approche systémique familiale met en avant certaines valeurs et croyances. Premièrement, la famille devient une cible de soins, au même titre que le patient. Ensuite, il s'agit de croire que l'expérience de la maladie, de l'accident ou autre événement est une expérience familiale (Wright et Leahey, 1999). De ce fait, tous les membres de la famille sont touchés. Dans le même ordre d'idées, il s'agit de croire que la famille possède les solutions à ses problèmes (ou les capacités à les trouver). Le rôle de l'infirmière devient donc celui de soutien dans la recherche de solutions. Tout au long des entretiens avec la famille, l'infirmière apprend comment la famille s'organise, fonctionne, se développe au fil de la vie. Elle influe sur la famille, par ses idées, ses comportements, ses questions. De même, l'infirmière enrichit sa pratique professionnelle par les apprentissages et les réflexions qu'elle effectue.

L'infirmière doit aussi faire fi de certaines croyances contraignantes qui pourraient la dissuader d'adopter l'approche systémique familiale telles : l'absence de temps ou le manque de reconnaissance de l'importance de cette approche par les pairs, la peur d'être incapable de répondre aux questionnements de la famille ou d'être dépassée par les problèmes familiaux, la peur d'être confrontée à des émotions intenses et variablement exprimées (Wright et Leahey, 1999).

L'entretien clinique de courte durée auprès de la famille 3

L'entretien clinique avec la famille est essentiel, en intra-hospitalier, en consultation ou en extra-hospitalier. Plusieurs éléments apparaissent importants à examiner avec la famille soit l'histoire de la maladie, la présence et la qualité du réseau de soutien ainsi que les liens d'attachement entre les membres de la famille. Même un entretien clinique de courte durée, de cinq à quinze minutes peut être efficace, informatif et « soignant » s'il est bien structuré. Un entretien de courte durée comporte quelques caractéristiques. Il repose sur la démonstration de savoir-être, la conversation et les questions thérapeutiques, l'utilisation d'outils cliniques tels le génogramme et le diagramme des relations famille-milieu et la mise en valeur des forces ou ressources familiales (deMontigny, 2009; Wright & Leahey, 1999, 2007, 2009).

Savoir-être

L'infirmière crée une alliance thérapeutique avec la famille en démontrant son savoir-être. Elle se nomme et spécifie le but et la durée de l'entretien clinique. L'infirmière démontre son intérêt à tous les membres, en les regardant, en leur demandant de se nommer à leur tour. Si elle constate que l'un des membres, le père par exemple, est en retrait et s'engage moins dans la conversation, elle fait l'effort de lui adresser la parole.

Conversation thérapeutique

La conversation thérapeutique est un dialogue ciblé sur l'expérience que la famille a de la situation pour laquelle elle consulte. L'infirmière crée une relation de collaboration avec la famille en invitant ses membres, par exemple, à raconter l'histoire de la maladie ou de l'accident : « Depuis quand votre enfant est-il malade ? » ; « Comment l'accident de votre mère est-il survenu ? » L'infirmière explore les attentes de la famille envers les soins de santé : « Qu'est-ce qui vous préoccupe le plus actuellement ? Comment l'équipe et moi-même pouvons-nous le mieux vous aider ? ». Tout au long des entretiens, l'infirmière saisit toutes les occasions pour accompagner la famille dans la recherche de solutions, la prise de décisions, la mise en œuvre des actions et l'évaluation du succès de celles-ci. Par ce fait même, elle reconnaît que la famille est le premier expert de sa situation.

Questions thérapeutiques

À travers ces dialogues, l'infirmière et la famille co-construisent un sens de leur expérience. Wright & Leahy (1999) suggèrent d'explorer les défis liés à la présente hospitalisation et aux hospitalisations antérieures, s'il y a lieu. Par exemple, l'infirmière demandera : « Quelle est votre plus grande difficulté durant cette hospitalisation ? ; Lors de vos autres hospitalisations, qu'est-ce qui a été le plus utile pour vous et le moins aidant ? ». Ces questions aident à identifier les forces et les ressources de la famille, mais aussi les obstacles à surmonter. L'infirmière questionne la famille à propos des effets de l'expérience de la maladie ou de l'accident, par exemple, sur la vie quotidienne des membres. Elle leur demande : « Quels changements avez-vous observés dans vos relations les uns avec les autres depuis l'accident ? » ou encore : « Qui souffre le plus de cette expérience de santé ? ». Cela permet d'identifier quelles relations et quelles personnes ont besoin d'un soutien et d'un accompagnement plus important. Elle les guide dans une réflexion sur les effets de leurs croyances et attitudes sur leur expérience de santé. L'infirmière sait que celles-ci peuvent influer, entre autres, sur les choix de traitements, l'observance de la personne et de sa famille aux traitements prescrits, ainsi que leur espoir de guérison. Elle interroge : « Que feriez-vous de différent si vous en veniez à croire que l'asthme prédispose aux surinfections respiratoires ? » ; « Croyez-vous que la présence du chat contribue à l'asthme de votre fils ? » L'infirmière s'informe à propos des personnes qui ont accès aux informations sur la santé du patient : « Qui, dans votre famille, souhaitez-vous tenir informé de votre état de santé ? » Enfin, elle prépare la sortie éventuelle de l'établissement : « Comment pouvons-nous vous préparer au retour à la maison ? »

Génogramme

Le génogramme (de Montigny & Beaudet, 1997; de Montigny, Goudreau & Cloutier, 2006; Wright & Leahey, 2007) est un outil clinique qui illustre la composition de la famille et sa structure, et ce, à travers plusieurs générations. Il résume l'histoire de santé et l'histoire sociale de la famille. Il se construit avec des symboles, des signes et des lignes, au fil des entretiens entre l'infirmière et la famille. Les membres de la famille dont même les jeunes enfants peuvent participer à la rédaction du génogramme.

La structure interne

Afin d'avoir un aperçu de la structure interne de la famille, il s'agit en premier lieu d'énoncer :

- quels sont les membres de la famille ;
- leur âge ;
- leur genre ;
- les changements récents en termes de naissance, décès, séparation, divorce, adoption, migration.

Ces éléments d'information permettent de saisir les transitions que la famille peut vivre parallèlement à son expérience de santé. Ces transitions normales de la vie peuvent influer sur les ressources internes et externes disponibles pour la famille. Par exemple, prenons le cas de M. Bastien, hospitalisé d'urgence pour une pyélonéphrite. Il est père d'un bébé de trois semaines et de deux enfants de deux et quatre ans. Durant son hospitalisation, sa conjointe doit continuer de gérer la vie familiale. Il se peut qu'elle éprouve une grande fatigue, qui pourra rendre difficile la poursuite de l'allaitement maternel, par exemple. Un portrait global de la situation familiale est essentiel, tant pour l'infirmière qui reçoit la mère en consultation au sujet de l'allaitement, que pour l'infirmière qui soigne le père en intra-hospitalier.

En énonçant la composition familiale, la répartition des sexes dans la famille est mise en évidence. Selon que la famille est composée de manière prédominante ou égalitaire de membres masculins ou féminins, cela peut influer sur les rôles que prendront les membres de la famille lors de l'hospitalisation ou de la convalescence. Les femmes de la famille adoptent plus aisément le rôle de proche aidant que les hommes, et ce, malgré des activités professionnelles tout aussi prégnantes. Il s'ensuit une surcharge potentielle de tâches dont les effets doivent être explorés. Le génogramme permet aussi de visualiser le rang de chacun au sein de la fratrie, un autre élément qui peut induire les responsabilités des uns et des autres dans la gestion de l'expérience de santé. Bien souvent, l'aîné adoptera le rôle de soignant auprès des parents vieillissants, par exemple.

La structure contextuelle

Par des questions très simples, l'infirmière obtient aussi de l'information au plan de la structure contextuelle de la famille.

État de santé actuel des membres

Dans un premier temps, l'attention se porte sur l'état de santé actuel des membres puisque, éventuellement, l'histoire de santé peut être pertinente à explorer. L'infirmière qui constate que le diabète, par exemple, est un problème de santé intergénérationnel dans une famille spécifique comprend mieux l'expérience qu'a celle-ci de la maladie.

Profession

Elle s'enquiert ensuite de la profession de chacun des membres, le type de métier mais aussi le temps qu'il occupe (temps complet, occasionnel, chômeur, par exemple) et du niveau d'éducation des membres, ce qui l'informe à propos de la classe sociale de la famille.

Ressources financières

La famille qui dispose de ressources financières suffisantes a le choix entre différentes options en termes de traitement, de convalescence (durée et lieu de la convalescence, par exemple). Ces ressources financières influent sur la qualité de l'alimentation, les habitudes préventives (vaccination, consultation médicale, etc.), l'activité physique ainsi que sur la qualité et la salubrité de l'environnement de vie général (taille du logement, sécurité du quartier, accessibilité à des services de garderie de qualité, etc.).

Religion ou croyances individuelles

Des questions portant sur la religion ou les croyances, l'origine géographique et, s'il y a lieu, sur le parcours migratoire complètent la rédaction du génogramme.

Le diagramme des relations famille-milieu

Le diagramme des relations famille-milieu illustre la structure externe de la famille, soit la quantité et la qualité des liens que les membres de la famille tissent les uns avec les autres ainsi qu'avec les membres de leur réseau de soutien (Beaudet et de Montigny, 1997; de Montigny, 2009). Il permet de visualiser tous les liens d'attachement. Cela informe l'infirmière à propos du soutien social disponible (taille, qualité) afin de dépister le risque d'isolement ou d'épuisement chez les familles ayant un très faible réseau.

La structure externe

L'infirmière questionne la famille à propos des relations significatives entretenues par ses membres avec des personnes ou des groupes dans leur réseau (famille élargie, collègues, amis, associations sportives, etc.).

Nombre de liens

De nombreux liens ne signifient pas nécessairement l'accès à un soutien de qualité ; la qualité des liens est donc aussi considérée en examinant la contribution positive ou négative de ces relations à la vie familiale.

Type de soutien

Le soutien offert peut être d'ordre physique, comme de l'aide dans les déplacements, ou psychologique, ou financier.

Ampleur du soutien

L'infirmière s'intéresse à l'ampleur du réseau professionnel qui soutient la famille dans son expérience de santé. Les items suivants : « Qui sont les professionnels qui collaborent avec cette famille ? Quels sont leurs rôles ? Comment la famille perçoit-elle leur contribution et ces relations ? » sont des éléments d'évaluation importants.
Le diagramme des relations famille-milieu informe aussi sur la diversité des activités familiales, leur intensité, et l'engagement des différents membres envers ces activités. La question à poser est : « Comment les membres de la famille occupent-ils leur temps (travail, loisirs, sports, activités) ? » Lorsque l'infirmière s'informe de qui participe avec qui aux différentes activités, elle découvre la teneur des sous-systèmes ou sous-groupes d'individus au sein de la famille. Par exemple, dans une famille, les garçons peuvent s'adonner au football alors que les filles préfèrent la randonnée en vélo, formant ainsi deux sous-systèmes distincts.

Conclusion de l'entretien clinique de courte durée

Même les entretiens de courte durée requièrent qu'un certain soin soit apporté à leur conclusion. Quelques interventions, telles résumer les progrès accomplis, informer des ressources disponibles pour un suivi ou encore mettre en valeur les forces et les ressources familiales peuvent consolider les changements effectués par la famille.

Mise en valeur des forces et des ressources familiales

Il s'agit ici non pas de féliciter les membres de la famille, mais plutôt de leur faire part de ses observations quant aux forces, ressources et compétences à la famille.

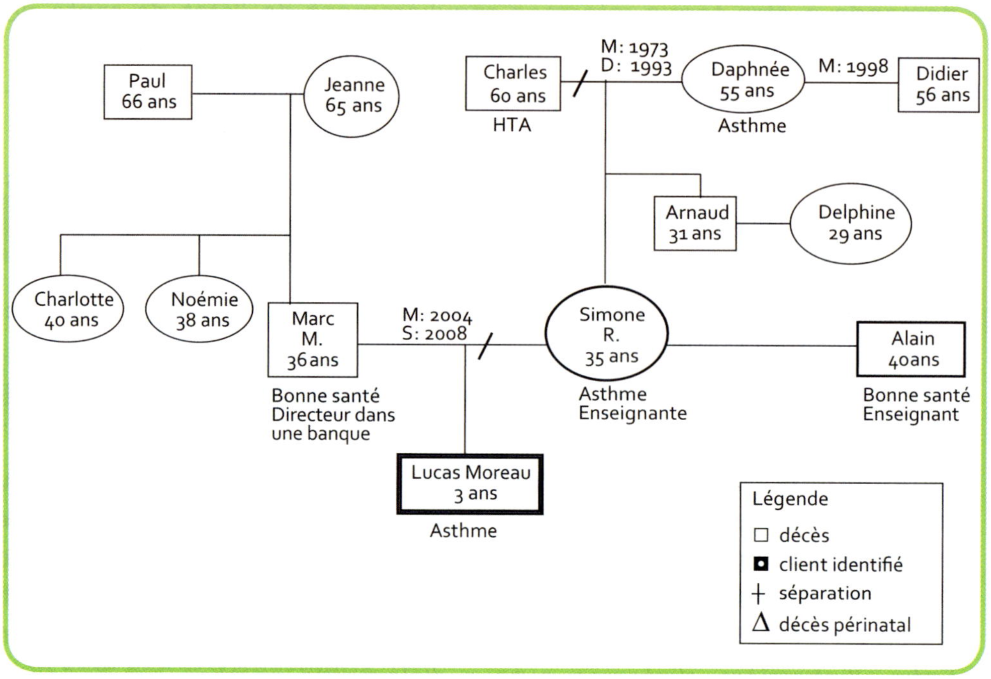

Figure 14.1 : *Génogramme de la famille R. M.*

Élaborez quelques questions pertinentes que l'infirmière devrait poser afin de préciser le diagramme des relations famille-milieu.

S'informer autour d'éléments portant sur les relations significatives entretenues par les membres de la famille avec des personnes dans leur réseau (famille élargie, amis, etc.) (nombre de liens, intensité) :

– Qui sont les personnes dans votre environnement ? Comment décririez-vous vos liens avec elles (mère, père, amis, voisins, selon réponse des parents)
– À la mère : Comment décririez-vous votre relation avec le père de Lucas ? Au père : Comment décririez-vous votre relation avec la mère de Lucas ?

Informations : Les deux parents ont gardé des liens adéquats depuis leur séparation. Ils entretiennent des liens forts avec Lucas et de bonnes relations avec leurs parents respectifs.

Les parents de Simone sont séparés. Celle-ci considère le nouveau conjoint de sa mère comme son beau-père. Les deux parents ont peu d'amis à l'extérieur du milieu de travail.

S'informer aussi autour d'éléments portant sur les relations significatives entretenues par les membres de la famille avec des groupes dans leur réseau (travail, associations sportives, religieuses, culturelles, etc.).

– Travaillez-vous en ce moment ? à temps complet ? à temps partiel ? Comment l'hospitalisation de Lucas va-t-elle se répercuter sur votre travail ? sur vos autres occupations ?
– Que faites-vous dans vos temps libres (loisirs, sports, activités) ? Comment envisagez-vous le maintien de ces activités durant l'hospitalisation de Lucas ?

Informations : Le père travaille de nombreuses heures, il consacre ses rares temps libres à son fils. La mère est engagée dans des activités sportives, qu'elle partage avec son fils et son compagnon (randonnée, natation, vélo). Simone participe aussi à un forum de discussion pour jeunes mamans monoparentales, elle y trouve conseils et soutien. Lucas est inscrit à l'école et a deux amis.

Commentaires

Tout comme pour le génogramme, l'infirmière contribue à la construction du diagramme des relations famille-milieu. Celui de la famille R. M. est illustré à la Figure 14.2. Il informe du soutien dont dispose la famille de la part de la famille élargie maternelle.

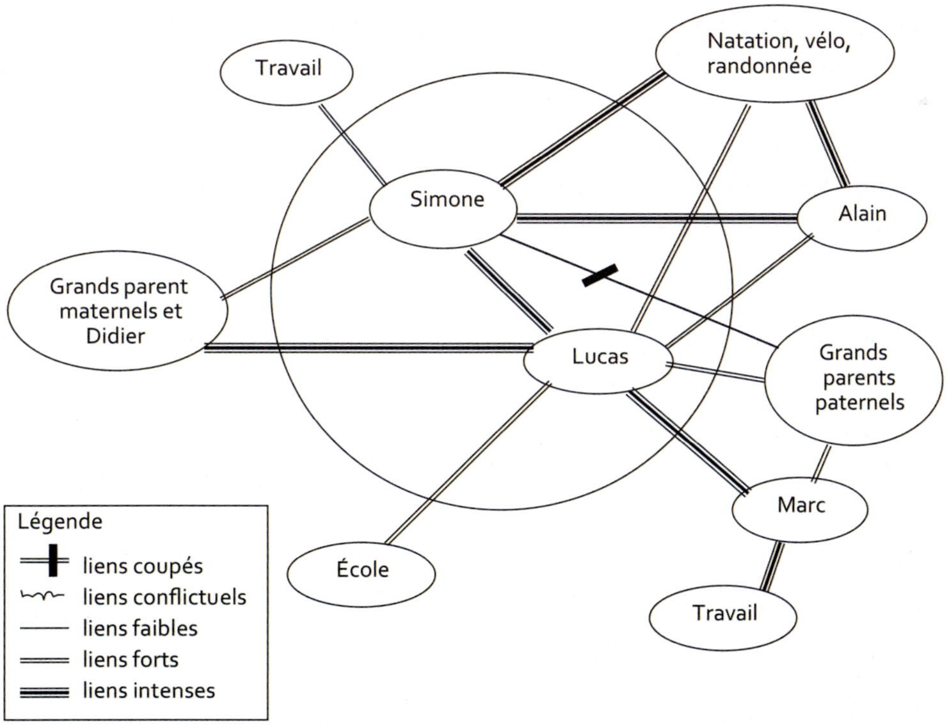

***Figure 14.2 :** Diagramme des relations famille-milieu de la famille R. M.*

Proposez quelques forces et ressources de cette famille que l'infirmière pourrait refléter au cours du séjour de Lucas ?

L'infirmière constate l'engagement des deux parents auprès de l'enfant, par leur partage des tâches (présence au chevet, activités de soins, de repas et de jeu avec Lucas).

Les deux parents sont capables de maintenir une bonne communication entre eux, empreintes de respect et ce, malgré une séparation récente.

Le père de Lucas est capable d'apporter du soutien à l'enfant et à sa mère dans des moments difficiles ; la mère de Lucas facilite l'accès du père à l'enfant.

Lucas compose bien avec l'hospitalisation, il joue, s'alimente et dort relativement bien.

Cas clinique n° 2

Mme B., 66 ans, est hospitalisée avec une fracture de la hanche. Lorsque l'infirmière tente de lui administrer un calmant pour la douleur sous forme d'injection, la patiente devient agitée, elle refuse l'injection, elle demande à parler au médecin. À ce moment Mme D., la fille de Mme B., se présente à l'unité. Elle confie à l'infirmière que sa mère est allergique à la codéine et aussi que celle-ci est tombée pendant son séjour chez elle, à Paris, pour des vacances. Mme D. se sent responsable de l'état de santé de sa mère.

Dès l'amorce de l'entretien, l'infirmière démontre son savoir-être en se présentant, auprès de Mme B. et de sa fille. Elle invite Mme D. à raconter l'histoire de l'accident, comment est-il survenu, que s'est-il passé, qui était impliqué ? Cela permet à chacune de reprendre un peu du contrôle sur les événements. L'infirmière saisit aussi cette occasion pour recueillir toutes les informations afin de compléter l'histoire de santé de Mme B., ainsi qu'on l'a vu dans les chapitres précédents.

Un premier jet du génogramme peut se réaliser au cours de cet entretien initial. Il sera complété par les autres membres de l'équipe au cours de l'hospitalisation.

Informations : L'infirmière apprend ainsi que Mme B. et son conjoint demeurent à Québec, au Canada, ainsi que leurs deux autres filles (sœurs de Mme D.), leur mari et leurs enfants. Mme D. et son conjoint travaillent à temps complet et ont trois enfants qui résident à la maison.

Commentaires

Cette information met en évidence les défis auxquels cette famille sera confrontée pour la période de rééducation de Mme B., en termes de gestion du temps, des soins, du partage des tâches, mais aussi en termes de communication des informations sur la santé de Mme B. aux autres membres de la famille.

Après la chirurgie

Au lendemain de la chirurgie de Mme B., cette patiente est confiée à une autre infirmière pour la première fois. Avant de prendre contact avec elle, la nouvelle infirmière consulte son dossier. À la lecture du génogramme (Fig. 14.3), quels sont les éléments qu'il serait important d'explorer plus longuement auprès de cette famille ?

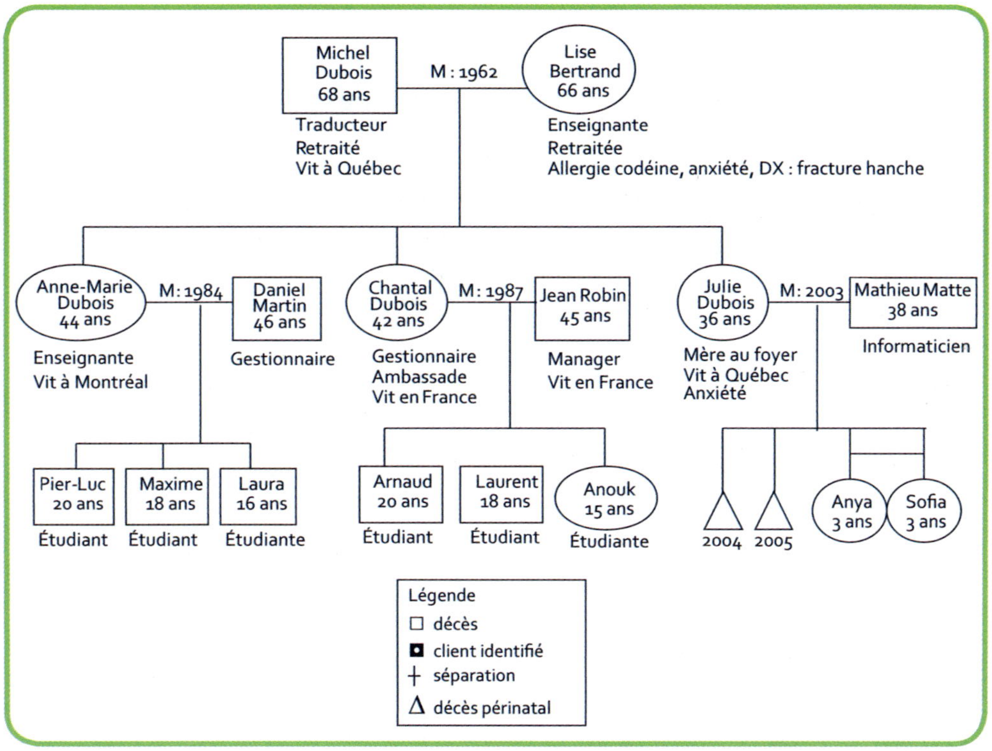

Figure 14.3 : *Génogramme de la famille de Mme B.*

- Comment les membres de la famille de Mme D. se sont-ils réorganisés depuis l'hospitalisation de Mme B. ?
- Comment les autres filles et le conjoint de Mme B. ont-ils réagi à l'annonce de l'hospitalisation ?
- Comment les membres de la famille envisagent-ils sa sortie du centre hospitalier ?

Informations : Mme D. indique que sa sœur J. est devenue très anxieuse à l'annonce de l'accident de leur mère. Mme D. trouve difficile de porter seule la responsabilité d'informer tous les membres de sa famille ainsi que la gestion de leurs réactions. Déjà, son père voulait venir en France pour être auprès de sa femme. Elle dit qu'elle lui a demandé de retarder sa venue. Elle trouvait difficile d'héberger son père et de rendre visite à sa mère tout en répondant aux exigences de ses propres enfants. Elle explique : « Les relations sont difficiles avec notre adolescente ces derniers mois, nous avons beaucoup de soucis. » M. R. dit qu'ils n'ont pas fait de plans par rapport au congé de Mme B. car ils ne savent pas quelle va être sa capacité de se mobiliser. Mme B. dit : « Je suis très active, avec mon mari, je joue au tennis, je fais du patin, du ski de fond, j'aime nager. Je suis inquiète, vais-je pouvoir reprendre mes activités rapidement ? »

Commentaires : Ces propos orientent l'infirmière vers l'organisation d'une rencontre entre la famille et l'ergothérapeute, afin de développer un plan réaliste de réadaptation qui tienne compte des capacités de Mme B. au moment du congé, et des capacités de sa famille. Après cet entretien, l'infirmière insère le diagramme des relations famille-milieu au dossier (Fig. 14.4).

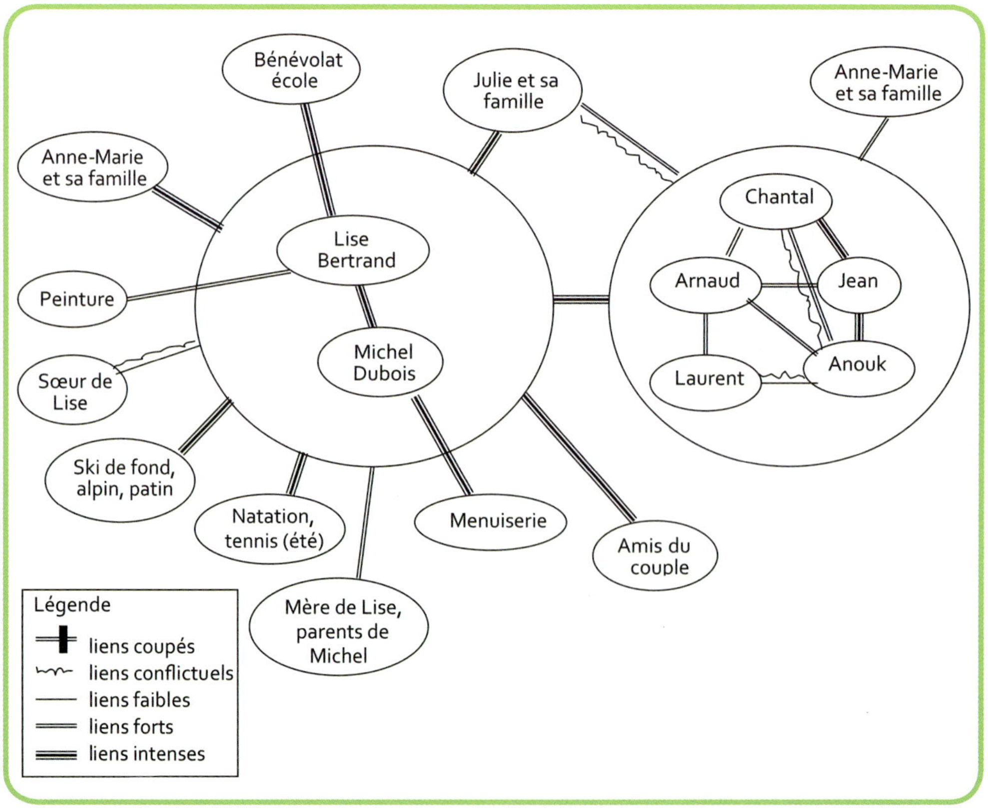

***Figure 14.4 :** Diagramme des relations famille-milieu de la famille de Mme B.*

Commentaires : Avec le diagramme des relations famille-milieu au dossier, tous les intervenants peuvent se représenter le degré d'activités de la patiente avant l'accident, un indicateur important des objectifs visés par la rééducation. Ce diagramme illustre aussi les liens d'attachement entre les membres du réseau de soutien de Mme B. Les membres du réseau potentiellement aidants, ainsi que les membres qui contribuent à créer un climat de tension, sont ainsi identifiés.

Après quelques jours

Au troisième jour d'hospitalisation, lorsqu'une autre infirmière prend connaissance du diagramme des relations famille-milieu au dossier de Mme B., elle constate certaines forces et ressources de cette famille. Quelles sont-elles, et comment peuvent-elles contribuer à la récupération physique de Mme B. ?

L'infirmière constate les nombreux liens forts entre les membres de la famille, ce qui peut donner accès à un soutien diversifié au fil du temps.

L'infirmière note que la bonne condition physique de Mme B. antérieure à l'accident peut l'aider à récupérer plus rapidement. De même, son intérêt pour le sport peut augmenter sa motivation à effectuer les exercices requis par sa réadaptation. L'infirmière peut demander : « Comment croyez-vous que la motivation que vous démontrez au quotidien pour faire du sport peut vous être utile dans votre rééducation actuellement ? »

Tant Mme B. que M. B. sont des personnes créatrices, ce qui peut être un bon exutoire pour le stress lié aux événements.

Commentaires

L'infirmière se souvient qu'en nommant les forces et les ressources qu'elle observe chez la famille, elle redonne à celle-ci du pouvoir sur les événements de sa vie. Être témoin des efforts de cette famille pour se réorganiser instruit l'infirmière à propos des capacités de résilience des familles.

En conclusion

L'entretien clinique de courte durée auprès des familles repose sur la démonstration de « savoir-être », la conversation et les questions thérapeutiques, l'utilisation d'outils cliniques tels le diagramme de la famille et le diagramme des relations famille-milieu ainsi que la mise en valeur des forces ou ressources familiales avant de conclure l'entretien. Il a sa place au moment de l'admission, au cours de l'hospitalisation, au moment de la préparation de la sortie et au retour à la maison. Les notes évolutives, le diagramme familial et le diagramme des relations famille-milieu documentent les thèmes issus des conversations thérapeutiques avec la famille. L'infirmière est ainsi en mesure de cibler, lors de son entretien clinique de courte durée, les enjeux thérapeutiques prioritaires pour la famille.

Ce qu'il faut retenir

- ✔ L'approche systémique familiale permet de mieux saisir l'expérience des familles et, ce faisant, leurs besoins et leurs ressources.
- ✔ La co-construction de sens de l'expérience des familles permet à la famille de trouver ses solutions et à l'infirmière d'approfondir sa pratique.
- ✔ Le génogramme et le diagramme des relations famille-milieu sont des outils pour recueillir des informations sur la structure familiale, le réseau de soutien et les liens d'attachement.
- ✔ Démontrer du « savoir-être », engager une conversation thérapeutique et refléter les forces et ressources de la famille sont des éléments clés d'un entretien clinique de courte durée.

Index

A

B

C

D

E

F

G

H

I

J

L

P

R

S

T

U

V

Y

Mise en pages : Compo-Méca S.A.R.L.
64990 Mouguerre
Imprimé en Italie par «La Tipografica Varese S.p.A.»